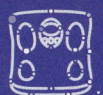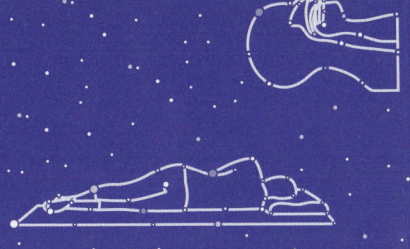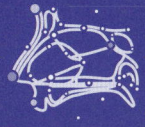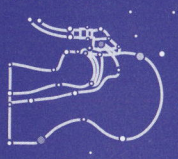

睡眠時無呼吸症候群の診療メソッド

[睡眠呼吸障害の集学的治療]

佐藤クリニック院長・久留米大学客員教授　佐藤公則

中外医学社

はじめに

　閉塞性睡眠時無呼吸症候群（Obstructive Sleep Apnea Syndrome：OSAS）を含めた睡眠呼吸障害診療の特徴は，さまざまな分野の専門家・診療科が関わる学際性にある．

　最近は通常の医療機関でも上気道形態の評価（閉塞部位の診断）と終夜ポリグラフ検査（PSG）による睡眠呼吸動態の解析により，睡眠呼吸障害の病態を把握できる時代になった．

　睡眠呼吸障害の病態には，いくつかの要因が複合し関与している場合が少なくない．上気道形態の評価とPSGによる睡眠・呼吸動態の解析は睡眠呼吸障害の適切な集学的治療を行うために必要である．

　また睡眠呼吸障害の重症度，上気道形態（閉塞部位），患者の希望に応じてCPAP療法，手術，口腔内装置治療，減量，就寝時の体位などを組み合せた集学的治療が行える時代になった．すなわち睡眠呼吸障害の病態を把握し，個々の病態に応じて治療法を選択できる時代になった．

　睡眠呼吸障害にはいくつかの要因が複合して関与している場合が少なくない．したがって睡眠呼吸障害の治療は，1つの治療法で症状が改善する場合もあるが，病態に応じていくつかの治療を組み合わせなければ治療効果が得られない場合もある．また病態に基づいた，患者の希望に応じた睡眠呼吸障害の治療を行うためには，CPAP療法，手術，口腔内装置治療，減量，就寝時の体位などの治療法を単独で，あるいはそれらを組み合わせた集学的治療を行うことが望ましい．

　一方で，業者任せの簡易無呼吸検査，業者任せのCPAP療法など，日常臨床での問題点も潜在化している．

　睡眠呼吸障害診療の最近の問題点は，①診療科・担当医師などにより治療法の適応と選択に片寄りがないか，②上気道形態の評価がなされているか，③PSGが適切に行われているか，④無呼吸・低呼吸指数（AHI）などの呼吸イベントのみが重要視され，睡眠の質が軽視されていないか，⑤CPAP療法のタイトレーションが適切に行われているか，⑥子供の睡眠呼吸障害はどう診断し治療するのか，⑦AHIが20未満のOSAS，5未満のいびき症はどう治療するのか，⑧睡眠呼吸障害に合併した他の睡眠障害の治療は行われているのか，などがあげられる．

　本書では，睡眠呼吸障害の診療を行う際にどのように診療を進めたらよいのか，どのような点に注意したらよいのか，その実践的な診療メソッドを解説する．

最後に長年御指導を賜っております久留米大学平野　実名誉教授，中島　格名誉教授，久留米大学神経精神医学講座内村直尚教授，現在も研鑽の場を与えて頂いております久留米大学耳鼻咽喉科・頭頸部外科学講座梅野博仁教授，久留米大学耳鼻咽喉科・頭頸部外科学講座のスタッフの皆様に感謝申し上げます．また本書の出版に際し大変お世話になりました中外医学社編集部の方々に感謝申し上げます．

2016年4月吉日

佐藤公則

　注：2014年には睡眠障害国際分類が改訂され第3版（The International Classification of Sleep Disorders, Third Edition：ICSD-3）が米国睡眠医学会（American Academy of Sleep Medicine）から刊行された．この中で閉塞性睡眠時無呼吸症候群（OSAS）は閉塞性睡眠時無呼吸障害（Obstructive Sleep Apnea Disorders）と名称が変更され，睡眠関連呼吸障害の中の1つに分類されている．
　本著書では従来からの閉塞性睡眠時無呼吸症候群（Obstructive Sleep Apnea Syndrome：OSAS）を用語として用いる．

目次

1章 本邦の睡眠呼吸障害診療の歴史 ... 1
1. 本邦の睡眠医療の黎明期：久留米大学では ... 1
2. 1980年代の睡眠呼吸障害診療 ... 2
3. 1990年代の睡眠呼吸障害診療 ... 4
4. 2000年代の睡眠呼吸障害診療 ... 5
5. 2010年代の睡眠呼吸障害診療 ... 7

2章 睡眠呼吸障害の病態と合併症 ... 8
1. 睡眠時無呼吸の分類 ... 9
2. 上気道 ... 9
3. OSASの発生機序 ... 10
4. 睡眠呼吸障害の病態 ... 11
5. OSASの合併症 ... 12

3章 睡眠呼吸障害診療の流れ ... 15
1. 睡眠医療（OSASを含めた睡眠障害）の診療の流れ ... 16
2. OSASの検査 ... 17
3. その他の睡眠障害の検査 ... 19
4. OSASの治療 ... 20
5. その他の睡眠障害の診断と治療 ... 21
6. 専門診療科との連携 ... 21
7. 治療効果の判定 ... 22

4章 睡眠呼吸障害の診断法 ……23

1. 問　診 ……23
2. 検査方針 ……24
3. 検査の実際 ……25
4. 鑑別診断 ……32
5. 専門医との連携 ……35

5章 睡眠呼吸障害の上気道形態の評価 ……37

1. 視　診 ……38
MEMO 口峡 ……40
2. 内視鏡検査 ……41
3. 鼻腔通気度検査 ……48
4. X線検査（X線単純撮影，頭部X線規格撮影，X線透視撮影，CTなど）……48
5. MRI ……51

6章 終夜睡眠ポリグラフ検査（PSG） ……53

MEMO 睡眠段階（睡眠ステージ）の表記法の変更 ……54
1. PSGの記録 ……55
2. PSG報告書 ……60
MEMO 低呼吸の定義 ……69
3. ビデオ録画 ……71
4. PSG報告書の評価 ……71
5. PSG結果の説明 ……76

7章 小児の睡眠呼吸障害 ... 78

1. 小児のOSASの呼吸パターン ... 78
2. 小児のOSASの病態 ... 79
3. 小児のOSASの特徴 ... 80
4. 小児のOSASの誘因 ... 81
5. 小児のOSASの合併症 ... 81
   - MEMO 扁摘（口蓋扁桃摘出術）と小児の認知・行動・成長 ... 81
   - MEMO 「寝る子は育つ」 ... 82
6. 小児のOSASの終夜睡眠ポリグラフ検査（PSG） ... 82
7. 小児のOSASの診断と治療 ... 84

8章 睡眠呼吸障害の集学的治療 ... 85

1. OSASに対する集学的治療 ... 85
2. OSASに対する治療の適応 ... 86
3. CPAP療法 ... 86
4. 手術治療 ... 88
5. 口腔内装置治療 ... 88
6. 減量 ... 89
7. 就寝時の体位 ... 89
8. 上気道の管理 ... 91
9. アルコール，睡眠薬 ... 91
10. いびき・OSASをきたす原疾患の治療 ... 92
11. 合併した他の睡眠障害 ... 93
12. 専門診療科との連携 ... 93

9章 CPAP（Continuous Positive Airway Pressure：持続陽圧呼吸）療法 … 95

1. CPAP療法の健康保険診療の適応 … 95
2. CPAP療法の基本的原理 … 97
3. CPAP療法の治療圧の測定（タイトレーション） … 98
4. タイトレーションの方法 … 98
   MEMO タイトレーション（Titration） … 98
5. CPAP療法の治療圧 … 102
6. CPAP装置の種類と選択 … 103
7. マスクの種類と選択 … 104
8. CPAP療法の問題点 … 106
9. CPAP療法と定期的な外来管理 … 108
10. CPAP療法の治療継続率（コンプライアンス）を上げるためには … 109

10章 手術治療 … 111

1. 上気道形態の評価（閉塞部位の診断）の重要性 … 112
2. OSASに対する手術治療の目的 … 113
3. 口蓋垂・軟口蓋・咽頭形成術(uvulopalatopharyngoplasty：UPPP) … 117
4. 口蓋扁桃摘出術 … 118
5. Laser-assisted uvulopalatoplasty (LAUP) … 119
6. 鼻腔通気度改善手術（内視鏡下鼻・副鼻腔手術） … 119
7. 鼻中隔矯正術 … 121
8. 下鼻甲介粘膜焼灼術 … 121
9. 下鼻甲介肥大に対する下鼻甲介手術 … 122
10. 鼻ポリープ（鼻茸）摘出術，副鼻腔手術 … 123
11. 舌根部の手術 … 124
12. 顎顔面手術 … 124
13. Sleep Surgeryの周術期管理 … 124

11章 口腔内装置治療 ... 127

1. OA治療の適応 ... 129
2. OA治療の治療効果の予測 ... 130
   - MEMO　OA治療効果の簡便な評価法 ... 131
3. OAの作製とOA治療の流れ ... 132
   - MEMO　下顎位置・下顎前方移動量の決定 ... 132
4. OA治療中の経過観察 ... 135

12章 他の睡眠障害 ... 137

1. 睡眠障害の分類（睡眠障害国際分類第2版：ICSD-2, 2005） ... 137
2. 鼻閉による睡眠障害 ... 139
3. いびきによる睡眠障害 ... 140
4. ナルコレプシー ... 141
5. レム睡眠行動障害（REM sleep behavior disorder：RBD） ... 145
6. むずむず脚症候群（レストレスレッグス症候群，Restless legs syndrome） ... 147
7. 周期性四肢運動障害（Periodic limb movement disorder：PLMD） ... 149

13章 睡眠呼吸障害と睡眠中の嚥下・誤嚥 ... 154

1. 睡眠中の嚥下の解析法 ... 155
2. 日中の嚥下 ... 156
3. 正常若年成人の睡眠中の嚥下 ... 156
4. 正常小児の睡眠中の嚥下 ... 160
5. 正常高齢者の睡眠中の嚥下 ... 161
6. OSAS患者の睡眠中の嚥下 ... 163
7. CPAP療法中のOSAS患者の睡眠中の嚥下 ... 164
8. 睡眠中の咽喉頭酸逆流と停滞 ... 164

9. 睡眠中の誤嚥 ·· 167
10. 睡眠中の誤嚥への対応 ·· 169

Profile ·· 172

索引 ·· 175

略語一覧

AHI	apnea hypopnea index（無呼吸・低呼吸指数）	
AI	apnea index（無呼吸指数）	
CPAP	continuous positive airway pressure（持続陽圧呼吸）	
CSAS	central sleep apnea syndrome（中枢性睡眠時無呼吸症候群）	
ESS	epworth sleepiness scale（エプワース眠気尺度）	
GERD	gastroesophageal reflux disease（胃食道逆流症）	
LAUP	laser-assisted uvulopalatoplasty	
LPRD	laryngopharyngeal reflux disease（咽喉頭逆流症）	
MSLT	multiple sleep latency test（睡眠潜時反復検査）	
MWT	maintenance of wakefulness test（覚醒維持検査）	
OA	oral appliance（口腔内装置）	
OSAS	obstructive sleep apnea syndrome（閉塞性睡眠時無呼吸症候群）	
PLMD	periodic limb movement disorder（周期性四肢運動障害）	
PSG	polysomnography（終夜睡眠ポリグラフ検査）	
REM	rapid eye movement（急速眼球運動）	
RERA	respiratory effort related arousal（呼吸努力関連覚醒）	
SAS	sleep apnea syndrome（睡眠時無呼吸症候群）	
UPPP	uvulopalatopharyngoplasty（口蓋垂軟口蓋咽頭形成術）	

本邦の睡眠呼吸障害診療の歴史

> ■■ 診療のポイント ■■
> - ☑ 21世紀になり一般病院でも上気道形態の評価（閉塞部位の診断）と終夜ポリグラフ検査による睡眠呼吸動態の解析により，睡眠呼吸障害の病態を診断できる時代になった．
> - ☑ 睡眠呼吸障害の重症度，上気道の形態（閉塞部位），患者の希望に応じてCPAP療法，手術，口腔内装置治療，減量，就寝時の体位などを組み合わせた集学的治療が行える時代になった．
> - ☑ すなわち睡眠呼吸障害の病態を把握し，個々の病態に応じて治療法を選択できる時代になった．

閉塞性睡眠時無呼吸症候群（obstructive sleep apnea syndrome: OSAS）は，睡眠中に上気道の抵抗が増大し，無呼吸・低呼吸・いびきをきたし，睡眠が障害され，種々の合併症をきたす病態である．

本邦では池松（1961）[1]，林（1961）[2]がいびきに対して軟口蓋形成術を報告している．しかし1960年代当時はOSASの概念はまだなかった．

1976年にGuilleminaultら[3]により睡眠時無呼吸症候群（sleep apnea syndrome: SAS）の概念が初めて提唱された．このようにSASは比較的新しい疾患である．

近年睡眠に関連する呼吸・循環障害を総称して睡眠呼吸障害（sleep disordered breathing）と呼ぶ．OSASは睡眠呼吸障害の病態の一部である．

1 本邦の睡眠医療の黎明期：久留米大学では

久留米大学における睡眠障害の研究の歴史は，1970年代初頭にさかのぼる．

1971年には久留米大学医学部精神科に中沢洋一先生を中心に睡眠研究グループが発足した．

一方久留米大学病院における睡眠障害・睡眠呼吸障害の診療の歴史は，1980年代初頭にさかのぼる．

1981年には久留米大学病院精神神経科に中沢洋一助教授（当時）を中心に睡眠障害クリニックが全国に先駆け開設された[4]．筆者が知り得る限りでは，日本で一番古い

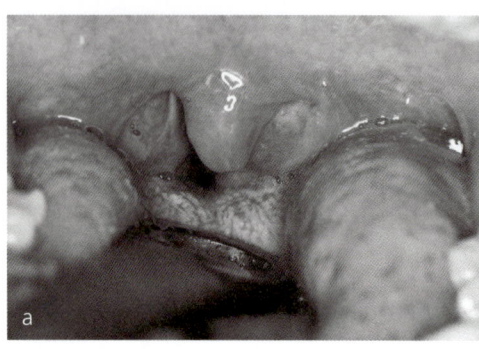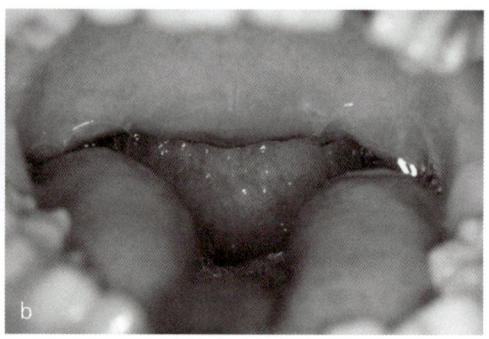

図1 口蓋垂軟口蓋咽頭形成術（uvulopalatopharyngoplasty：UPPP）
a：術前，b：術後

睡眠障害・睡眠呼吸障害クリニックの1つではないかと思われる．

　当初多かった不眠症にかわって，睡眠呼吸障害が漸増し，耳鼻咽喉科などと連携し，病因の解明や治療法に向けた研究がスタートした[4]．著者は1983年に久留米大学医学部を卒業し，日本の睡眠呼吸障害診療の黎明期より久留米大学病院でOSASの診療に携わり，現在も久留米大学耳鼻咽喉科・頭頸部外科学講座のスタッフとして研鑽を続けている．

　1981年にはFujitaら[5]により口蓋垂軟口蓋咽頭形成術（uvulopalatopharyngoplasty：UPPP）が報告された．

　1984年には久留米大学病院耳鼻咽喉科で口蓋垂軟口蓋咽頭形成術（UPPP）を中心とした手術的治療が開始された 図1 ．

　1986年には久留米大学病院耳鼻咽喉科にいびき・睡眠時無呼吸症候群を診療する専門外来「いびき外来」が，平野 実教授のもとに開設された．

　1986年には久留米大学病院歯科で口腔内装置治療が開始された．

　1986年には久留米大学精神神経科の中沢洋一助教授（当時）が編集した「睡眠・覚醒障害の臨床」（医学書院）図2 が出版された[4]．

2　1980年代の睡眠呼吸障害診療

　当時睡眠呼吸障害は社会的に認知されておらず，「いびきは病気ではない」と考えている医師も少なくなかった．

A. 診断

　終夜睡眠ポリグラフ検査（polysomnography：PSG）は研究室に限られた検査であり 図3 ，一般病院では行うことができない検査であった．

　PSGの検査装置はデジタル化・商品化されておらず，脳波計を改良して検査装置と

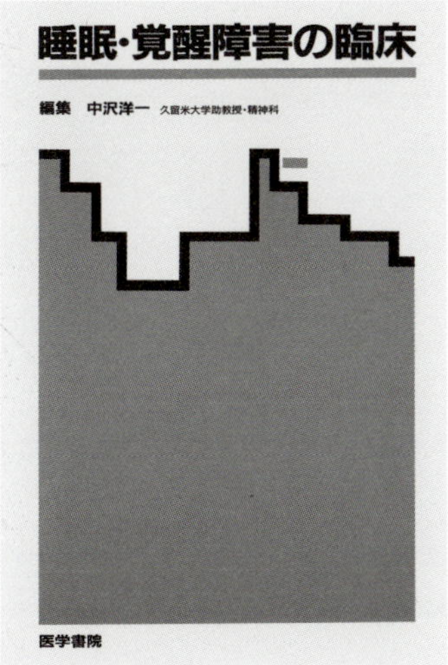

図2

当時は睡眠覚醒障害を①不眠症，②過眠症，③睡眠覚醒のスケジュールの障害，④睡眠中の異常行動（パラソムニア）に分類していた．睡眠時無呼吸症候群は，睡眠時無呼吸不眠症候群として不眠症に，また睡眠時無呼吸過眠症候群として過眠症に分類されていた．
（中沢洋一編．睡眠・覚醒障害の臨床．東京；医学書院，1986．）

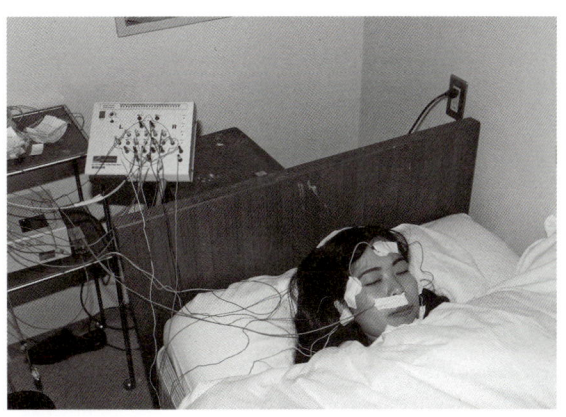

図3 1980年代の終夜睡眠ポリグラフ検査
（久留米大学神経精神医学講座研究室）

研究室に限られた検査であり，一般病院では行うことができない検査であった．

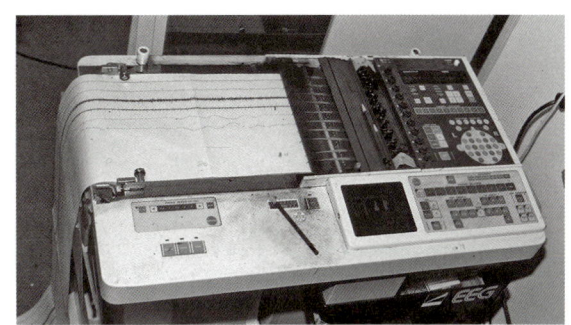

図4 1980年代の終夜睡眠ポリグラフ検査装置
（久留米大学神経精神医学講座研究室）

検査装置はデジタル化・商品化されておらず，脳波計を改良して検査装置として用いていた．

して用いていた．PSGの記録は紙に行っていた 図4．

デジタル化されていない時代にPSGを行うことは大変な作業であり，紙に記録されたデータを視察解析する医師の苦労は並大抵ではなかった 図5．

B. 治療

この時代のOSASの治療は手術，口腔内装置など限られた治療であり，しかも限られた施設でしか行われていなかった．

術前・術後のPSGを比較できた久留米大学病院耳鼻咽喉科の手術症例（UPPP，鼻腔通気度改善手術など）を検討し1990年に報告した[6]．閉塞性無呼吸の回数は術後有

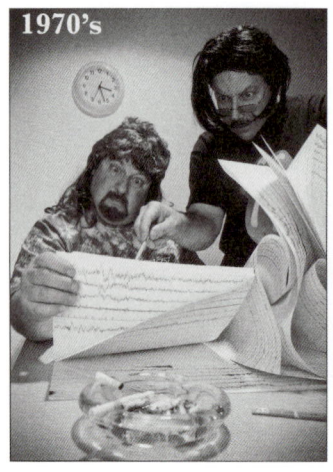
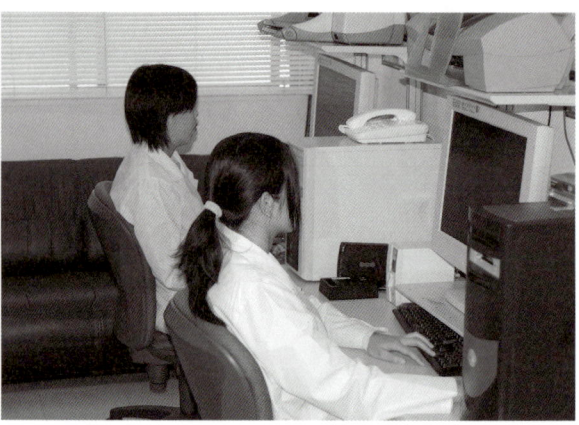

図5 終夜睡眠ポリグラフの記録（American Academy of Sleep Medicine のパンフレットより）
終夜睡眠ポリグラフ記録は紙に行われ，紙に記録されたデータを一枚一枚医師が視察解析していた．

図6 デジタル化された終夜睡眠ポリグラフ検査（佐藤クリニック睡眠検査室）

意に減少したが，手術的治療にも限界があり，UPPP の適応の検討および他の治療と組み合わせた集学的治療の必要性が示唆された[6]．また閉塞性無呼吸が減少したが，代わって中枢性無呼吸が術後に増加した症例があり[6]，いわゆる複合性睡眠時無呼吸症候群（complex sleep apnea）の病態が示唆された．
　しかし 1980 年代は OSAS の治療法は限られていた．

3　1990 年代の睡眠呼吸障害診療

　1990 年代になり睡眠呼吸障害診療の環境が変わった．
　1990 年には睡眠障害国際分類の第 1 版（The International Classification of Sleep Disorders, First Edition：ICSD-1）が米国睡眠医学会（American Academy of Sleep Medicine：AASM）から刊行された．

A. 診断

　PSG の検査器械が発達し，デジタル化・商品化された．このことにより一部の研究施設でしか行われていなかった PSG が，一般の病院でも行えるようになった 図6．1994 年には本邦でも PSG が健康保険診療の適応になった．

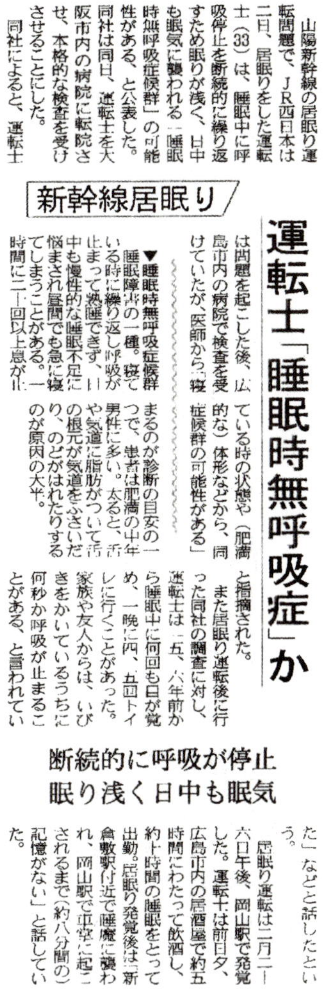

新幹線居眠り

運転士「睡眠時無呼吸症」か

断続的に呼吸が停止
眠り浅く日中も眠気

山陽新幹線の居眠り運転問題で、ＪＲ西日本は二日、居眠りをした運転士（33）は、睡眠中に呼吸停止を断続的に繰り返すため眠りが浅く、日中も眠気に襲われる「睡眠時無呼吸症候群」の可能性がある、と公表した。同社は同日、運転士を大阪市内の病院に転院させ、本格的な検査を受けさせることにした。

同社によると、運転士は問題を起こした後、広島市内の病院で検査を受けていたが、医師から「寝ている時の状態や（肥満的な）体形などから、同症候群の可能性がある」と指摘された。

また居眠り運転後に行った同社の調査に対し、運転士は「五、六年前から睡眠中に何回も目が覚め、一晩に四、五回トイレに行くことがあった。家族や友人からは、いびきをかいているうちに何秒か呼吸が止まることがある、と言われていた」などと話したという。

居眠り運転は二月二十六日午後、岡山駅で発覚した。運転士は前日夕、広島市内の居酒屋で約五時間にわたって飲酒し、約十時間の睡眠をとって出勤。居眠り発覚後は「新倉敷駅付近で睡魔に襲われ、岡山駅で車掌に起こされるまで（約八分間の）記憶がない」と話していた。

▼睡眠時無呼吸症候群 睡眠障害の一種。寝ている時に繰り返し呼吸が止まって熟睡できず、日中も慢性的な睡眠不足に悩まされ昼間でも急に寝てしまうことがある。一時間に二十回以上息が止まるのが診断の目安の一つで、患者は肥満の中年男性に多い。太ると、舌や気道に脂肪がついて舌の根元が気道をふさいだり、のどがはれたりするのが原因の大半。

図7 山陽新幹線の居眠り運転士事件の新聞記事
（日本経済新聞・2003年3月3日付）

B. 治療

経鼻的持続陽圧呼吸（continuous positive airway pressure: CPAP）療法の器械が発達し商品化された．久留米大学病院では1997年からCPAP療法が開始された．1998年には本邦でもCPAP療法が健康保険診療の適応になった．

4 2000年代の睡眠呼吸障害診療

睡眠呼吸障害，OSASが社会的に認知されるようになってきた．特に2003年2月26日に起こった山陽新幹線の居眠り運転士事件 図7 は，OSASを社会的に認知させる契機になった．

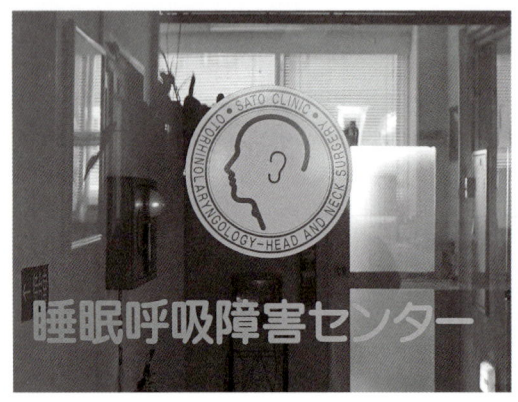
図8 佐藤クリニック睡眠呼吸障害センター

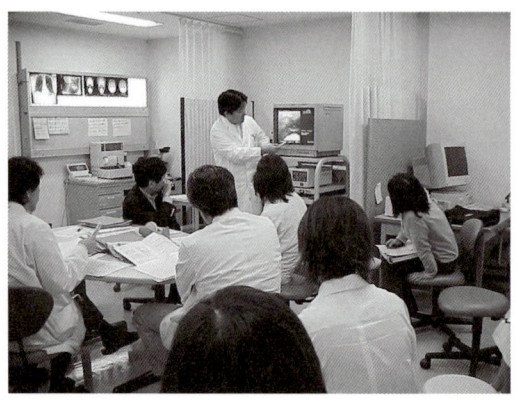
図9 睡眠医療外来のカンファレンス（久留米大学病院）
複数の診療科が連携して睡眠呼吸障害の集学的治療，チーム医療を行っている．

　上気道形態の評価（閉塞部位の診断）とPSGによる睡眠呼吸動態の解析により睡眠・呼吸障害の病態を診断し，睡眠呼吸障害の重症度，上気道形態（閉塞部位），患者の希望に応じてCPAP療法，手術，口腔内療法，減量，就寝時の体位などを組み合わせた集学的治療が行える時代になった．すなわち睡眠呼吸障害の病態を把握し，個々の病態に応じて治療法を選択できる時代になった．

　2001年4月には佐藤クリニックに睡眠呼吸障害センター 図8 が併設され[7,8]，上気道形態の評価（閉塞部位の診断）とPSGによる睡眠呼吸動態の解析により睡眠・呼吸障害の病態を診断し，OSASの重症度，上気道形態（閉塞部位），患者の希望に応じて，CPAP療法，手術，口腔内装置治療，減量，就寝時の体位などを組み合わせた集学的治療が開始された[7〜9]．現在は日本睡眠学会認定医のもとに，日本睡眠学会の認定医療機関（全国96機関，2016年3月1日時点）として睡眠医療を行っている．

　2002年5月には久留米大学病院に睡眠医療外来が新たに開設され 図9 ，精神科医，耳鼻咽喉科医，内科医，歯科医など12の診療科と栄養部，リハビリテーション部が参加・連携して睡眠呼吸障害の集学的治療，チーム医療を行っている[10]．

　2007年4月には内村直尚先生が久留米大学神経精神医学講座の主任教授に就任し，新たな発展を続けている．

　2005年には睡眠障害国際分類が改訂され，第2版（The International Classification of Sleep Disorders, Second Edition：ICSD-2）が米国睡眠医学会（AASM）から刊行された．

5　2010年代の睡眠呼吸障害診療

　2014年には睡眠障害国際分類が改訂され，第3版（The International Classification of Sleep Disorders, Third Edition：ICSD-3）が米国睡眠医学会（AASM）から刊行された．この中で閉塞性睡眠時無呼吸症候群（OSAS）は閉塞性睡眠時無呼吸障害（obstructive sleep apnea disorders）と名称が変更され，睡眠関連呼吸障害の中の1つに分類されている．

　なお本著書では従来からの閉塞性睡眠時無呼吸症候群（obstructive sleep apnea syndrome：OSAS）を用語として用いる．

文　献

1) 池松武之亮．いびきの研究 第4報 いびきの1治療法．日耳鼻 1961；64：434-5．
2) 林　義雄．いびきの手術的療法．耳鼻咽喉科手術書．東京：医学書院；1961. p.471-2．
3) Guilleminault C, Tilkian A, Dement WC. The sleep apnea syndromes. Annu Rev Med 1976; 27: 465-84.
4) 中沢洋一．睡眠・覚醒障害の臨床．東京：医学書院；1986．
5) Fujita S, Conway W, Zoric F, et al. Surgical correction of anatomic abnormalities in obstructive sleep apnea syndrome；Uvulopalatopharyngoplasty. Otolaryngol Head Neck Surgery 1981; 89: 923-34.
6) 佐藤公則，光増高夫，平野　実，他．閉塞型睡眠時無呼吸症候群に対する手術治療．耳鼻臨床 1990；83；897-903．
7) 佐藤公則．日本睡眠学会認定医療機関としての耳鼻咽喉科診療所における睡眠医療への取り組み．耳展 2008；51：175-80．
8) 佐藤公則．耳鼻咽喉科診療所における睡眠医療への取り組み．耳・鼻・のどのプライマリケア．東京：中山書店；2014. p.248-53．
9) 佐藤公則．睡眠時無呼吸症候群の集学的治療．口咽科 2007；19：171-80．
10) 土生川光成，内村直尚，野瀬　厳，他．睡眠時無呼吸症候群に対するチーム医療の取り組み．臨床精神医学　2004；33：1373-82．

2章 睡眠呼吸障害の病態と合併症

> ### ■■ 診療のポイント ■■
> - ☑ 閉塞性睡眠時無呼吸症候群（OSAS）あるいは閉塞性睡眠時無呼吸障害（Obstructive Sleep Apnea Disorder）は，睡眠中に上気道の抵抗が増大し，いびき・低呼吸・無呼吸をきたし，睡眠が障害され，種々の合併症をきたす病態である．
> - ☑ 睡眠時無呼吸は無呼吸中の努力呼吸の有無から，閉塞性，中枢性，混合性の3つの型に分類される．
> - ☑ 上気道のうち中咽頭は気道であるとともに食物の通路でもある．軟部組織がフレームであり，上気道抵抗が増大しやすい部位である．
> - ☑ 閉塞性の無呼吸・低呼吸をきたす原因には，機能的因子と器質的（形態的）因子がある．
> - ☑ OSASでは，睡眠，上気道狭窄，低呼吸・無呼吸，低酸素血症，覚醒反応（arousal），呼吸・睡眠再開という現症を睡眠中に繰り返す．
> - ☑ OSASの合併症には，低酸素血症による循環器系疾患などと，覚醒反応（arousal）による精神疾患，行動・認知障害などがある．

閉塞性睡眠時無呼吸症候群（obstructive sleep apnea syndrome：OSAS）（睡眠障害国際分類第2版，ICSD-2）[1]あるいは閉塞性睡眠時無呼吸障害（obstructive sleep apnea disorder）（睡眠障害国際分類第3版，ICSD-3）[2]は，睡眠中に上気道の抵抗が増大し，いびき・低呼吸・無呼吸をきたし，睡眠が障害され，種々の合併症をきたす病態である 図1．

```
閉塞性      上気道抵抗が増大
睡眠時      睡眠中，睡眠が障害
無呼吸      いびき，低呼吸，無呼吸
症候群・障害 病態：種々の合併症を
            引き起こす
```

図1 閉塞性睡眠時無呼吸症候群・障害

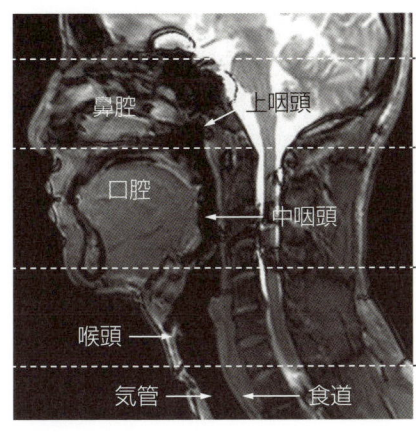

図2　上気道

1 睡眠時無呼吸の分類

睡眠時無呼吸は無呼吸中の努力呼吸の有無から3つの型に分類される．

A. 閉塞性睡眠時無呼吸

上気道が閉塞して，気流が停止し，無呼吸になる．無呼吸中に努力呼吸が認められ，胸郭と腹壁は奇異運動を示す．

B. 中枢性睡眠時無呼吸

呼吸中枢の機能異常により，呼吸筋への出力が消失し，無呼吸になる．無呼吸中に努力呼吸が認められない．
中枢性睡眠時無呼吸症候群（central sleep apnea syndrome：CSAS）は特徴的な症状に乏しい．また無呼吸時間が比較的短く，動脈血酸素飽和度の低下も少ないため，呼吸・循環・脳神経系への影響は少なく，左心不全に合併した CSAS などを除けば問題になることは多くない．

C. 混合性睡眠時無呼吸

同じ無呼吸発作中に中枢性から閉塞性に移行する．

2 上気道

気道は上気道と下気道に分けられる．気道のうち，鼻腔から上咽頭，中咽頭，喉頭までが上気道である 図2 ．

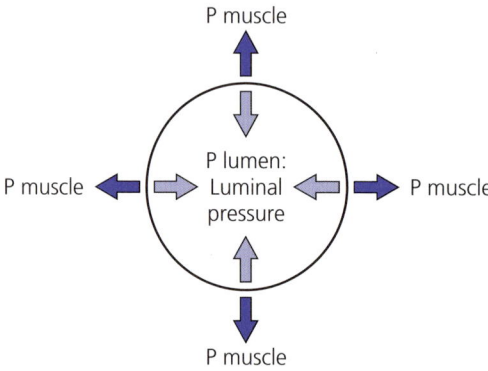

図3 "Balance of pressures" concept

中咽頭腔の開存性は，筋収縮活動により生じる外側に向かう力（P muscle）と，吸気中に生じる胸郭から咽頭腔に伝わる内腔圧により生じる内側に向かう力（P lumen）のバランスにより保たれている．両者の和が，中咽頭腔が閉鎖してしまう圧（P close）より大きければ（P muscle＋P lumen＞P close），中咽頭腔の開存性は保たれ，P close より小さければ（P muscle＋P lumen＜P close），中咽頭腔は閉鎖する．

鼻腔・上咽頭は純粋な気道であり，骨・軟骨がフレームである．したがって器質的狭窄が起こる．

中咽頭は気道であるとともに食物の通路でもある．そのため軟部組織がフレームであり，機能的・器質的狭窄が起こる．OSASで上気道抵抗が増大しやすい部位である．

喉頭は純粋な気道で，軟骨がフレームであり，器質的狭窄が起こる．また声門部の狭窄（声門開大不全）は機能的にも起こるため，機能的狭窄も起こる．

3 OSAS の発生機序

閉塞性の無呼吸・低呼吸をきたす原因には，機能的因子と器質的（形態的）因子がある．

A. 機能的因子

中咽頭のフレームは軟部組織であり，機能的狭窄が起こりやすい．

Remmers ら（1978）[3]あるいは Brouillette ら（1979）[4]による「balance of pressures」の概念では，中咽頭腔の開存性は，筋収縮活動により生じる外側に向かう力と，吸気中に生じる胸郭から咽頭腔に伝わる内腔圧により生じる内側に向かう力のバランスにより保たれている 図3．すなわち上気道の開存性は，主に2つの力（気道拡張筋の緊張圧と吸気時の上気道内腔陰圧）のバランスにより維持され，これらの2つの力は他の因子からも影響を受ける[5]．

したがって睡眠時に咽頭腔が閉塞し，無呼吸・低呼吸をきたす理由は，咽頭腔の外側に向かう力が弱くなった場合，咽頭腔の内側に向かう力が強くなった場合，また両者の場合がある[5]．圧に関与する因子としては，気道の解剖学的広さ，気道の構成筋の活動性，上気道の筋と呼吸筋の神経支配などがある．

オトガイ舌筋などの上気道開大筋は，飲酒，睡眠薬内服，疲労などにより緊張が低

下する．したがって飲酒，睡眠薬内服，疲労などはいびき，OSASを増悪させる．

鼻閉があると吸気時に上気道（中咽頭）内腔が陰圧になりやすく，また開口に伴う舌根沈下をきたし，いびき，OSASの増悪因子になる．

B. 器質的（形態的）因子

上気道の狭小化をきたす器質的（形態的）因子には，種々のものがある（5章参照）．

肥満による上気道（中咽頭）軟部組織への脂肪沈着は重要な器質的（形態的）因子の1つである．脂肪沈着により中咽頭内腔が狭く軟らかくなり，中咽頭腔が閉塞しやすくなる．

一方で本邦ではOSASの原因は必ずしも肥満ではなく，人種による顎顔面形態（小顎，下顎後退など）も重要な器質的（形態的）因子の1つである．

就寝中の体位も上気道形態に影響を与える（6章参照）．側臥位，頸部後屈伸展位よりも仰臥位，頸部前屈位の方が，中咽頭腔が閉塞しやすくなる．

4 睡眠呼吸障害の病態

上気道内腔の狭い部分を気流が通過すると気道壁に振動が生じる．これがいびきである．さらに進行すると上気道が狭窄して気流が停止する．これが閉塞性無呼吸である．いびきを訴える主な疾患にはいびき症（単純性いびき症），上気道抵抗候群，OSASがあり，これらは連続的な病態であり，通常は体重の変化に伴って移行する．

睡眠呼吸障害では，睡眠，上気道狭窄，低呼吸・無呼吸，覚醒反応（arousal），呼吸・睡眠再開という現症を睡眠中に繰り返す 図4．

入眠とともに上気道の筋緊張が低下（特に疲労時，飲酒時など）する．また呼吸活動が不安定化する 図4．この結果，上気道が狭窄し，上気道抵抗が増し，いびきが生じる．さらに進行すると低呼吸・無呼吸（閉塞性低呼吸・無呼吸）をきたす 図4．

閉塞性低呼吸・無呼吸により低酸素血症，高炭酸ガス血症をきたし，身体に影響を与え，循環器系疾患（不整脈，高血圧など）などの合併疾患を引き起こす．

また閉塞性低呼吸・無呼吸により努力呼吸を行うために胸腔内圧が低下し，種々の病態を引き起こす．

また閉塞性低呼吸・無呼吸により覚醒反応（arousal）（脳波覚醒：electroencephalographic arousal: EEG arousal）をきたし，徐波睡眠（深睡眠）やレム睡眠が減少し，睡眠は分断され，睡眠構築が変化し，睡眠の質が低下する．このことにより精神・認知活動に影響を与え，精神疾患（過眠症，うつ症状など），行動・認知障害（仕事の能率低下，注意散漫など）などの合併疾患を引き起こす．

閉塞性低呼吸・無呼吸がある限界を超えると換気が行われ，呼吸・睡眠が再開するが，再度上気道狭窄をきたし，上記の病態を睡眠中に繰り返す．

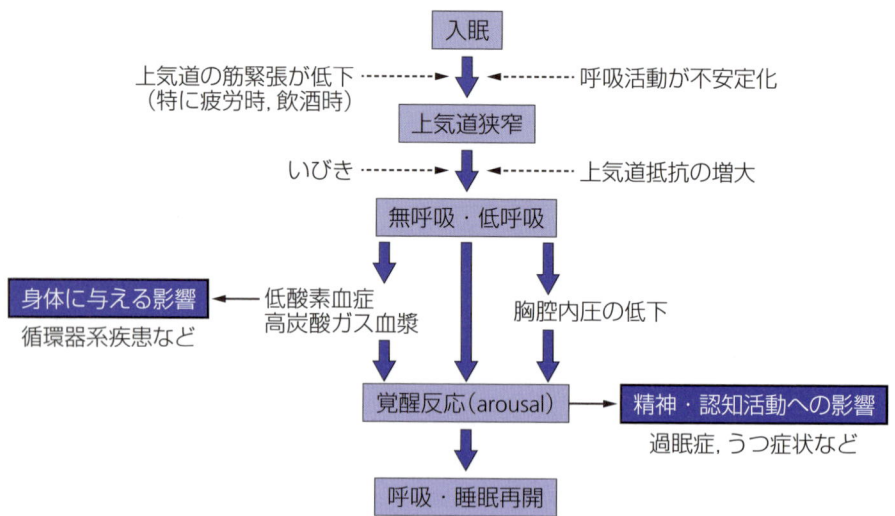

図4　睡眠呼吸障害の病態

5 OSASの合併症

　OSASでは睡眠中の低酸素血症によりさまざまな循環器系疾患を高率に合併し，これらの合併症が予後を決定する重要な因子になっている．また耐糖能の異常（糖尿病），高脂血症などのメタボリックシンドローム，肥満などの合併も高く，心血管系に対してさまざまなリスクが重なる（危険因子重積症候群：multiple risk factor syndrome）図5．

　また覚醒反応（arousal）により睡眠は分断され，睡眠の質が低下する．このことにより精神・認知活動に影響を与え，精神疾患，行動・認知障害などの合併疾患を引き起こす．

A. 多血症

　OSASは多血症を合併することが少なくない．その発生機序は，2つが考えられている．1つは無呼吸に伴い胸腔内圧が著しく低下し，右房・右室の容量負荷が増強し，心房性利尿ペプチドの分泌が亢進することによる循環血液量の低下と，もう1つは夜間低酸素血症に伴うエリスロポエチンの産生亢進が要因と考えられる[6]．

　多血症は血栓形成を起こしやすくし，急性冠疾患群に認められる血栓形成の一因になっている可能性がある[6]．

B. 高血圧

　OSASは高血圧の原因になり，最も頻度が高い二次性高血圧の原因疾患の1つであ

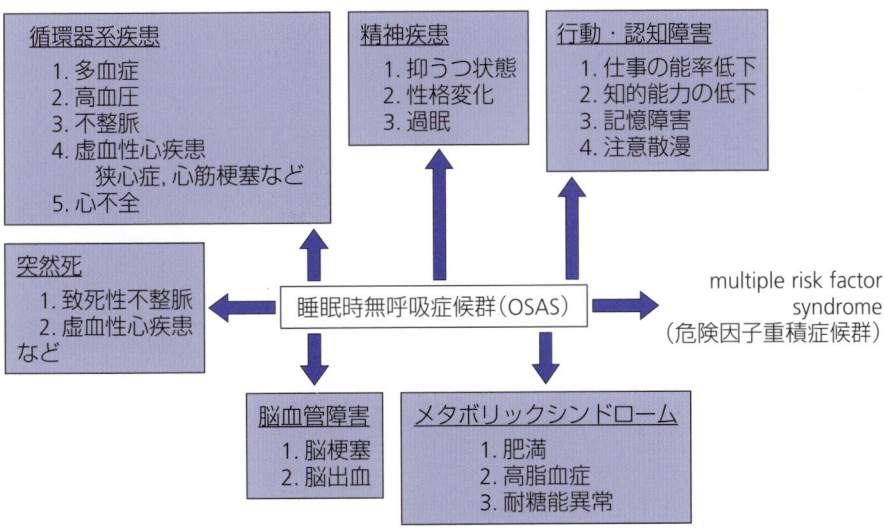

図5 成人のOSASと合併疾患

る[6]．OSASの高血圧の最も重要な特徴は，仮面高血圧が多い点と，治療抵抗性高血圧の原因疾患になる点である[6]．その他，夜間高血圧，早朝高血圧，心拍数増加を伴う高血圧，若年の拡張期（優位）高血圧がOSASの高血圧の特徴である[6]．OSASによる高血圧は，虚血性心疾患，不整脈，大血管疾患や脳血管障害など，高血圧に関連した循環器疾患のリスクになる[6]．

C. 不整脈

睡眠呼吸障害により反復する無呼吸と呼吸再開，低酸素血症と覚醒反応は，急激な自律神経緊張の変動を介して伝導障害を悪化させ，重症徐脈性不整脈を引き起こす[6]．中途覚醒，低酸素血症，アシドーシスによる交感神経活動の亢進や自律神経のゆらぎは頻脈性不整脈の素因になる[6]．

無呼吸・低呼吸指数（AHI）が30以上の重症のOSASでは，就寝中の不整脈の出現頻度が健常人の2〜4倍とされている[6]．洞徐脈，洞停止，房室ブロックなどの徐脈性不整脈，心房細動，心室期外収縮，非持続性心室頻拍などの頻拍性不整脈が合併する[6]．

D. 虚血性心疾患

冠動脈疾患は高率にOSASが合併している．狭心症などの慢性虚血性心疾患がOSASを合併する頻度は，約35〜40％とされている[6]．虚血性心疾患はOSASの予後決定因子として重要視されている．

E. 脳血管障害

最近のエビデンスでは，OSASが独立して脳血管障害の発症リスクになることが示されている[6]．

F. 突然死

突然死の原因は心疾患，肺塞栓，大動脈瘤破裂，脳血管疾患などであるが，OSASがこれらの原疾患の発症や病態の増悪に関与することが知られている[6]．

OSASの反復する無呼吸により低酸素血症，血圧上昇，交感神経活動の亢進や血行動態の増悪を助長し，虚血性心疾患や心不全，大血管疾患，致死性不整脈，脳梗塞などの突然死と関連する心血管疾患の病態を増悪させ，突然死に至る可能性が考えられる[6]．

G. 精神疾患

抑うつ状態，性格変化，過眠などをきたす．特に抑うつ状態の合併頻度が高い．

H. 行動・認知障害

仕事の能率低下，知的能力の低下，記憶障害，注意散漫などを引き起こす．また交通事故や労働災害をきたし，社会的な問題になっている．

文 献

1) 米国睡眠医学会（日本睡眠学会診断分類委員会訳）．睡眠障害国際分類 第2版 診断とコードの手引．東京；医学書院：2010．
2) American Academy of Sleep Medicine. International Classification of Sleep Disorders, 3rd ed, Darien, IL: American Academy of Sleep Medicine; 2014.
3) Remmers JE, de Groot WJ, Sauerland EK, et al. Pathogenesis of upper airway occlusion during sleep. J Appl Physiol Respirat Environ Exercise Physiol 1978; 44: 931-8.
4) Brouillette RT, Thach BT. A neuromuscular mechanism maintaining extrathoracic airway patency. J Appl Physiol Respirat Environ Exercise Physiol 1979; 46: 772-9.
5) Kuna ST, Remmers JE. Anatomy and physiology of upper airway obstruction. In: Kryger MH, Roth T, Dement WC, ed. Principles and Practice of Sleep Medicine. 3rd ed, Philadelphia: W. B. Saunders Co.; 2000. p.840-58.
6) 日本循環器学会，日本呼吸器学会，日本呼吸ケア・リハビリテーション学会，他．循環器領域における睡眠呼吸障害の診断・治療に関するガイドライン．Circ J 2010; 74 (Suppl. II): 963-1051.

3章 睡眠呼吸障害診療の流れ

診療のポイント

- ☑ 閉塞性睡眠時無呼吸症候群（OSAS）は睡眠障害をきたす1疾患であり，他の睡眠障害を合併していることも少なくない．OSASに合併した他の睡眠障害も合わせて診断・治療する必要がある．したがってOSASの診療は，睡眠医療の一環として行わなければならない．
- ☑ OSASの診断に関しては，その病態の把握，すなわち終夜睡眠ポリグラフ検査による睡眠・呼吸動態の解析と上気道形態の評価（閉塞部位の診断）を行う．
- ☑ OSASの治療に関しては，その重症度，上気道の形態（閉塞部位），患者の希望に応じてCPAP療法，手術，口腔内装置治療，減量，就寝時の体位などによる集学的治療を行う．
- ☑ OSASの治療効果判定は，無呼吸・低呼吸指数（AHI）の改善のみに重点を置くのではなく，睡眠の質の改善も重視しなければならない．

閉塞性睡眠時無呼吸症候群（obstructive sleep apnea syndrome：OSAS）は睡眠障害をきたす1疾患である[1]．また周期性四肢運動障害などの他の睡眠障害を合併しているOSASも少なくない．OSASに合併した他の睡眠障害も合わせて診断・治療する必要がある．したがってOSASの診療は睡眠医療の一環として行われなければならない[2,3]．

OSASの診断に関しては，終夜睡眠ポリグラフ検査（polysomnography：PSG）による睡眠・呼吸動態の解析と上気道形態の評価（閉塞部位の診断）を行い，その病態を把握する．

OSASの治療に関しては，その重症度，上気道の形態（閉塞部位），患者の希望に応じて経鼻的持続陽圧呼吸（continuous positive airway pressurer：CPAP）療法，手術，口腔内装置治療，減量，就寝時の体位などによる集学的治療を行うのがよい．

OSASの治療効果判定は無呼吸低呼吸指数（apnea hypopnea index：AHI）の改善のみに重点を置くのではなく，睡眠の質の改善も重視しなければならない．

佐藤クリニック睡眠呼吸障害センター（日本睡眠学会認定医療機関A）における睡眠医療の流れを 図1 に示す[4]．

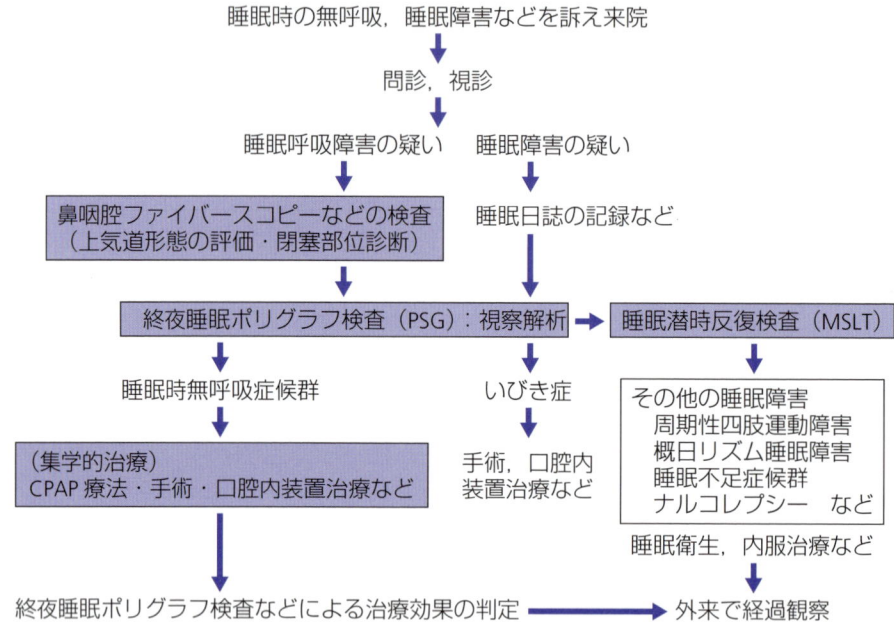

図1 佐藤クリニック睡眠呼吸障害センターにおける睡眠医療の流れ

1 睡眠医療（OSAS を含めた睡眠障害）の診療の流れ 図1

A. 睡眠呼吸障害疑いの患者

　睡眠時のいびき・無呼吸を訴えて来院した患者に対しては，問診，視診，上気道形態の評価（閉塞部位の診断）を行う．そして視察解析による PSG を行う．
　OSAS であれば CPAP 療法，手術，口腔内装置治療，減量，就寝時の体位などによる集学的治療を行う．さらに PSG などによる治療効果の判定を行う．
　いびき症であれば，患者の希望により治療（手術，口腔内装置治療など）を行う．

B. 睡眠障害疑いの患者

　睡眠障害を訴えて来院した患者に対しては，問診，視診を行い，睡眠日誌の記録などを行う．
　視察解析による PSG を行い，過眠症などの睡眠障害であれば睡眠潜時反復検査（multiple sleep latency test: MSLT），覚醒維持検査（maintenance of wakefulness test: MWT）などの睡眠検査を必要に応じて行う．
　睡眠障害に対して睡眠衛生の指導，内服治療などによる治療を行う．

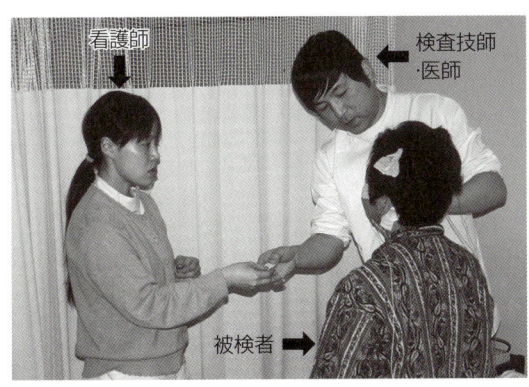

図2 2人で行うPSGの検査装置の装着（医師（著者）と看護師）

2人でPSG検査装置の装着を行うと短時間で行える．

以前は著者もPSGの装着を自ら行っていた．現在は睡眠検査技師と看護師によりPSGの装着を行っている．助手と2人でPSGの装着を行うと，20～25分でPSGの装着が行え，患者の負担が少ない．睡眠呼吸障害に携わる医師は，PSGの装着ができることが望ましい．

2 OSASの検査

A. 上気道形態の評価（閉塞部位診断）（5章参照）

OSASの診断に関しては，その病態の把握，すなわちPSGによる睡眠・呼吸動態の解析と上気道形態の評価（閉塞部位の診断）を行う．

B. 終夜睡眠ポリグラフ検査（PSG）（6章参照）

PSGによる診断は睡眠医療の基本であり，PSGはOSASを含めた睡眠障害の診断において必須の検査である．OSAS用の簡易無呼吸検査では睡眠の質，睡眠障害をきたす他疾患の合併などの重要な情報が得られない．簡易無呼吸検査はあくまでもスクリーニング検査であることを忘れてはならない．

PSG検査装置の装着は，検査技師と看護師の2人で 図2 ，20～25分の短時間で行っている．被検者は午後8時30分頃に入院し，早朝6時過ぎに退院でき，患者の時間的制約を少なくし，仕事などに支障をきたさないようにしている 図3 ．

PSGの解析は睡眠検査技師が視察解析を行い，数日で結果を出している．患者は数日後に外来でPSGの結果と集学的な治療方針の説明を医師から受ける．

C. 家庭でのビデオ撮影

家族によるOSAS患者の睡眠中のビデオ撮影は有用である．特に小児では胸骨の陥没をきたしやすく，胸部を露出させたビデオ撮影 図4 を患者に持参してもらい，診断の参考にする．

D. 睡眠検査室

遮光した睡眠検査室では，暗視監視カメラにより睡眠中の患者の様子が観察でき 図5 ，レム睡眠行動障害などの診断に役立つ．またいびき音などの音声の記録も可能

1. 終夜睡眠ポリグラフ検査（月〜土曜日）
    20：00 入院
    21：00 検査装置の装着（検査技師と看護師）
            20〜25分で装着
    22：00 就寝
     ↓
     6：30 退院

2. 睡眠検査技師によるPSGの視察解析

3. 後日
    ・医師による検査結果の説明，治療方針の説明
    ・検査料の支払い

図3　PSGの検査の流れ
PSG検査に要する患者の時間的制約を少なくし，仕事などに支障をきたさないようにしている．

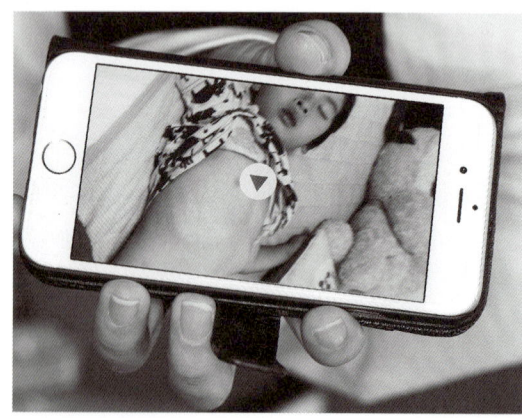

図4　家族による睡眠中のビデオ撮影（3歳，男児）
前胸部を露出させた側方からのビデオ録画が有用である．最近はスマートフォンの録画機能で簡単にビデオ撮影が可能である．

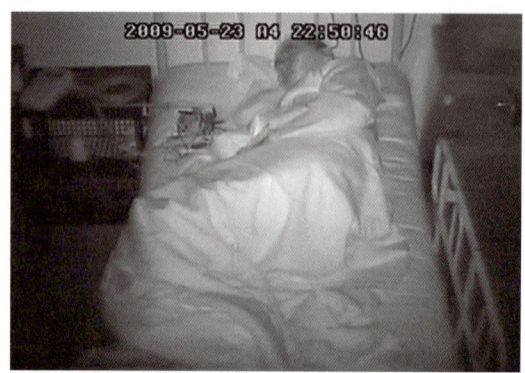

図5　赤外線暗視カメラによるビデオ観察・記録システム
OSAS・睡眠呼吸障害を含めた睡眠障害の診断に，就寝中のビデオ観察・記録システムは有用である．

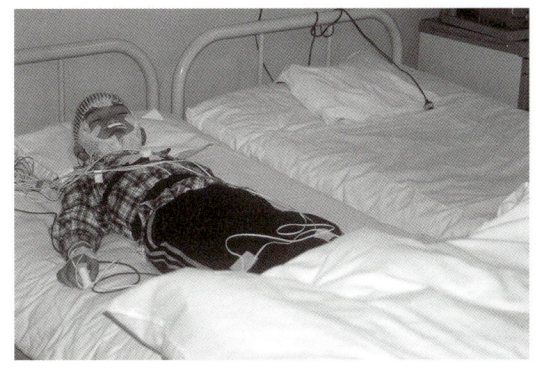

図6 PSGの検査室（ツインベッド）
小児や介護が必要な患者のPSGでは家族と入院し，PSGを受けることも可能である．

```
1. 終夜睡眠ポリグラフ検査（PSG）
     22：00～6：00

2. 睡眠潜時反復検査（MSLT）
      8：30～　第1回睡眠ポリグラフ検査（20～30分）
     10：30～　第2回睡眠ポリグラフ検査（20～30分）
     11：30～12：00　昼食
     12：30～　第3回睡眠ポリグラフ検査（20～30分）
     14：30～　第4回睡眠ポリグラフ検査（20～30分）
     16：30～　第5回睡眠ポリグラフ検査（20～30分）

3. 睡眠検査技師によるPSG，MSLTの視察解析

4. 後日
     ・医師による検査結果の説明，治療方針の説明
```

図7 MSLTの検査の流れ
PSGとMSLTを連続して行っている．

である．小児や介護が必要な患者は家族が同室に入院しPSGが受けられるように，ツインのベッド 図6 を用意している．

3 その他の睡眠障害の検査

　睡眠潜時反復検査（MSLT）は，PSGとともに過眠症の診断に必須の睡眠検査である．通常はPSGに引き続きMSLTを行っている．被検者は前日の午後8時30分頃に入院し，朝PSG検査を終了した後，引き続きMSLTを受けその日の夕方に退院する 図7 ．

　PSGとMSLTの解析は睡眠検査技師が視察解析を行い，数日で結果を出している．患者は数日後に外来でPSGとMSLTの結果と治療方針の説明を医師から受ける．

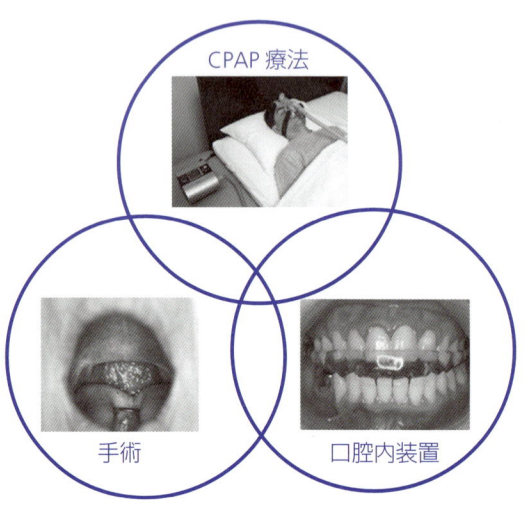

図8 OSAS に対する集学的治療
個々の OSAS の病態に応じて，保存的治療・手術を単独あるいは組み合わせた集学的治療を行う．

覚醒維持検査（MWT）は健康保険診療の適応がないため，必要に応じて行っている．

4 OSAS の治療

A. OSAS の集学的治療（8章参照）図8[5〜7]

OSAS の治療に関しては，その重症度，上気道の形態（閉塞部位），患者の希望に応じて CPAP 療法，手術，口腔内装置治療，減量，就寝時の体位などによる集学的治療を行っている．

集学的治療ではいくつかの治療法を組み合わせることもある．たとえば，保存的治療と手術を組み合わせた治療として，CPAP 療法と内視鏡下鼻内手術（鼻腔通気度改善手術）を組み合わせた治療などがある．

B. OSAS に対する CPAP 療法（9章参照）

タイトレーションは CPAP 療法の適正圧を測定するために必須の検査である．しかし米国の睡眠医療に比べて本邦では CPAP 療法導入時にタイトレーションが必ずしも行われておらず，睡眠医療の標準的治療が行われていない．一方で業者任せの CPAP 療法の導入など，日常臨床での問題点も潜在化している．

Attended manual titration，あるいは自動圧調整 CPAP 装置（auto CPAP 装置）を用いて治療圧を設定する unattended automated titration[8]を必ず行い，無呼吸を消失させ良好な睡眠が得られる治療圧・適正圧を測定し CPAP を導入している[9]．

C. 上気道の管理

鼻腔通気度の改善を含めた上気道の管理は，CPAP 療法や口腔内装置治療の継続率

の向上[6]，いびき症の改善のみならず，良質な睡眠をとる上で大切である．毎月のCPAP管理の診療では鼻腔通気度の改善（鼻副鼻腔疾患の保存的・手術的治療）を含めた上気道の管理を行っている．

D. OSASに対する手術（10章参照）

OSASに対する手術には2つの目的がある．1つは手術のみでOSASの完治を目指す（AHIが10以下）場合であり，もう1つは集学的治療の一環として行う手術である．前者の例としては口蓋扁桃摘出術などによる咽頭拡大手術が該当する．後者の例としてはCPAP治療継続のために行う鼻腔通気度改善手術（内視鏡下鼻内手術）などが該当する．手術を行う際はOSASの原因となる上気道形態の評価（閉塞部位の診断）が重要であり，その結果，目的に応じた手術を行わなければならない．

E. OSASに対する口腔内装置治療[10,11]（11章参照）

適応を誤らなければ口腔内装置治療もOSASの治療として有効である．口腔内装置の適応があるかどうかの簡便な診断法は鼻咽腔ファイバー下にあるいはX線撮影を用いて下顎を前突出させ，舌根部などの閉塞部位が開大するかどうか観察することである（下顎前突テスト，5章p.44参照）．

口腔内装置治療の適応を検討することなく，CPAP治療の脱落例に口腔内装置治療を勧める医師は少なくない．適応があるかどうかの診断が重要である．また口腔内装置治療でOSASが改善しているかどうか，PSGで最終的に確認する必要がある．

5 その他の睡眠障害の診断と治療（12章参照）

OSASは多くの睡眠障害の1疾患である[1]．またOSASと他の睡眠障害が合併している場合も少なくない．

周期性四肢運動障害，概日リズム睡眠障害，睡眠不足症候群，レム睡眠行動障害，ナルコレプシー，むずむず脚症候群などのOSAS以外の睡眠障害の診断と治療も行っている．

6 専門診療科との連携

うつ病などの精神疾患による睡眠障害の診断と治療，OSASに合併した循環器疾患などの治療は，他科専門医との連携を密にして診療を行っている．

7 治療効果の判定

OSAS に対する CPAP 療法，手術療法，口腔内装置治療の治療効果を，PSG などを用いて判定している．

文 献

1) 米国睡眠医学会（日本睡眠学会診断分類委員会訳）．睡眠障害国際分類 第2版 診断とコードの手引．東京：医学書院；2010．
2) 佐藤公則．日本睡眠学会認定医療機関としての耳鼻咽喉科診療所における睡眠医療への取り組み．耳展 2008；51：175-80．
3) 佐藤公則．睡眠時無呼吸症候群への対応．耳喉頭頸 2011；83：133-40．
4) 佐藤公則．耳鼻咽喉科診療所における睡眠医療への取り組み．耳・鼻・のどのプライマリケア．東京：中山書店；2014．p.248-53．
5) 佐藤公則．睡眠時無呼吸症候群の集学的治療．口咽科 2007；19：171-80．
6) 佐藤公則．集学的治療の一環として行う経鼻的持続陽圧呼吸（CPAP）療法．日耳鼻 2005；108：150-6．
7) 佐藤公則．睡眠時無呼吸症候群に対する集学的治療の一環として行った口腔装置治療．耳展 2005；48：298-304．
8) 佐藤公則, 橋本鶴美．閉塞型睡眠時無呼吸症候群に対する自動圧調整 CPAP 装置を用いた nCPAP 療法の治療圧設定（タイトレーション）．日耳鼻 2004；107：494-9．
9) 佐藤公則．CPAP 療法の適正圧の決め方．耳・鼻・のどのプライマリケア．東京：中山書店；2014．p.244-7．
10) 佐藤公則．口腔装具による睡眠時無呼吸症候群の治療―耳鼻咽喉科医としての取り組み―．日耳鼻 2003；106：150-5．
11) 佐藤公則．いびき症・閉塞性無呼吸症候群に対する口腔内装置治療の適応．耳・鼻・のどのプライマリケア．東京：中山書店；2014．p.163-8．

4章 睡眠呼吸障害の診断法

■ 診療のポイント ■

- ☑ 成人の閉塞性睡眠時無呼吸症候群（OSAS）は睡眠障害をきたす1疾患である．したがってOSASの診断では，無呼吸・低呼吸指数（AHI）のみに目を向けるのではなく，睡眠の質の評価も行わなければならない．
- ☑ 他の睡眠障害を合併しているOSASも少なくない．OSASに合併した他の睡眠障害も合わせて診断する必要がある．
- ☑ OSASの診断は睡眠医療の一環として行われなければならない．
- ☑ 小児のOSASの診断では，成人とは異なった病態を持つことに留意しなければならない．
- ☑ 終夜睡眠ポリグラフ検査（PSG）はOSASの診断と治療効果の判定，CPAP療法のタイトレーション，他の睡眠障害の合併の診断のために必須の検査である．

閉塞性睡眠時無呼吸症候群（obstructive sleep apnea syndrome：OSAS）は睡眠障害をきたす1疾患である[1,2]．したがってOSASの診断では，無呼吸・低呼吸指数（apnea hypopnea index：AHI）のみに目を向けるのではなく，睡眠の質の評価も行わなければならない．また周期性四肢運動障害などの他の睡眠障害を合併しているOSASも少なくない．OSASに合併した他の睡眠障害も合わせて診断する必要がある．したがってOSASの診断は睡眠医療の一環として行われなければならない[3〜5]．一方で小児のOSASの診断では成人とは異なった病態を持つことに留意しなければならない．

日中の強い眠気は交通事故の危険性があり，診断と治療を急ぐ必要がある．夜間睡眠中の強い間欠性低酸素は心臓血管障害，特に高血圧のリスクであり，診断と治療を急ぐ必要がある

1 問　診

A. 成人のOSAS

成人のOSASの好発年齢は男女で異なる．男性では40〜50歳代から有病率が増加し，肥満の関与が1つの原因である．一方，女性は更年期の閉経後に増加し，ホルモンとの関連が推察されている．

▶1. 日中の症状

　成人のOSASでは家族からいびきを指摘され，日中の症状としては，眠くなる，体がきつい，集中できないなどの症状を訴える場合が少なくない．無呼吸による睡眠の分断と深睡眠の欠如は，高度の睡眠不足をきたし，日中の眠気，倦怠感，集中力低下，起床時の爽快感の欠如を引き起こす．しかしOSASではなくても，鼻閉，いびきで睡眠が分断され日中の症状をきたす場合もある．

　日中の眠気の程度は，AHIによるOSASの重症度とは必ずしも相関しない．エプワース眠気尺度は，主観的な日中の眠気の指標とされているが，評価が必ずしも一致しない．

　一方で日中の症状の自覚がなく，訴えがないOSAS患者も少なくない．

　自分のいびきで目が覚める患者はいるが，睡眠時の無呼吸を自覚している患者はほとんどいない．家族，ベッドパートナーから患者の睡眠中のいびき，努力性呼吸，無呼吸の状態を聴取することが重要である．声門レベルの狭窄によるいびきは高調性なので，疑われる時は家族にいびきの音を問診する．

　精神症状，性格の変化が現れることもある．特に抑うつ症状の合併頻度が高い．

▶2. 睡眠時の症状

　睡眠時の症状としては，睡眠中にトイレに何度も行く頻尿，睡眠中に息苦しくて目がさめる中途覚醒，起床時の咽頭乾燥感，起床時の頭重感・頭痛，高血圧は，OSASでよくみられる症状である．起床時の頭痛，頭重感は，睡眠中の高二酸化炭素血症により脳血流量が増大し，頭蓋内圧が上昇することが原因とされ，重症のOSASに多い．

　いびき，無呼吸は就寝前のアルコール摂取，ベンゾジアゼピン系の睡眠薬・抗不安薬，体重の増加により悪化する．

B. 小児のOSAS（7章参照）

　小児では睡眠時の無呼吸が顕著ではないいびき・低呼吸・努力性呼吸が主なOSASもある．

　小児の睡眠時無呼吸症候群患者では，成長障害，認知および行動上の合併症も認められる．

　小児では保護者の観察が大切である．日中の症状としては，過度の眠気，多動，攻撃的行動，成長の遅延などがある．睡眠時の症状としては，いびきをかき，吸気中の胸郭の内方への逆説的運動，体動覚醒，発汗，睡眠中の頸部の過伸展，朝の頭痛，夜尿症などがある．

2 検査方針

①いびきを訴える患者では，単純性いびき症なのか，OSASなどの治療を要する疾患なのかを鑑別することが重要である．

②いびきを訴える患者ではいびき・閉塞性無呼吸・低呼吸の原因になる上気道（鼻腔～喉頭）の形態を視診，鼻腔通気度検査，内視鏡検査，X線検査などで評価する．

③OSASが疑われる患者では，経皮的動脈血酸素飽和度（SpO_2）測定装置（パルスオキシメータ），簡易無呼吸検査によりスクリーニング検査を行う．

④OSASが強く疑われる患者では，スクリーニング検査を行わずに終夜睡眠ポリグラフ検査（PSG）を行う．

⑤持続陽圧呼吸（CPAP）療法を行う際は，その治療圧を決定するためのタイトレーション（PSGによる適正治療圧の決定）を行う．

⑥CPAP療法，口腔内装置，手術の治療効果を評価する際は，PSGを行う．

3 検査の実際

A. 血圧測定

OSASは高血圧の原因になり，最も頻度が高い二次性高血圧の原因疾患の1つである[6]．OSASの高血圧の最も重要な特徴は，仮面高血圧が多い点と，治療抵抗性高血圧の原因疾患になる点である[6]．その他，夜間高血圧，早朝高血圧，心拍数増加を伴う高血圧，若年の拡張期（優位）高血圧がOSASの高血圧の特徴である[6]．OSASによる高血圧は，虚血性心疾患，不整脈，大血管疾患や脳血管障害など，高血圧に関連した循環器疾患のリスクになる[6]．

まず家庭血圧計により早朝血圧を測定し，135/85 mmHg以上の場合は，早朝高血圧と考える[6]．降圧薬の就寝前投与などの夜間・早朝高血圧に対する特異的治療を行っても，家庭血圧計による早朝血圧が持続して高値（135/85 mmHg以上）を示す治療抵抗性早朝高血圧ではOSASを疑う[6]．

B. 赤血球数

重症のOSASでは赤血球が増多していることが少なくない．多血症は血栓を形成しやすく，脳梗塞，心筋梗塞を起こすこともある．

C. エプワース眠気尺度（Epworth Sleepiness Scale：ESS）

簡便な日中の眠気の自覚的評価方法として日中の過度の眠気（excessive daytime sleepinesss）の判定に一般的に用いられている．主観的な日中の過眠の指標になる．

エプワース眠気尺度（ESS）は，8問の簡便な質問表からなり，1問3点の24点満点で，合計得点が11点以上を日中の過度の眠気ありと判定する[7] 図1．

D. 肥満指数（Body Mass Index：BMI）

BMI＝体重（kg）/身長（m）×身長（m）で得られる指数である．例えば，身長160

昼間の眠気の自己評価（Japanese version of the Epworth Sleepiness Scale；ESS日本語版）

氏名：	年齢：	記録日：　平成　　年　　月　　日

もし，以下の状況になったとしたら，どのくらい**うとうとする（数秒～数分眠ってしまう）**と思いますか．**最近の日常生活**を思いうかべてお答えください．

以下の状況になったことが実際になくても，その状況になればどうなるかを想像してお答えください．（1～8の各項目で，○は1つだけ）

すべての項目にお答えしていただくことが大切です．

できるだけすべての項目にお答えください．

	うとうとする可能性はほとんどない	うとうとする可能性は少しある	うとうとする可能性は半々くらい	うとうとする可能性が高い
1）すわって何かを読んでいるとき（新聞，雑誌，本，書類など）→	0	1	2	3
2）すわってテレビを見ているとき →	0	1	2	3
3）会議，映画館，劇場などで静かにすわっているとき →	0	1	2	3
4）乗客として1時間続けて自動車に乗っているとき →	0	1	2	3
5）午後に横になって，休息をとっているとき →	0	1	2	3
6）すわって人と話をしているとき →	0	1	2	3
7）昼食をとった後（飲酒なし），静かにすわっているとき →	0	1	2	3
8）すわって手紙や書類などを書いているとき →	0	1	2	3

合計点：

以上，ご協力ありがとうございました．

図1　エプワース眠気尺度（ESS）の質問用紙

合計得点が11点以上を日中の過度の眠気ありと判定する．

（日本睡眠学会認定委員会，睡眠障害診療ガイド・ワーキンググループ．睡眠障害診療ガイド．東京：文光堂；2011[7]より引用）

cm（1.6 m），体重50 kgの場合のBMIは50 kg/1.6 m×1.6 m＝19.5になる．

成人の肥満の判定基準は国により異なる．WHOの判定基準では，BMI＝25以上を過体重（over weight），BMI＝30以上を肥満としているが，日本ではBMI＝25以上を肥満としている[8]．

日本人の場合は，顔面の形態（小顎，下顎後退）がOSASの原因であることが少なくなく，必ずしも肥満がOSASの原因ではない．したがって肥満がなくても（BMIが低くても）OSASをきたすことに注意が必要である．

E. 上気道の視診（5章参照）

視診には2つの目的がある．1つは鼻アレルギー，鼻ポリープ（鼻茸）などの上気道疾患の診断である．もう1つは顎・顔面の発育，口蓋垂，口蓋扁桃，軟口蓋低位など，OSASの原因になる上気道形態の診断である．

F. 頭部・頸部X線単純撮影（側面像）（5章参照）

顎・顔面の発育，上気道の形態などの上気道形態を診断する．

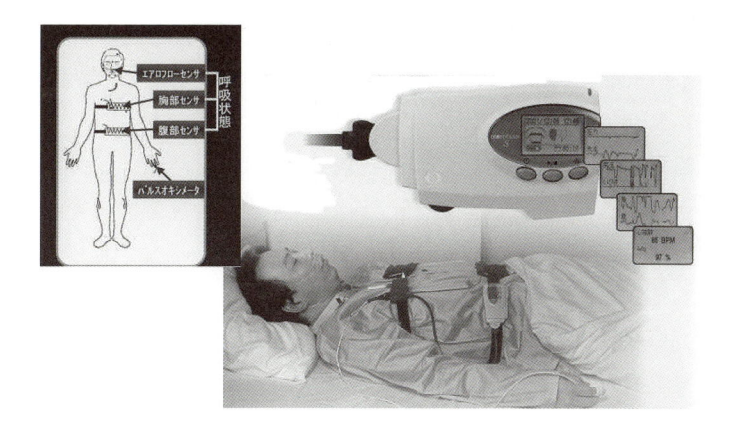

図2 簡易無呼吸検査（帝人ファーマ）
この検査装置では，鼻気流と胸腹部センサーによる胸腹部の運動の
測定，パルスオキシメータによる SpO₂ の測定が行える．

G. 上気道内視鏡検査（5章参照）

　内視鏡検査には2つの目的がある．1つは鼻ポリープ（鼻茸），咽頭疾患などの上気道疾患の診断である．もう1つは OSAS の原因になる上気道形態の診断である．
　上気道の静的な形態を観察するだけではなく上気道の動的形態，脆弱性を診断し，治療法の適応の検討，治療効果の予測などを行う．

H. 鼻腔通気度検査（5章参照）

　鼻閉はいびきの原因になるだけではなく，睡眠の質を損なう．
　鼻閉は CPAP 療法，口腔内装置治療の治療継続の妨げになる．

I. 胸部12誘導心電図，ホルター心電図（24時間心電図）

　循環器疾患の合併が疑われる例，PSG で睡眠中に不整脈が認められる例では，心電図，ホルター心電図検査を行う．

J. 経皮的動脈血酸素飽和度（SpO₂）検査

　パルスオキシメータ（SpO₂ 測定装置）による夜間モニタリング検査である．
　OSAS が疑われる患者に行う．スクリーニング検査であることに留意する．
　終夜の連続記録から動脈血酸素飽和度低下指数 (oxygen desaturation index：ODI) を算出する．3%ODI≧15/時がおおむね AHI≧20/時に相当する[7]．

K. 簡易無呼吸検査 図2

　簡易無呼吸検査は，脳波，眼電図，顎筋電図を省くことで，在宅で簡易的に無呼吸検査を行う方法である．

しかし，脳波を測定しないため，睡眠の質を評価できない，睡眠時間が確定できないため正確なAHIを測定できない，OSASに合併した他の睡眠障害を診断できないなどの欠点がある．

簡易無呼吸検査は呼吸に伴ういくつかの指標を記録する携帯型呼吸モニターに過ぎない．OSASが疑われる患者に行い，あくまでもスクリーニング検査であることに留意する．

本邦の健康保険診療報酬制度（平成28年4月）では「簡易モニター（携帯用装置）とは鼻呼吸センサーまたは末梢動脈波センサー，気道音センサーによる呼吸状態および経皮的センサーによる動脈血酸素飽和状態を終夜連続して測定するもの」と記載されている．したがって健康保険診療が適応するのは，鼻気流，いびき音，パルスオキシメータによるSpO_2の最低3項目を測定できなければならない．

米国睡眠医学会（AASM）の睡眠障害国際分類第3版（ICSD-3, 2014)[2]では，OSASの診断に簡易検査（out-of-center sleep test：OCST）または携帯用装置（portable monitor：PM）を使用することを認めた．これに対し日本睡眠学会は，PSGはOSASを代表とする睡眠障害の確定診断に必須のものであり，PSGの重要性が軽視されてはならないと提言している[9]．また改正道路交通法では，免許の不交付や取り消し事由の1つに「重度の眠気の症状を呈する睡眠障害」があり，その中にはOSASなど多彩な睡眠障害が含まれることに触れ，「社会の安全を守るためにも，PSGは必要不可欠なもの」とも日本睡眠学会は提言している[9]．

L. 睡眠時のビデオ撮影（5章参照）

家族によるOSAS患者の睡眠中のビデオ撮影は有用である．特に小児では胸骨の陥没をきたしやすく，胸部を露出させたビデオ撮影を患者に持参してもらい，診断の参考にする．

M. 終夜睡眠ポリグラフ検査（PSG）（6章参照）

OSASは睡眠障害をきたす1疾患である[1,2]．したがってOSASの診断では，AHIのみに目を向けるのではなく，睡眠の質の評価も行わなければならない．すなわちOSASの診断は睡眠医療の一環として行われなければならない[3~5]．PSGはOSASを代表とする睡眠障害の確定診断に必須の検査である．

PSGはOSASの診断と治療効果の判定，CPAP療法のタイトレーション，他の睡眠障害の合併の診断のために必須の検査である．OSASが疑われる患者，あるいはOSASに他の睡眠障害をきたす疾患の合併が疑われる患者（12章参照）にはPSGを必ず行う．

N. 食道内圧検査 図3

食道内圧の測定は，換気努力の客観的指標になる．呼吸努力に一致して食道内圧は

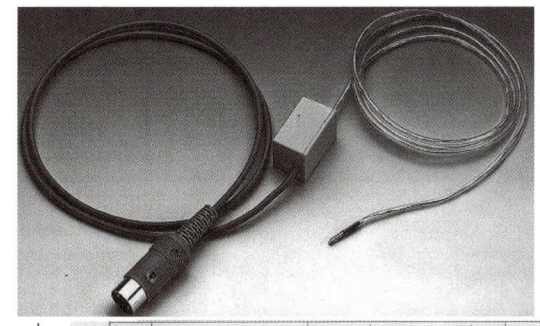

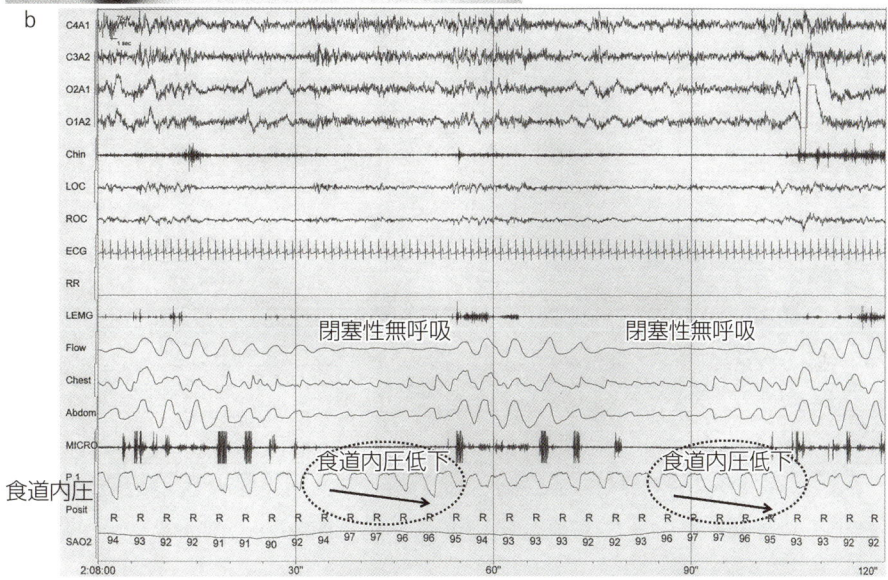

図3 食道内圧検査
a：圧力カテーテル．食道内圧センサーを，経鼻的に食道内に挿入し食道内圧を測定する．
b：PSG．食道内圧の波形はPSG上に同時にモニター・記録する．無呼吸に伴う換気努力で食道内圧が陰圧化している（矢印）．（図は太田睡眠科学センター，千葉伸太郎先生の御厚意による）

陰性化する．

呼吸努力関連覚醒（respiratory effort related arousal：RERA）の診断に有用な検査である．無呼吸や低酸素血症を認めないが，食道内圧の変動幅が増大し陰性化し，覚醒反応を伴っていればRERAと診断できる．

閉塞性と中枢性無呼吸の鑑別にも有用である．無呼吸中の食道内圧が，吸気努力に一致して陰圧化すれば閉塞性無呼吸であり，食道内圧の変動がなければ中枢性無呼吸である．

食道内圧の変動幅が増大し陰性化すると，胃から食道へ酸の逆流が促進される．

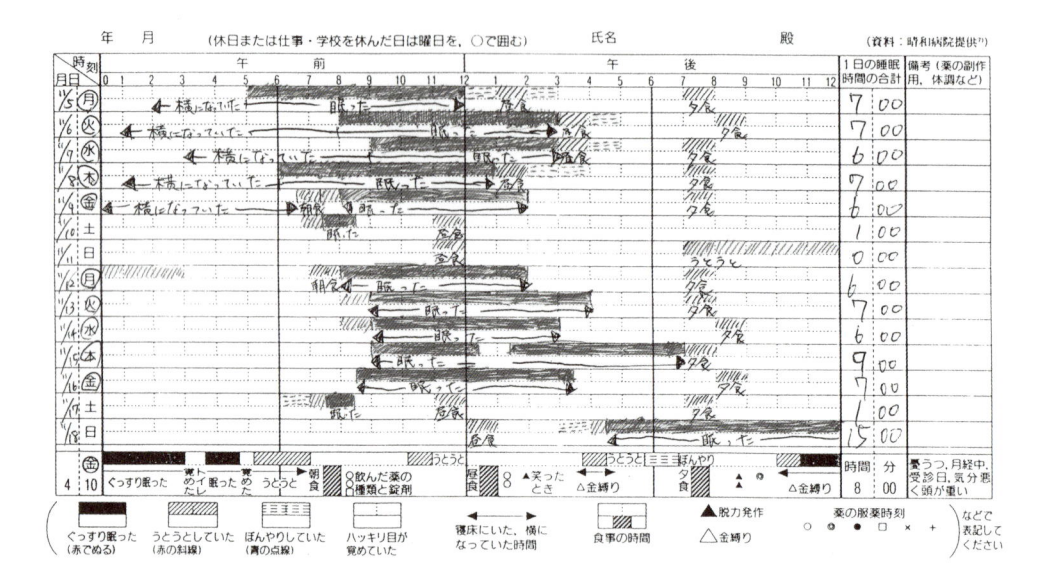

図4 睡眠日誌

20歳の男性である．主訴は夜眠れず，睡眠時間帯の遅れのため，定刻に大学に登校できない．睡眠日誌では，就床しても朝方まで入眠できず，いったん入眠すると比較的安定した睡眠が得られ，遅い時間まで覚醒しない．概日リズム睡眠障害（睡眠相後退型）である．

O. 睡眠日誌 図4

　問診だけでは，症状の頻度，生活スケジュールとの関連，睡眠習慣との関連を明らかにすることは難しい．睡眠日誌を2週間連続して記録することが有用である．

　睡眠日誌は，就床時刻，主観的入眠時間，主観的睡眠時間，起床時刻，毎日の睡眠の状況，服薬時刻，食事の時刻，日ごとの体調や熟眠感，仮眠あるいは居眠りの時間帯，眠気の強かった時間帯などを患者自身で記録する[7]．

　過眠症，概日リズム睡眠障害 図4 などの診断でも，睡眠日誌の記録から睡眠量や睡眠習慣を確認することが重要である．

P. 睡眠潜時反復検査（multiple sleep latency test：MSLT）図5

　日中の眠気を客観的に評価することで，過眠症の診断と重症度の判定を行う．

　重度の日中の眠気を訴える睡眠障害には，OSAS，ナルコレプシー，中枢性過眠症，行動誘発性睡眠不足症候群などの疾患が含まれ，これらの疾患の診断では，PSGとMSLTをセットで行うことが必須である．

　また日中の眠気に対する治療効果を評価するには，PSGとMSLTが有用である．

Q. 覚醒維持検査（maintenance of wakefulness test：MWT）

　眠気を誘う状況下で，我慢して起きていられる能力を判定する検査である．覚醒を維持する能力を評価することに関しては，MSLTよりMWTの方が優れているといわ

a 症例：15歳，女性
　　PSG
　　　睡眠潜時：1分（＜10分）
　　　Sleep onset REM Period（＋）
　　MSLT
　　　平均睡眠潜時：3.1分（＜8分）
　　　Sleep onset REM Period：3回（2回以上）
　　　　　　　　　　　　　　　　　　　　　　　　　ナルコレプシー

Multiple Sleep Latency Report（MSLT レポート）

患者名：　　　　　　患者 ID：　　　　　　　　　　検査日：2007/ /
身長：153cm　体重：57.6kg　BMI：24.6　性別：女性　年齢：15才　担当医：Dr.

施行 Nap 回数　　5

	Nap1	Nap2	Nap3	Nap4	Nap5
Nap 開始時刻	09:13:09	11:00:51	13:11:29	15:00:15	17:00:13
Nap 時間（分）	28.8	24.7	31.3	32.4	44.9
実睡眠時間（分）	20.0	18.0	18.5	20.0	21.0
睡眠潜時（分）	0.5	1.5	2.0	4.5	7.0
REM 潜時（分）	4.5	6.5	4.5		
平均睡眠潜時			3.1		
平均 REM 潜時			5.2		

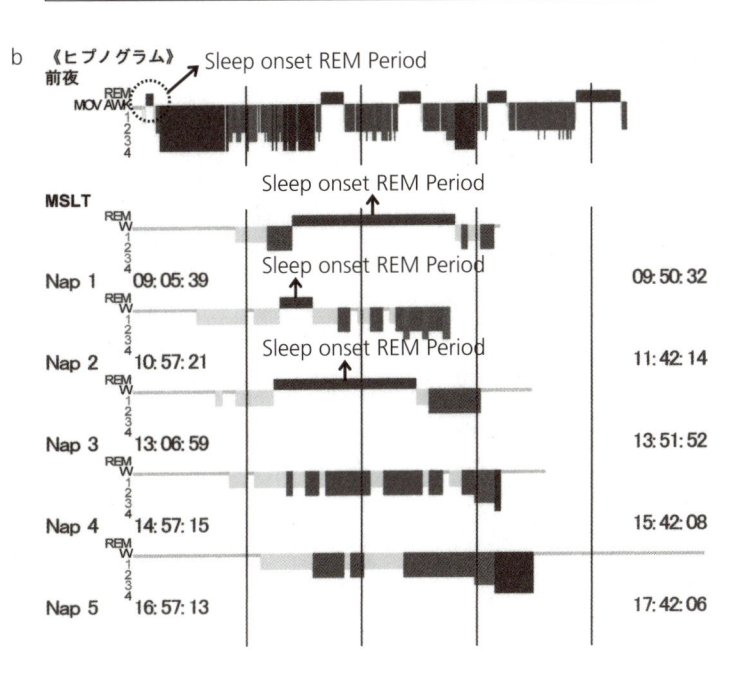

b 《ヒプノグラム》

図5　睡眠潜時反復検査（MSLT）

a： PSG では睡眠潜時が 1 分，入眠時に REM 睡眠が認められる（Sleep onset REM Period）．MSLT では平均睡眠潜時が 3.1 分，Sleep onset REM Period が 3 回であり，ナルコレプシーの診断基準に該当する．

b： MSLT のヒプノグラム

れている．

　基本的にはMSLTと同様の手順で行われるが，座椅子に座り（MSLTは臥床），眼を開けたまま（MSLTは閉眼），「眠らないで下さい」という指示（MSLTは「眠って下さい」という指示）を与える点がMSLTと異なる．

　現在のところ健康保険診療の適応はない．

4 鑑別診断

A. 単純性いびき症

　頻度が高いため常にOSASの鑑別診断として考慮する．いびきを訴える主な疾患には，単純性いびき症，OSAS（上気道抵抗症候群を含む）があり，これらは連続的な病態であり，通常は体重の変化に伴って移行する．

　パルスオキシメータによる夜間モニタリング検査，簡易無呼吸検査などによるスクリーニング検査を実施する．スクリーニング検査でOSASが疑われれば，PSGを実施する．

B. 特殊ないびき

　甲状腺機能低下症，先端巨大症（末端肥大症）などの内分泌疾患，多系統萎縮症の1疾患であるシャイ・ドレーガー症候群（Shy-Drager syndrome），両側反回神経麻痺による両側声帯麻痺，上気道の腫瘍を鑑別する必要がある．

　声門レベルの狭窄によるいびきは高調性であるので，疑われるときは家族にいびきの音を問診する．

C. 上気道抵抗症候群（Upper airway resistance syndrome：UARS）

　無呼吸や低呼吸の定義に適合するイベント（事象）を呈さず，呼吸努力関連覚醒（respiratory effort related arousal：RERA）を伴い，爽快感がない睡眠，日中の眠気，疲労感などを訴える病態を，上気道抵抗症候群と診断する分類が提案されている．しかし，これらのイベント（事象）はOSASと同じ病態生理であると考えられ，睡眠障害の分類（睡眠障害国際分類第2版：ICSD-2，2005）[1]ではOSASと異なる分類とはせず，一部に含まれることが推奨されている．

　上気道抵抗症候群の診断では，食道内圧を測定できるPSGを実施する．

D. 複合性睡眠時無呼吸症候群（Complex sleep apnea syndrome）

　Morgenthalerら[10]は，診断検査時のPSGでは閉塞性無呼吸が優位であったもの 図6a が，CPAP療法のタイトレーション時に閉塞性無呼吸のイベントは消失しているが，中枢性無呼吸が残存もしくは顕在化する例 図6b を報告し，complex sleep apnea syndromeという用語を用いている．

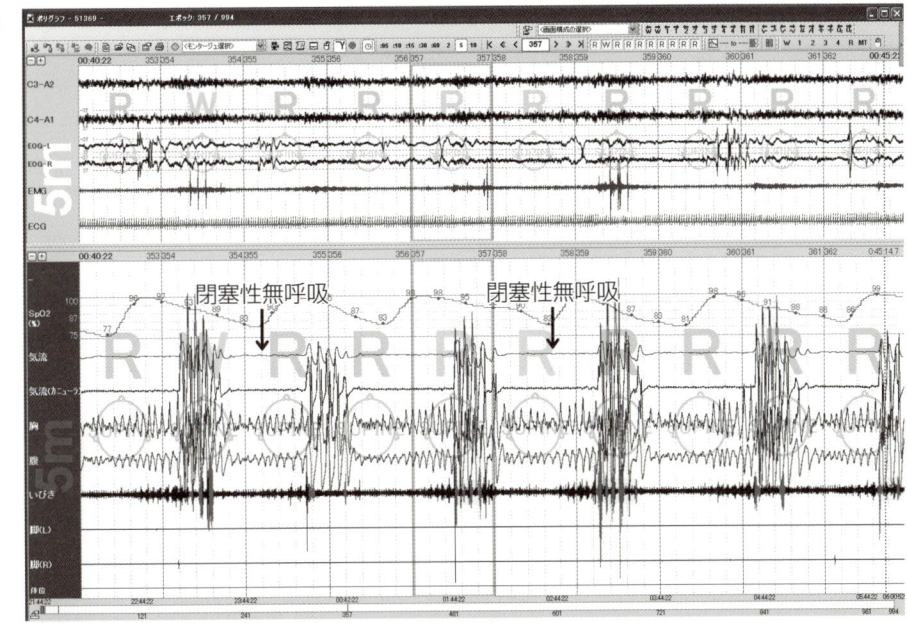

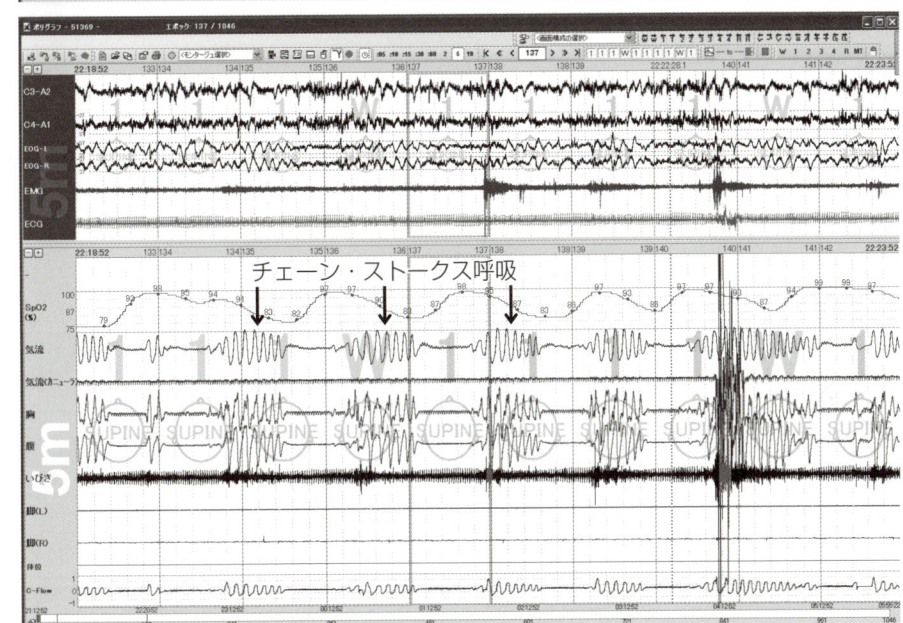

図6 複合性SAS
a：OSASの診断検査時のPSG．閉塞性無呼吸を認める．
b：タイトレーション時のPSG．中枢性の無呼吸・低呼吸と過呼吸が交互に起こり，1回換気量は漸増漸減パターンをとるチェーン・ストークス呼吸を認める．

　日本睡眠学会の睡眠障害診療ガイド・ワーキンググループ[7)]は，睡眠呼吸障害の関連疾患として複合性睡眠時無呼吸症候群（複合性SAS：complex sleep apnea syndrome）を上げ，初診断時の病態はOSASでありながら，CPAPの装着により中枢性

無呼吸やチェーン・ストークス呼吸（Cheyne-Stokes respiration）が顕在化する病態としている．

　複合性 SAS は新しい病態・概念とする論文を近年散見する．しかし複合性 SAS は決して新しい病態・概念ではない．CPAP 療法がまだ一般的ではなかった1980年代にさかのぼれば，OSAS に対して手術を行った術後に複合性 SAS と同様の現象が報告されている[11]．われわれも OSAS に対して行った手術症例で，術後に閉塞性無呼吸の減少に代わって中枢性の無呼吸が増加した例を報告している[12]．

　このように複合性 SAS は OSAS 患者の上気道狭窄を改善させると生じる病態として1980年代からすでに知られており，決して新しい病態・概念ではない．すなわち CPAP 療法とは関係なく，診断検査時の PSG では閉塞性無呼吸優位であった OSAS が，治療により閉塞性無呼吸のイベントが消失すると，中枢性無呼吸が残存もしくは顕在化する睡眠呼吸障害の病態といえる[13]．複合性 SAS は OSAS の1つの病態なのかもしれない[13]．

　現在複合性 SAS の原因は明らかではないが，OSAS に対する治療介入（CPAP 療法，手術療法など）により変化した呼吸・循環動態の変化，すなわち血液のガス分圧や酸塩基平衡，換気量などの要因の関与が推定される．

　自験例から複合性 SAS の病態には2つの病態が存在する[13]．1つは診断検査時の PSG では閉塞性無呼吸優位であり，治療介入後に閉塞性無呼吸は消失するが，中枢性無呼吸が残存する例である[13]．他の1つは診断検査時の PSG では閉塞性無呼吸優位であり，治療介入後に中枢性無呼吸が顕在化する例である[13]．

　複合性 SAS の治療法としては，CPAP 療法単独，CPAP＋酸素療法，bi-level PAP（positive airway pressure）療法，adaptive-servo ventilation（ASV）療法などが報告されている．

　Kuzniar ら[14]は CPAP 療法を開始後に出現した複合性 SAS が，CPAP 療法の継続と伴に消失する例と，CPAP 療法を継続しても改善しない例があることを報告している．複合性 SAS に CPAP 療法を行うと中枢性無呼吸が消失する例は少なくない．しかしどの程度の治療圧でどの位の期間 CPAP 療法を行えば良いのか一定の基準はない．

　たとえ複合性 SAS を認めても，基本的には OSAS である．タイトレーションにより閉塞性無呼吸を制御する治療圧を設定し，CPAP 療法で長期的に経過を観察することも複合性 SAS 治療選択肢の1つと考えられる．

E. 肥満低換気症候群（Obesity hypoventilation syndrome）図7

　肥満低換気症候群の患者は，著しい肥満と日中の肺胞低換気を示し，高血圧や心不全などの循環器系合併症を高率に伴い，予後不良の病態である．

　肥満低換気症候群とピックウイック症候群は OSAS に含まれない[1]．これらの病態は上気道閉塞というよりも主に中枢性低換気障害に該当する[1]．米国睡眠医学会の睡

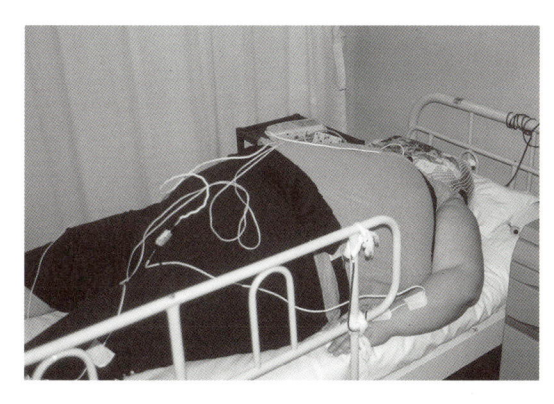

図7 肥満低換気症候群

41歳，女性，日中の高度の傾眠を訴えて来院した．高度の肥満（BMI＝57.7 kg/m²），慢性の高二酸化炭素血症（PaCO$_2$＝52.0 Torr（mmHg）），慢性の低酸素血症（PaO$_2$＝64.7 Torr（mmHg）），睡眠呼吸障害は重症（AHI＝139.3，SaO$_2$最低値＝54％，SaO$_2$＜90％の時間が246分，SaO$_2$＜80％の時間が160分）であった．

眠障害国際分類第2版（ICSD-2, 2010）[1]では，神経筋疾患と胸壁疾患による睡眠関連低換気・低酸素血症の中に含まれ，同義語として肺胞低換気があげられている．

厚生省特定疾患呼吸不全調査研究班の診断基準[15]（わが国独自の診断基準ではあるが，肥満が米国のように多くはない日本の実情に沿った基準）では，

①高度の肥満（BMI≧30 kg/m²）
②日中の高度の傾眠
③慢性の高二酸化炭素血症〔PaCO$_2$≧45 Torr（mmHg）〕
④睡眠呼吸障害の重症度が重症以上（AHI≧30），SaO$_2$最低値≦75％，SaO$_2$＜90％の時間が45分以上または全睡眠時間の10％以上，SaO$_2$＜80％の時間が10分以上

などを目安に総合的に判定するとしている．

F. 睡眠障害

いびき・OSASによる睡眠障害，CPAP療法の不適切な治療圧による睡眠障害，いびき・OSASに伴う他の睡眠障害をきたす疾患による睡眠障害などがある．PSGを実施する．

5 専門医との連携

以下のような場合は，睡眠医療の専門医と連携し，診断・治療を行う．

①OSASが疑われる場合，他の睡眠障害をきたす疾患（周期性四肢運動障害など）の合併が疑われる場合は，PSGが行える専門医に紹介する．
②動脈血酸素飽和度の低下，無呼吸・低呼吸が少ないOSAS，上気道抵抗症候群では，簡易無呼吸検査で診断できない場合があるので，日中の眠気などの症状が強い場合は，PSGが行える専門医に紹介する．
③CPAP療法を行う際は，その治療圧を決定するためのタイトレーションが行える専門医に紹介する．タイトレーションを行わずに，治療効果が少ない過小な治療圧，睡眠を妨げ治療の継続を妨げる過大な治療圧を安易に設定してはいけない．

④小児のOSASは成人とは異なった側面を持つ．PSGが行える専門医に紹介する．
⑤手術治療の適応に関しては，上気道の評価と手術を行う耳鼻咽喉科専門医に紹介する．
⑥口腔内装置治療の適応に関しては，専門医あるいは専門歯科医に紹介する．ただし口腔内装置治療の適応と睡眠検査による効果の評価は医師が行うことが健康保険診療で求められている．
⑦CPAP療法，口腔内装置，手術の治療効果を評価する際は，PSGが行える専門医に紹介する．

文　献

1) 米国睡眠医学会（日本睡眠学会診断分類委員会訳）．睡眠障害国際分類 第2版 診断とコードの手引．東京：医学書院；2010.
2) American Academy of Sleep Medicine. International Classification of Sleep Disorders, 3rd ed. Darien, IL：American Academy of Sleep Medicine；2014.
3) 佐藤公則．日本睡眠学会認定医療機関としての耳鼻咽喉科診療所における睡眠医療への取り組み．耳展 2008；51：175-80.
4) 佐藤公則．睡眠時無呼吸症候群への対応．耳喉頭頸 2011；83：133-40.
5) 佐藤公則．耳鼻咽喉科診療所における睡眠医療への取り組み．耳・鼻・のどのプライマリケア．東京：中山書店；2014. p.248-53.
6) 日本循環器学会，日本呼吸器学会，日本呼吸ケア・リハビリテーション学会，他．循環器領域における睡眠呼吸障害の診断・治療に関するガイドライン．高血圧とOSA. Circ J 2010；74（Suppl. Ⅱ）：1009-13.
7) 日本睡眠学会認定委員会，睡眠障害診療ガイド・ワーキンググループ．睡眠障害診療ガイド．東京：文光堂；2011.
8) 日本肥満学会．肥満症診療ガイドライン2016．東京：ライフサイエンス出版，2016.
9) 伊藤 洋．声明，睡眠ポリグラフ検査の重要性について．日本睡眠学会ホームページ（http://jssr.jp/data/statement.html），2015.
10) Morgenthaler TI, Kagramanov V, Hanak V, et al. Complex sleep apnea syndrome. Is it a unique clinical syndrome? Sleep 2006；29：1203-9.
11) Guilleminault C, Cummiskey J. Progressive improvement of apnea index and ventilatory response to CO2 after tracheotomy in obstructive sleep apnea syndrome. Am Rev Respir Dis 1982；126：14-20.
12) 佐藤公則，光増高夫，平野 実，他．閉塞型睡眠時無呼吸症候群に対する手術治療．耳鼻臨床 1990；83：897-903.
13) 佐藤公則．Complex sleep apneaは新たな病態，症候群なのか．睡眠医療 2013；7：379-86.
14) Kuzniar TJ, Pusalavidyasagar S, Gay PC, et al. Natural course of complex sleep apnea - a retrospective study. Sleep Breath 2008；12：135-9.
15) 栗山喬之．総括報告．厚生省特定疾患呼吸不全調査研究班平成9年度研究報告書．1998. p.1-11.

5章 睡眠呼吸障害の上気道形態の評価

> ■ **診療のポイント** ■
>
> ☑ 閉塞性睡眠時無呼吸症候群（OSAS）の診断において，上気道形態の評価（閉塞部位の診断）と終夜睡眠ポリグラフ検査（PSG）は重要な検査である．
>
> ☑ OSAS の治療は集学的に行われることが望ましい．どのような治療を単独にあるいは組み合わせて行えばよいのか，上気道形態の評価なしには治療方針を決定することはできない．
>
> ☑ CPAP 療法の効果や継続率を高めるために，あるいは手術，口腔内装置治療の治療成績を高めるために，内視鏡検査を含めた上気道形態の評価が大切である．
>
> ☑ いびき・OSAS の内視鏡検査で重要な事は，上気道の静的な形態を観察するだけではなく，上気道の動的形態や脆弱性を観察し，治療法の適応の検討，治療効果の予測などを行うことである．
>
> ☑ 一方で睡眠下の検査ではないので，睡眠中の上気道形態の動態を完全に評価できないことに留意する必要がある．

　閉塞性睡眠時無呼吸症候群（obstructive sleep apnea syndrome：OSAS）の診療において，上気道形態の評価（閉塞部位の診断）と終夜睡眠ポリグラフ検査（polysomnography：PSG）は重要な検査である．

　OSAS の治療には経鼻的持続陽圧呼吸（continuous positive airway pressure：CPAP）療法，口腔内装置治療，咽頭拡大術（uvulo-palato-pharyngoplasty：UPPP：口蓋垂・軟口蓋・咽頭形成術，口蓋扁桃摘出術など）があり，これに減量，鼻腔通気度の改善（保存的・手術的治療），就寝時体位の工夫などが組み合わされて行われる．またCPAP 療法以外の治療法を用いるいびき症の治療も同様である．OSAS の病態には，上気道の形態・閉塞部位が，単独あるいは複合して関与している 図1．したがって OSAS の治療は集学的に行われることが望ましい[1,2]．どのような治療を単独にあるいは組み合わせて行えばよいのか，上気道形態の評価なしには治療方針を決定することはできない．

　CPAP 療法の効果や継続率を高めるためには，あるいは手術，口腔内装置治療の治療成績を高めるためには，内視鏡検査を含めた上気道形態の評価が大切である．

　上気道形態の評価法には，視診，内視鏡検査，鼻腔通気度検査，X 線検査（単純撮

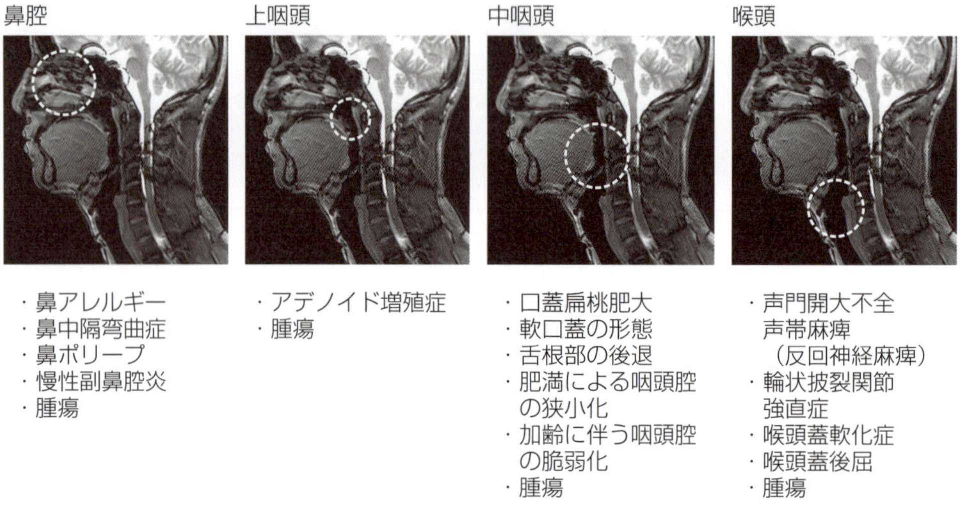

鼻腔	上咽頭	中咽頭	喉頭
・鼻アレルギー ・鼻中隔弯曲症 ・鼻ポリープ ・慢性副鼻腔炎 ・腫瘍	・アデノイド増殖症 ・腫瘍	・口蓋扁桃肥大 ・軟口蓋の形態 ・舌根部の後退 ・肥満による咽頭腔の狭小化 ・加齢に伴う咽頭腔の脆弱化 ・腫瘍	・声門開大不全 　声帯麻痺 　（反回神経麻痺） ・輪状披裂関節強直症 ・喉頭蓋軟化症 ・喉頭蓋後屈 ・腫瘍

図1 上気道形態の評価
OSAS の病態には，上気道の形態・閉塞部位が，単独あるいは複合して関与している．

影，セファログラム，CT など），MRI などがある．
　一方でこれらの検査は睡眠下の検査ではないので，睡眠中の上気道形態を完全には評価できない．PSG による睡眠中の睡眠呼吸動態などを参考にして，総合的に OSAS の病態を判断する必要がある．

1 視　診 図2

A. 顔面形態の評価

　顔面の側面を観察することで下顎が小顎であるかどうか 図3a，咬合を観察し下顎が後退しているかどうか 図3b を観察する．下顎が小顎で後退していれば，舌根が後退し，舌根レベルで気道が狭くなっている可能性がある．

B. 経口的軟口蓋（中咽頭）の評価

　坐位で経口的に視診による中咽頭の観察を行う．

▶1. 軟口蓋低位の評価[4]

　安静時に経口的に咽頭を観察し，口蓋垂の先端が容易に観察できるものを軟口蓋低位がないと評価する 図4a．舌を軽く押さえ，口蓋垂先端が観察できるものを軽度の軟口蓋低位と評価する 図4b．舌を強く押さえても口蓋垂先端の観察が困難なものを高度の軟口蓋低位と評価する 図4c．

▶2. 口蓋扁桃肥大の評価

　経口的に口蓋扁桃肥大の程度を評価する．経口的には Mackenzie 分類を用いて評価

④経鼻的上咽頭の評価
　アデノイド増殖肥大の評価

③経鼻的鼻副鼻腔の評価
　鼻副鼻腔疾患の診断
　鼻腔形態の評価

⑤経鼻的中咽頭の評価
　口蓋扁桃肥大の評価
　中咽頭幅・口峡幅の評価
　いびき音テスト
　舌根後退の評価
　開口・口呼吸テスト
　頸部前・後屈テスト
　下顎前突テスト
　ミュラー手技

②経口的中咽頭の評価
　軟口蓋低位の評価
　口蓋扁桃肥大の評価
　口峡の評価

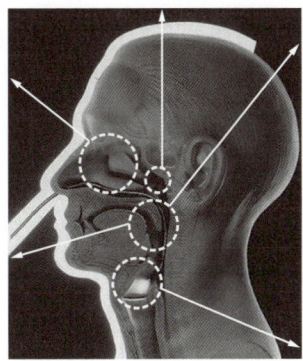

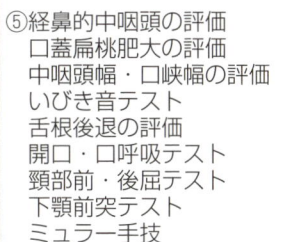

⑥経鼻的喉頭の評価

①顔面形態の評価

図2　いびき症・閉塞性睡眠時無呼吸症候群に対する視診・内視鏡検査の手順

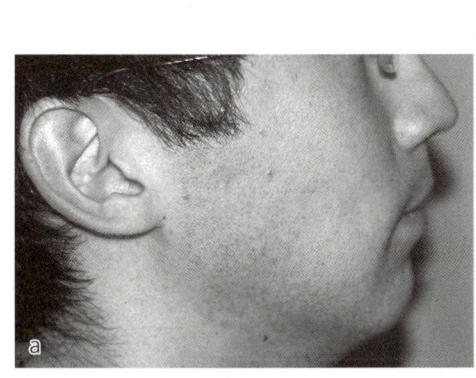

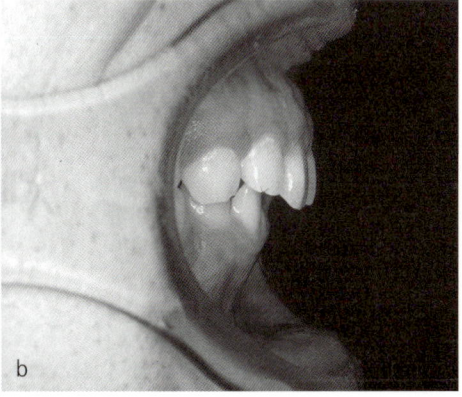

図3　顔面形態（下顎）の評価
a： 顔面の側面で下顎が小顎である．
b： 咬合も下顎が後退している．

経口的中咽頭評価

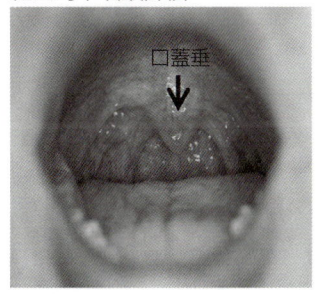

口蓋垂　　　　　口蓋垂

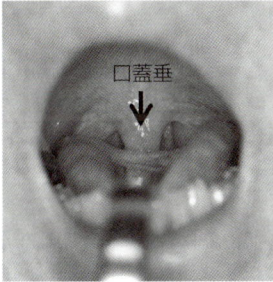

a．軟口蓋低位なし　　　b．軽度軟口蓋低位　　　c．高度軟口蓋低位

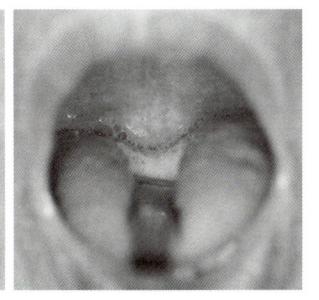

図4　軟口蓋低位の評価

5章　睡眠呼吸障害の上気道形態の評価

a. 肥大なし　　b. Ⅰ度肥大　　c. Ⅱ度肥大　　d. Ⅲ度肥大

経口的
中咽頭評価

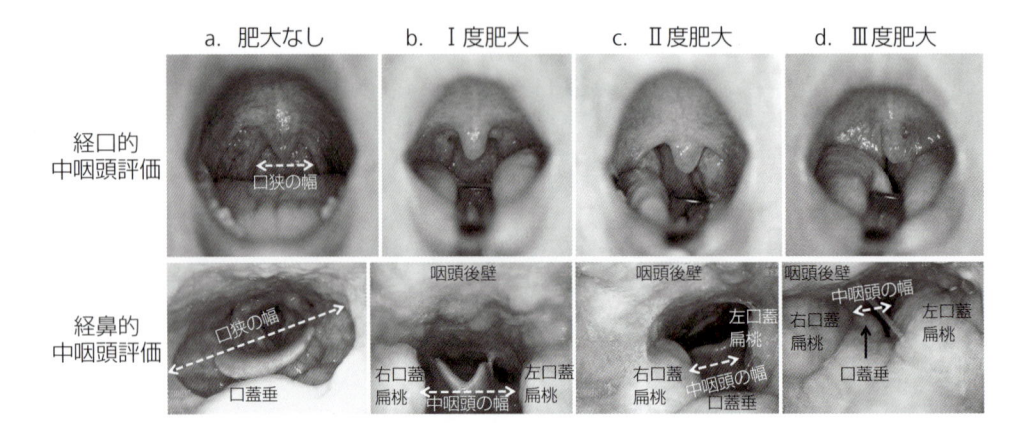

経鼻的
中咽頭評価

図5　口蓋扁桃肥大・中咽頭幅の評価

経口的中咽頭評価　　経鼻的中咽頭評価

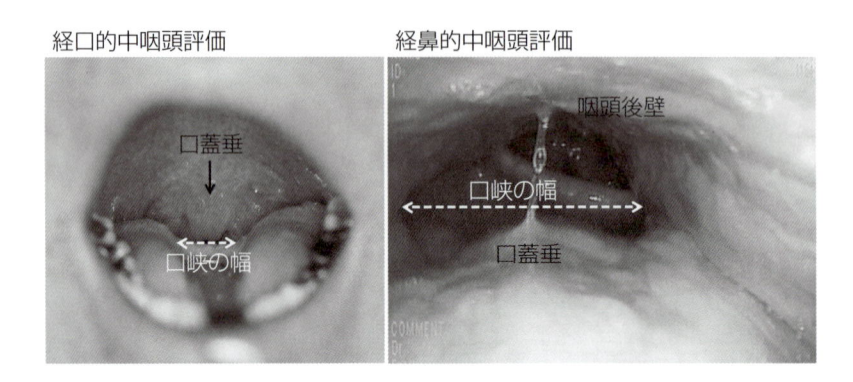

図6　口峡幅の評価

する．口蓋扁桃の肥大がないもの 図5a，前後口蓋弓のなす面よりわずかに口蓋扁桃が突出しているⅠ度肥大 図5b，前後口蓋弓のなす面より口蓋扁桃が強く突出していて，Ⅰ度とⅢ度の中間のⅡ度肥大 図5c，口蓋扁桃が正中線を越えて突出している（または両側の口蓋扁桃が正中で接触しているもの）Ⅲ度肥大 図5d，と評価する．
　さらに後述するように経鼻的に咽頭を観察し，口蓋扁桃の肥大に伴う中咽頭の幅を

> **MEMO　口峡**
>
> 　咽頭の入口部分で，軟口蓋の縁（通常は前口蓋弓＜口蓋舌弓＞）と舌根とで囲まれた狭い空間を口峡という．
> 　本項では気道に関与する左右の後口蓋弓（口蓋咽頭弓）の幅を口峡の幅としている．また左右の口蓋扁桃肥大で中咽頭が狭くなっている部位は中咽頭の幅として口峡の幅と区別している．

40

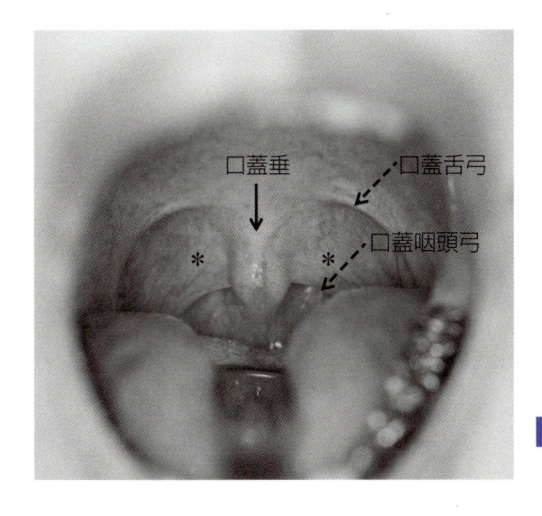

図7 web 状（水かき状）の口蓋弓（＊印）

評価する 図5．

▶ 3. 口峡の幅

経口的口峡の幅を評価する 図5a, 6．さらに後述するように経鼻的に咽頭を観察し経鼻的に口峡の幅を評価する 図6．

口蓋扁桃の肥大がないにもかかわらず口峡の幅が狭く気道閉塞の原因になっている例がある 図6．

▶ 4. 前口蓋弓と後口蓋弓により形成される粘膜のヒダ

前口蓋弓（口蓋舌弓），後口蓋弓（口蓋咽頭弓），口蓋垂により形成される粘膜が，web 状（水かき状）になっている 図7 場合はいびき・睡眠呼吸障害の原因になる．同部の形態だけがいびき・睡眠呼吸障害の原因であれば，web 状の粘膜をレーザーなどで切除（laser-assisted uvulopalatoplasty：LAUP）すれば，いびき・睡眠呼吸障害が改善する（10章：p.119 参照）．

2 内視鏡検査

内視鏡検査は外来で容易に行える診断価値が高い検査法である．内視鏡検査で重要な事は，上気道の静的な形態を観察するだけではなく，上気道の動的形態や脆弱性を観察し，治療法の適応の検討，治療効果の予測などを行うことである[3]．

坐位あるいは仰臥位でファイバースコープによる上気道形態の観察を行う．まず経口的に中咽頭の評価を視診で行い，次に経鼻的に順次鼻副鼻腔，上咽頭，中咽頭，喉頭へと評価をファイバースコープで進める 図2．

A. 鼻副鼻腔の評価

鼻副鼻腔疾患の診断と鼻腔形態の評価を行う．内視鏡を用いることで前鼻鏡検査では評価しにくい後部鼻腔の形態がよくわかる．鼻副鼻腔疾患（鼻アレルギー，慢性副

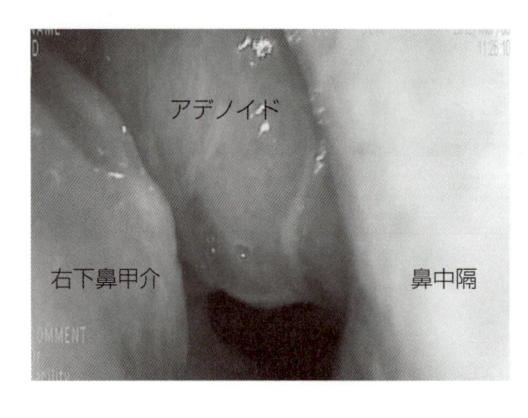

図8 アデノイドの増殖肥大

鼻腔炎など),鼻腔形態の異常(鼻中隔弯曲,下鼻甲介肥大など)により鼻腔通気度が障害されている場合は,鼻腔通気度検査とX線検査も参考にする.

B. 上咽頭の評価

アデノイド増殖を評価する 図8 .内視鏡検査ではアデノイドの増殖肥大の三次元的な評価が行える.

C. 口峡（中咽頭）の評価

経口的に評価した口峡の所見を参考にする.経鼻的にファイバースコープで咽頭を観察し,口峡の形態に伴う口峡の幅を評価する 図5, 6 .

D. 口蓋扁桃肥大（中咽頭）の評価

経口的に評価した口蓋扁桃肥大の程度を参考にする.経鼻的にファイバースコープで咽頭を観察し,口蓋扁桃の肥大に伴う中咽頭の幅を評価する 図5 .さらに後述するようにいびき音テスト,ミュラー手技などで中咽頭の動的な動きを評価する.

E. いびき音テスト[5]

安静時・坐位で経鼻的にファイバースコープで観察しながら,擬似的に患者にいびき音を出してもらい,咽頭の閉塞パターンを観察する.咽頭の閉塞を前後型（口蓋垂型）図9a ,左右型（口蓋扁桃型）図9b ,全周性型 図9c に分類する.全周性型の閉塞例では手術による改善が難しいことが多い[5].

F. 舌根（中咽頭）の評価

▶1. 舌根後退の評価[4]

経鼻的に観察し,口蓋垂先端のレベルより後方に舌根がないものを舌根後退なしと評価する 図10a .口蓋垂先端のレベルより後方に舌根が及ぶものを軽度舌根後退と評価する 図10b .喉頭蓋谷まで舌根が及ぶものを高度舌根後退と評価する 図10c .

　　　　　a. 前後型　　　　　b. 左右型　　　　　c. 全周性型
　　　　　（口蓋垂型）　　　（口蓋扁桃型）

安静時

擬似的にいびき音を出している状態

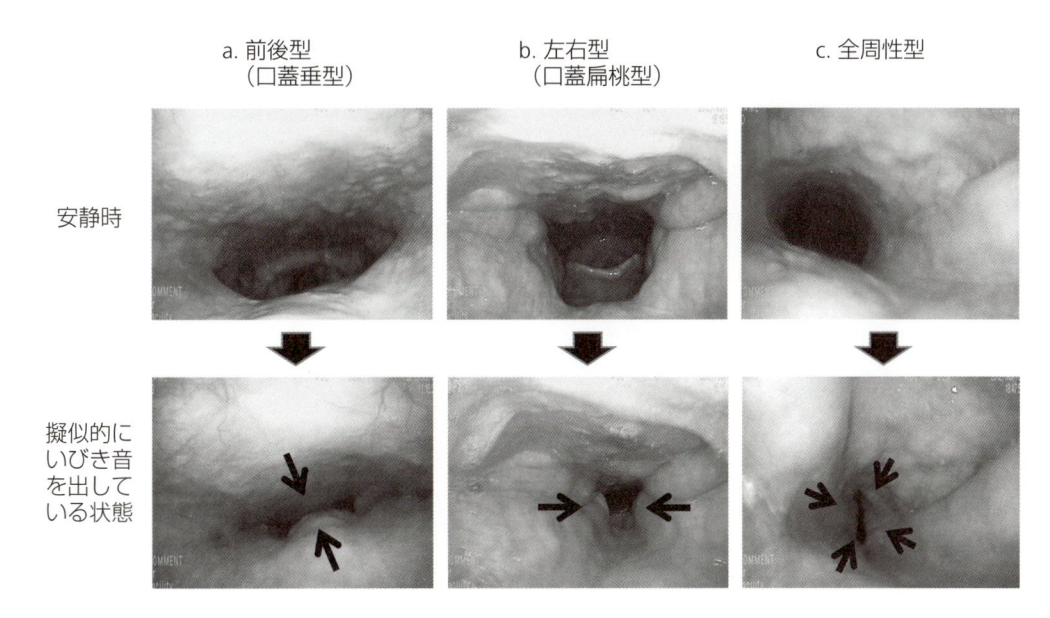

図9 いびき音テスト

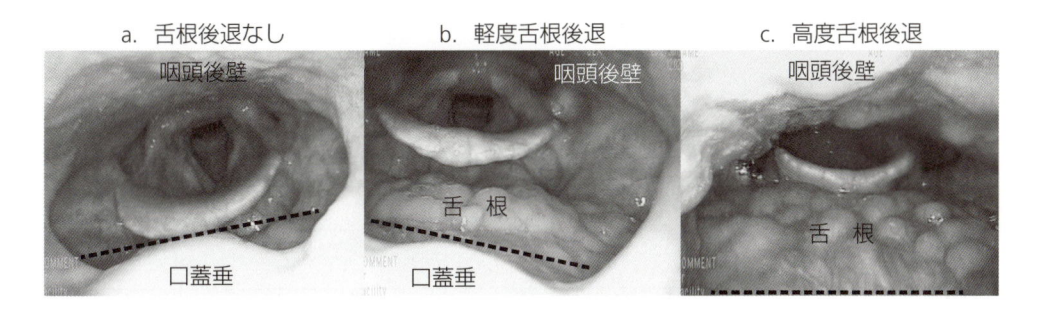

　　　a. 舌根後退なし　　　b. 軽度舌根後退　　　c. 高度舌根後退

図10 舌根後退の評価
点線は口蓋垂先端の位置

▶2. 開口・口呼吸テスト[3]

　経鼻的に観察し，開口・口呼吸による舌根の動きを評価する．鼻呼吸時に舌根の後退が顕著でなくても 図11a，開口・口呼吸させると舌根の後退が著しくなる例がある 図11b．この所見が認められ，鼻腔通気度に障害がある例では，就寝時に口呼吸になり舌根が後退し，同部が閉塞している可能性がある．

▶3. 頸部前・後屈テスト[3]

　経鼻的に観察し，頸部前・後屈による舌根の動きを評価する．頸部を前屈させると舌根が後退し 図12a，頸部を後屈させると舌根の後退が改善する例 図12b では，就寝時の枕の位置で舌根の後退を改善できる可能性がある．このような例では，高い枕の使用を避け，就寝時に頸部を伸展・後屈位にする（頸部の後ろに枕をあてる，ある

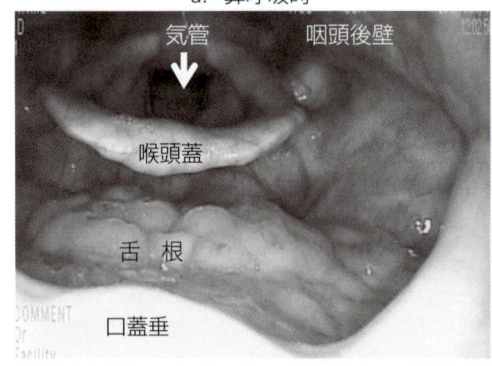

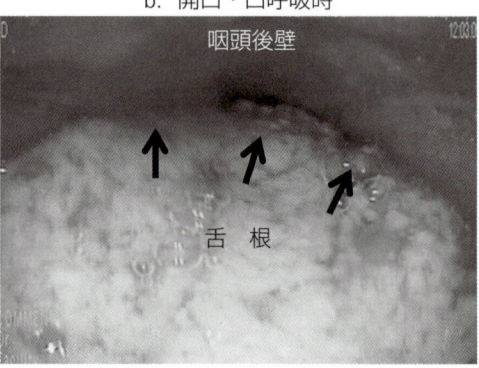

図11 開口・口呼吸テスト

鼻呼吸時 (a) は軽度の舌根後退であるが，開口・口呼吸すると (b) 舌根が高度に後退（矢印）する．

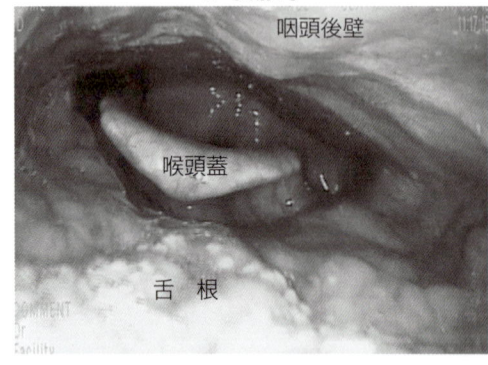

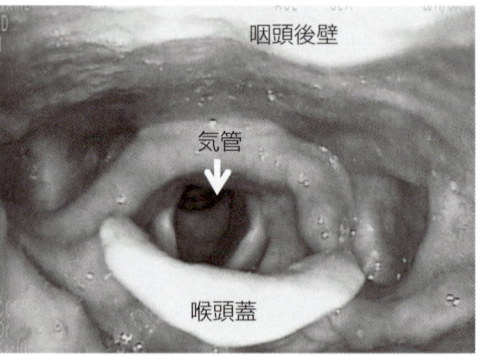

図12 頸部前・後屈テスト

軽度の舌根後退 (a) を認める．頸部を後屈すると (b) 咽頭腔が開大する．

いは側臥位で頸部を伸展・後屈位にする）と舌根部での閉塞が改善する．

▶4. 下顎前突テスト[3,6]

　経鼻的に観察し，下顎前突による舌根の動きを評価する．歯科では口腔内装置（下顎前方保持装置）の適応は一般的にセファログラムで評価されている．しかし，セファログラムで顎顔面の形態がOSASの一因であると診断されても口腔内装置の効果があるとは限らない．口腔内装置で下顎を前突させても咽頭腔が拡大しない例が存在するからである．

　経鼻的に観察し，舌根が後退しており 図13a，下顎を前突させると舌根の後退が改善し咽頭腔が拡大する例 図13b では，口腔内装置による咽頭腔の拡大が期待できる[3,6]．また口腔内装置を実際に装着して，咽頭腔の拡大効果を確認することも有用である[3,6]．

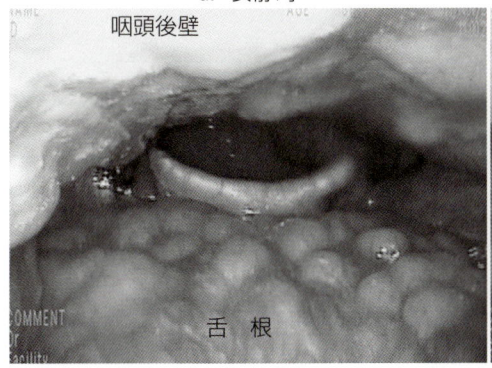

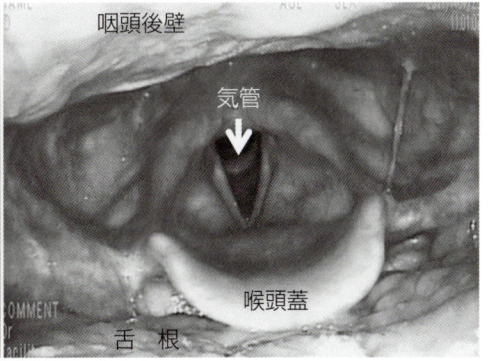

a. 安静時　　　　　　　　　b. 下顎前突時

図13 下顎前突テスト
高度の舌根後退を認める（a）．下顎を前突すると咽頭腔が広く開大する（b）．

▶5. ミュラー手技[7]

　口と鼻を閉鎖し患者が努力吸気を行うことによって，咽頭に陰圧をかけて咽頭の脆弱性，閉塞の仕方を坐位と仰臥位で経鼻的に観察する 図14a ．軟口蓋のレベルと舌根のレベルで観察を行う．その有用性には賛否両論があり，本手技による上気道変化がOSAS発生中の上気道を必ずしも反映していない場合もある[8,9]．しかし，咽頭の脆弱性，閉塞の仕方 図14b, c をある程度把握できる．

G. 喉頭の評価

　喉頭蓋の後屈 図15 ，両側反回神経麻痺による両側声帯麻痺 図16 ，シャイ・ドレーガー症候群（Shy-Drager syndrome）（多系統萎縮症）による気道狭窄などを経鼻的に観察する．甲状腺機能低下症 図17 ，先端巨大症（末端肥大症）などの内分泌疾患にも注意が必要である．声門レベルの狭窄によるいびきは高調性いびきであるので，疑われるときは家族にいびきの音を問診する．

H. 上気道の腫瘍・腫瘤の評価

　上気道の腫瘍 図18 ，上気道の腫瘤 図19 による上気道狭窄も時に認められる．

I. 薬物睡眠下での内視鏡検査

　自然睡眠ではないが，薬物睡眠下で内視鏡検査を行い，上気道形態の動的変化（上気道の閉塞）を観察する．重症のOSAS患者，高齢者では薬物による呼吸抑制に注意する．

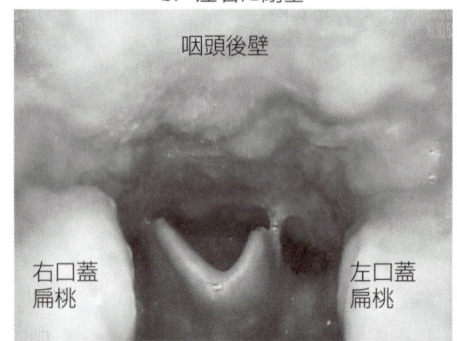

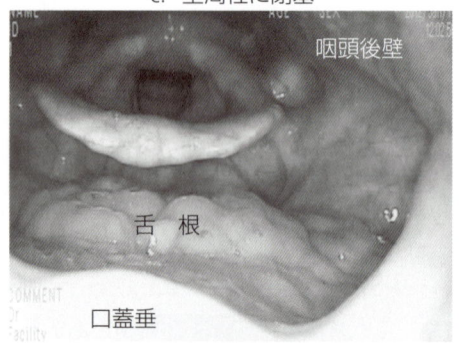

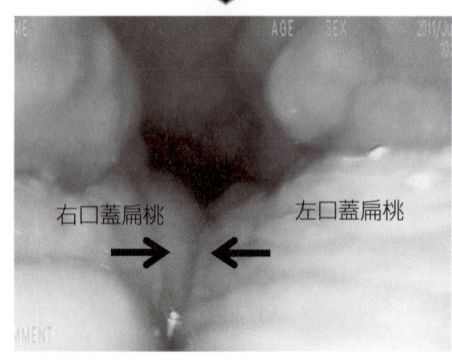

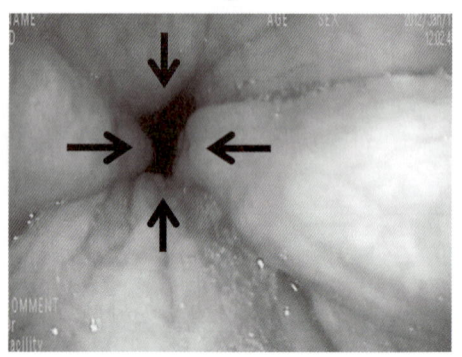

図14 ミュラー手技

a：ミュラー手技の方法（OAB 大分朝日放送，特集「いびきは体の危険信号，睡眠中に呼吸が止まる！」2006 年 5 月 17 日放映画像より）．
　経鼻的に内視鏡を挿入し，患者に口を閉じて鼻呼吸を行うように指示する．「鼻から息を吸って，はいて，吸って，はいて」と号令をかけながら，吸気時に鼻翼をつまんで鼻入口部を閉鎖し努力吸気呼吸をさせると，咽頭内が陰圧になり，咽頭内腔の動きが観察できる．

b：ミュラー手技により左右の口蓋扁桃が正中に寄り中咽頭が左右に閉塞している．

c：安静時は閉塞部位が明らかではないが，ミュラー手技により中咽頭が全周性に閉塞している．

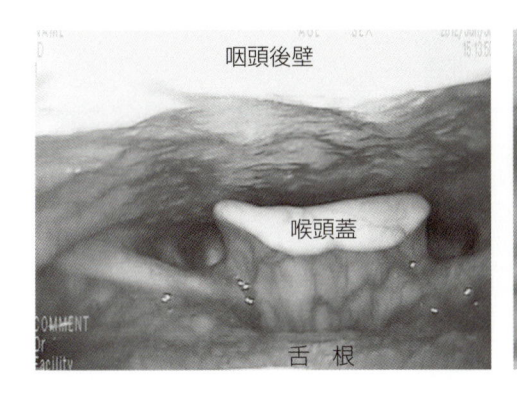

図15 喉頭蓋の後屈
喉頭蓋が咽頭後壁に接している．

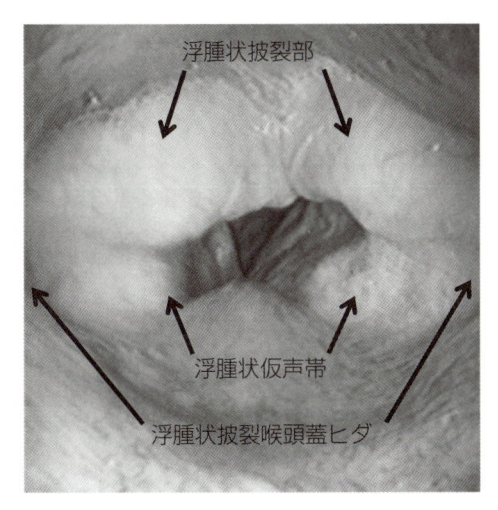

図16 両側声帯麻痺によるいびき症
くも膜下出血と脳梗塞による両側反回神経麻痺である．両側声帯は正中位に固定している．声門レベルの狭窄によるいびきは，吸気時にベルヌーイ効果で気道狭窄が増悪し，高調性のいびき音を呈する．

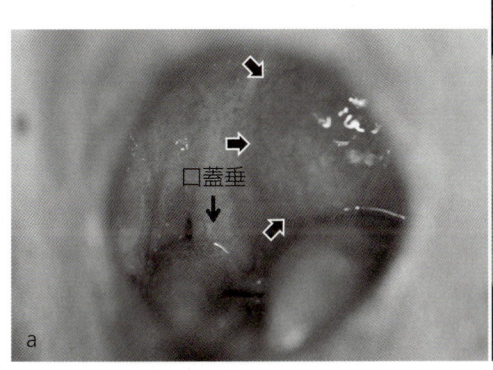

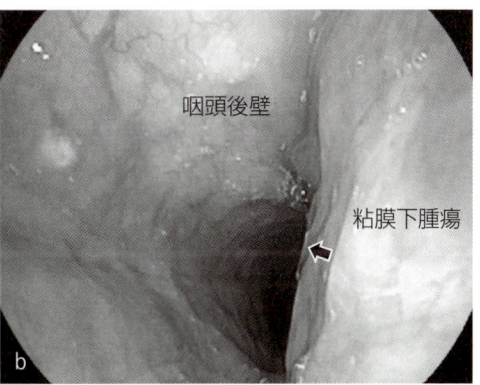

図17 甲状腺機能低下症に伴うOSAS
喉頭粘膜に浮腫状変化（矢印）を認める．

図18 中咽頭腫瘍によるOSAS
a：中咽頭の軟口蓋に粘膜下腫瘍（小唾液腺由来の多形腺腫，矢印）を認める．
b：ファイバースコープでは，軟口蓋レベルで上気道が狭小化（矢印）している．

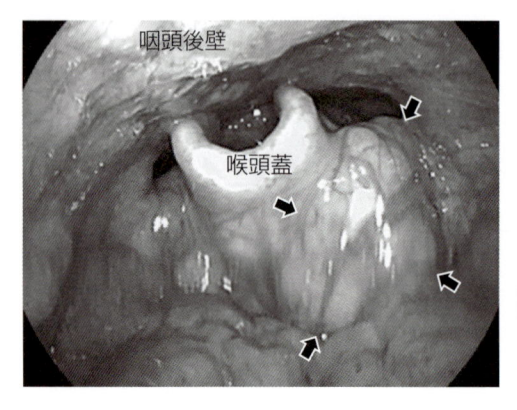

図19 喉頭蓋嚢胞によるいびき症
喉頭蓋舌面に嚢胞（矢印）を認め，喉頭蓋を圧排している．

3 鼻腔通気度検査

　OSASでなくても鼻閉のみで睡眠の質が損なわれる．また鼻腔通気度を改善させることで，CPAP療法あるいは口腔内装置治療の治療継続率が向上する．したがって睡眠呼吸障害の検査で，鼻腔通気度を評価することは重要である．

　鼻閉の自覚症状は主観的で曖昧である．鼻閉感と鼻腔通気度は時に相関しないこともあるが，客観的評価法として鼻腔通気度検査は有用である 図20 ．鼻・副鼻腔所見と鼻腔通気度検査を合わせて鼻腔通気度を評価することが大切である．現在，OSASに対して鼻腔通気度検査は健康保険診療の適応になっている．

　鼻腔通気度測定法ガイドラインでは，両側鼻腔抵抗値が 0.25 Pa/cm^3/s 未満を正常（完全に通気性良好），0.25 Pa/cm^3/s 以上で 0.50 Pa/cm^3/s 未満を軽度鼻閉（鼻閉なし，あるいは軽い一側または両側の鼻閉，あるいは間欠的な症状のあるもの），0.50 Pa/cm^3/s 以上で 0.75 Pa/cm^3/s 未満を中等度鼻閉（一側の頻回または高度な鼻閉，他側は十分または不十分な通気性を保っているもの），0.75 Pa/cm^3/s 以上を高度鼻閉（中等度から高度な鼻閉が両側にあるもの）としている[10]．

4 X線検査（X線単純撮影，頭部X線規格撮影，X線透視撮影，CTなど）

A. 頸部X線単純撮影 図21

　上気道の形態を簡便に評価できる．下顎前突テスト〔下顎前突による舌根（矢印）の動きの評価〕，口腔内装置を実際に装着して，咽頭腔の拡大効果を確認することにも有用である．

B. 頭部X線規格撮影 図22

　「焦点-セファロスタット回転中心-感光系」の距離を「0-150-165（cm）」に規格し，

鼻腔通気度測定報告書　アンテリオール(ノズル)

ID ：9876543210　氏名：＿＿＿＿＿＿　年齢：80歳　性別：男
身長：175cm　体重：70kg　測定日：16/03/15　10:18:52

左側

	吸気	R	G
P:50	331.57	0.15	6.63
P:100	534.72	0.19	5.35
P:150	677.42	0.22	4.52
V̇max	677.42	0.22	4.52

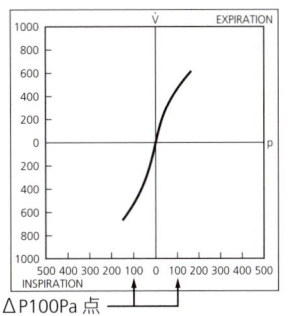

右側

	吸気	R	G
P:50	274.73	0.18	5.49
P:100	429.52	0.23	4.30
P:150	531.10	0.28	3.54
V̇max	613.33	0.32	3.08

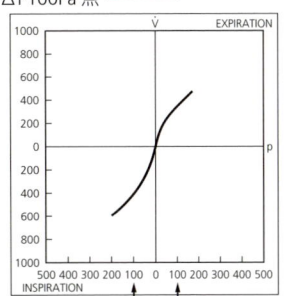

両側

	吸気	R	G
P:50	606.30	0.08	12.13
P:100	964.24	0.10	9.64
P:150	1208.52	0.12	8.06
V̇max	1209.72	0.12	8.01

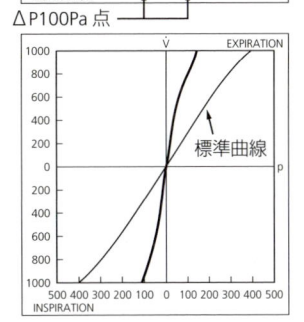

単位　P：Pa　　　R：Pa/cm³/s
　　　V̇：cm³/s　G：cm³/s/Pa

図20　鼻腔通気度検査（鼻腔通気度測定曲線）（アンテリオール法）（鼻腔通気度計, MPR-3100, 日本光電社製）

ΔP100Pa点の抵抗値を読み取る．もしΔP100Pa点に測定曲線が到達していなかったら，もう一度測定し，被検者にΔP100Pa点に到達する程度に深く鼻呼吸させる．
測定中に曲線が0点をほぼ確実に通過し，安定した測定曲線のデータを採用する．
左右の測定値から器械が自動的に両側鼻腔抵抗値を算出する．
この例では，左側鼻腔抵抗値が0.19 Pa/cm³/s，右側鼻腔抵抗値が0.23 Pa/cm³/s，両側鼻腔抵抗値が0.10 Pa/cm³/sで正常（鼻腔の通気度は良好）である．

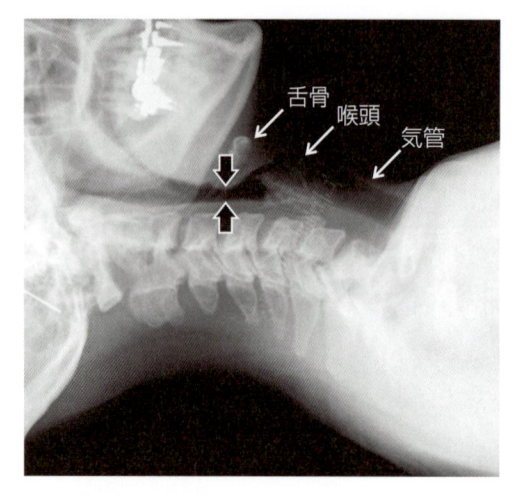

図21 頸部X線単純撮影（側面像）
上気道の形態を簡便に評価でき，舌根部の狭窄（矢印）などが評価できる．

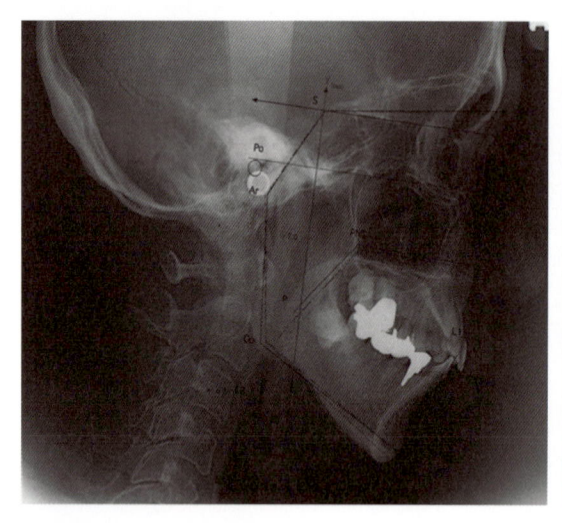

図22 頭部X線規格撮影
撮影された画像（セファログラム）の計測（セファロメトリー）が必要である．

図23 X線透視撮影（側面像，自然睡眠下）
睡眠中に舌根が沈下し上気道が閉塞している（矢印）．

　頭部の平均的拡大率を1.1倍になるようにしたX線撮影法で，撮影された画像をセファログラムと呼ぶ．顎顔面形態，咽頭部形態を評価できる．
　歯科では口腔内装置の適応は一般的にセファログラムで評価されている．しかし，セファログラムで顎顔面の形態がOSASの一因であると診断されても口腔内装置の効果があるとは限らない．下顎を前突させても咽頭腔が拡大しない例が存在するからである．

C. X線透視撮影 図23

　自然睡眠下あるいは薬物睡眠下の上気道の動的変化が評価できる．

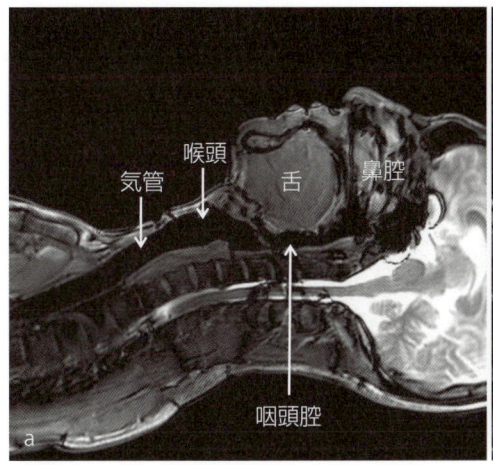

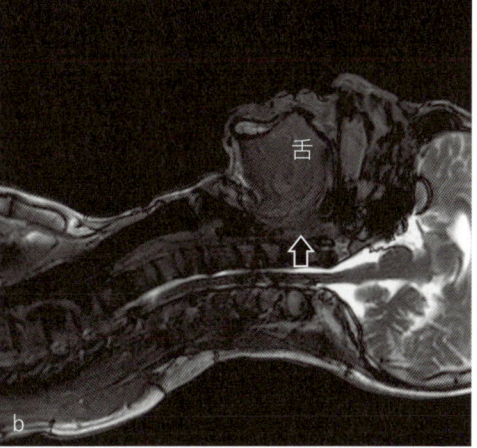

図24 動的 MRI（側面像）
動的 MRI では，上気道形態の動的な変化が観察できる．
a：上気道は開存している．b：舌根が沈下し上気道が閉塞している（矢印）．

D. CT

二次元断層画像に加え，三次元的立体画像の構築が可能になり，上気道形態の評価が行えるようになった．

5 MRI

近年では動的 MRI 図24 による自然睡眠下あるいは薬物睡眠下の上気道形態の評価が行われ，OSAS の閉塞部位診断に利用されている．

文　献

1) 佐藤公則．睡眠時無呼吸症候群への対応．耳喉頭頸 2011；83：133-40．
2) 佐藤公則．睡眠時無呼吸症候群の集学的治療．口咽科 2007；19：171-80．
3) 佐藤公則．睡眠時無呼吸症候群の検査　内視鏡検査．JOHNS 2012；28：870-6．
4) 菊池　淳，坂本菊男，佐藤公則，他．肥満を伴わない睡眠時呼吸障害の臨床的検討．口咽科 2007；19：317-25．
5) 菊池　淳，坂本菊男，中島　格，他．UPPP の適応決定に有用な外来での簡易検査とその評価．口咽科 2004；16：317-26．
6) 佐藤公則．口腔装具による睡眠時無呼吸症候群の治療．耳鼻咽喉科医としての取り組み．日耳鼻 2003；106：150-5．
7) Sher AE, Thorpy MJ, Shprintzen RJ, et al. Predictive value of Müller maneuver in selection of patients for uvulopalatopharyngoplasty. Laryngoscope 1985; 95: 1483-7.

8) Petri N, Suadicani P, Wildschiødtz G, et al. Predictive value of Müller maneuver, cephalometry and clinical features for the outcome of uvulopalatopharyngoplasty; evaluation of predictive factors using discriminant analysis in 30 sleep apnea patients. Acta Otolaryngol. 1994; 114: 565-71.
9) 樋上 茂, 北野博也. 睡眠時無呼吸症候群と耳鼻咽喉科—現状と展望—. 耳鼻臨床 2003; 96: 1025-33.
10) 内藤健晴, 宮崎総一郎, 野中 聡. 鼻腔通気度測定法（Rhinomanometry）ガイドライン. 日鼻誌 2001; 40: 327-31.

6章 終夜睡眠ポリグラフ検査（PSG）

■ 診療のポイント ■

- ☑ 終夜睡眠ポリグラフ検査（PSG）は，睡眠呼吸障害の検査の中でもゴールドスタンダードの検査法である．
- ☑ PSGではどのような事象（イベント）が測定されているのかを理解する．
- ☑ PSGの測定結果から睡眠・呼吸動態を評価できなければならない．
- ☑ 睡眠呼吸障害の検査では，無呼吸・低呼吸指数（AHI）などの呼吸動態のみを検討するのではなく，睡眠の質も検討する．
- ☑ 上気道形態の評価（閉塞部位の診断），PSGによる睡眠・呼吸動態の解析により，睡眠呼吸障害の病態を把握する．その上で個々の病態に応じて集学的治療を行う．
- ☑ 睡眠呼吸障害以外の睡眠障害，循環器系疾患など，睡眠時の他の疾患にも注意する．
- ☑ 睡眠呼吸障害に携わる医師は，PSGの装着，PSGの視察解析ができることが望ましい．

　睡眠呼吸障害・閉塞性睡眠時無呼吸症候群（obstructive sleep apnea syndrome：OSAS）の診療において，上気道形態の評価と終夜睡眠ポリグラフ検査（polysomnography：PSG）は重要な検査である．特にPSGは睡眠呼吸障害の検査の中でもゴールドスタンダードの検査法である．

　睡眠呼吸障害の検査では，無呼吸・低呼吸指数（apnea hypopnea index：AHI）などの呼吸動態のみを検討するのではなく，睡眠の質も検討しなければならない．この点から簡易無呼吸検査には限界があることを知っておかなければならない．

　現在の睡眠段階の判定基準（R & K, 1968)[1]，PSG機器の性能から，睡眠段階の判定をPSG機器の自動解析だけで行ってはいけない．視察解析によるPSGの解析が必要である．

　睡眠呼吸障害に携わる医師は，PSGの装着，PSGの視察解析ができることが望ましい．

　PSGの基礎知識，PSGの装着法，PSGの視察解析法などは他の専門書 図1 に譲り，本項では臨床の現場でPSGの報告書から睡眠呼吸障害の病態をどのように評価していけばよいのかを解説する．

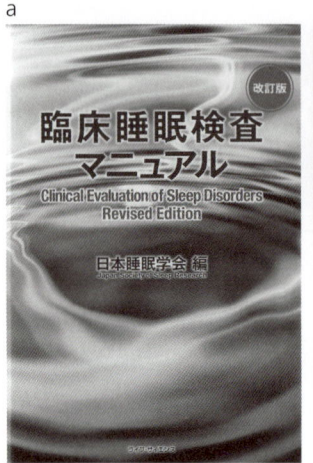

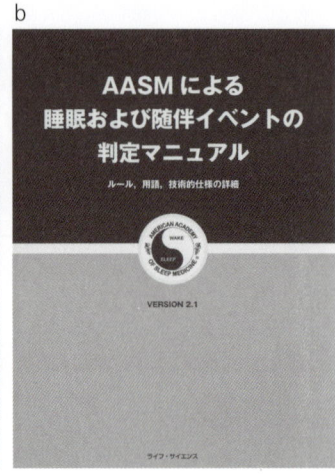

図1　PSGのマニュアル本
a：臨床睡眠検査マニュアル（改訂版）．日本睡眠学会編，2015．睡眠検査全般の基礎知識から補助検査などについて解説している．
b：AASMによる睡眠および随伴イベントの判定マニュアル．ルール，用語，技術的仕様の詳細．version 2.1．米国睡眠医学会（American Academy of Sleep Medicine：AASM）著，日本睡眠医学会訳，2014．PSGの各種パラメータについて，測定基準・解析基準を記載している．従来のR＆K基準に合わない部分の改変，補足がなされている．

MEMO　睡眠段階（睡眠ステージ）の表記法の変更

米国睡眠医学会（American Academy of Sleep Medicine：AASM，2007年）の睡眠段階（睡眠ステージ）の判定で，R＆K法から大きく異なった点は，睡眠段階の表記方法の変更である[2]．Stage 3と4の区別がなくなり，両者を合わせてStage N3になった図2[2]．

【R＆K法】

A. 睡眠段階
  a. Stage W（wakefulness）
  b. Stage 1
  c. Stage 2
  d. Stage 3
  e. Stage 4
  f. Stage REM（REM）
  g. Movement time（MT）

【AASM 2007年】

A. 睡眠段階
  a. Stage W（wakefulness）
  b. Stage N1（NREM1）
  c. Stage N2（NREM2）
  d. Stage N3（NREM3）
  e. Stage R（REM）

図2　睡眠段階（睡眠ステージ）の表記法の変更（AASM，2007年）

表1 PSGの測定内容と判定項目

	測定内容	判定項目
睡眠動態	脳波・眼球運動・顎筋電図	起きているか・寝ているか（睡眠段階の判定） 睡眠の分断（arousalの判定）
呼吸動態	鼻・口の気流 胸部・腹部の換気運動 動脈血酸素飽和度 いびき音 体位 食道内圧（胸腔内圧） 経皮・呼気炭酸ガス	呼吸障害があるか 呼吸障害の分類（呼吸イベントの型を判定） 体位との関係
循環動態	心電図（ECG） 血圧の連続測定	呼吸に伴う不整脈があるか 睡眠中の循環障害の有無
その他 行動・神経 障害等	ビデオ録画 前脛骨筋筋電図 CPAP圧，マスク内圧 pH	睡眠中の体動・姿勢の変化，パラソムニアの有無 RLS，PLMDの有無（PLMの判定） 圧に伴う睡眠・呼吸動態の変化 胃食道逆流の有無

RLS：restless legs syndrome，レストレスレッグス症候群，PLMD：periodic limb movement disorder，周期性四肢運動障害，PLM：周期性四肢運動
測定内容の下線は，健康保険診療でPSGを算定するための必須検査項目．

1 PSGの記録

まずPSGではどのような事象（イベント）を測定しているのかを理解することが必要である 表1．PSGでモニターに示される記録を 図3，図4 に示す．

A. 脳波（electroencephalogram：EEG）

睡眠段階の判定には，脳波，眼電図，顎筋電図の記録が必要である．

PSGに必要な脳波電極位置は，前頭部（F3, F4），中心部（C3, C4）と後頭部（O1, O2）が基本である[3]．F3, F4は，深睡眠に出現するデルタ波を判定するのに有用とされている[3]．C3, C4は睡眠段階判定の指標になる瘤波または頭頂部鋭波，睡眠紡錘波，K複合と覚醒の指標であるアルファ波を観察するために最も適する[3]．覚醒の判定を確実にする（アルファ波を観察）ためにO1, O2を加える[3]．その配置は国際脳波学会の標準法（10/20法）に従う．対側の乳様突起を基準電極（M1, M2）とする単極導出法で記録する[3]．

B. 眼電図（electrooculogram：EOG）

眼球運動を観る眼電図はStage R（レム睡眠）の鑑別に重要である．また緩やかな眼球運動から入眠が予測できる[3]．

眼電図は眼球の回転による電位の変化を導出する．

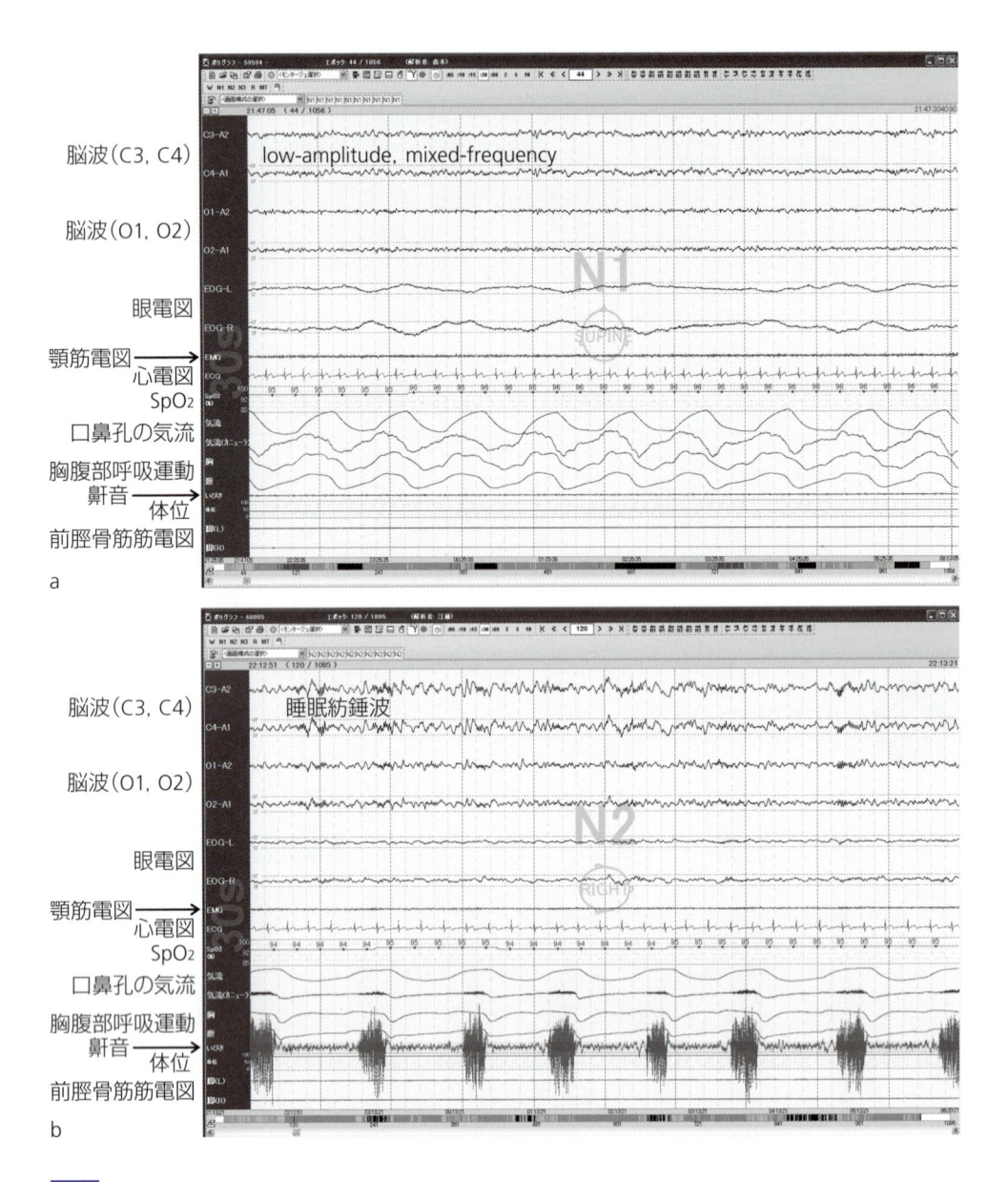

図3　PSGのモニター記録像
　a：睡眠段階 N1（Stage N1）．睡眠脳波は low-amplitude, mixed-frequency（LAMF）である．
　b：睡眠段階 N2（Stage N2）．睡眠脳波は low-amplitude, mixed-frequency（LAMF）であるが，K複合と睡眠紡錘波の混入を認める．

C. 筋電図（electromyogram：EMG）

顎筋電図は覚醒とレム睡眠を鑑別するのに重要である．

D. 心電図（electrocardiogram：ECG）

心電図は，心拍数，心拍変動，不整脈，ST-T の変化などを記録する．

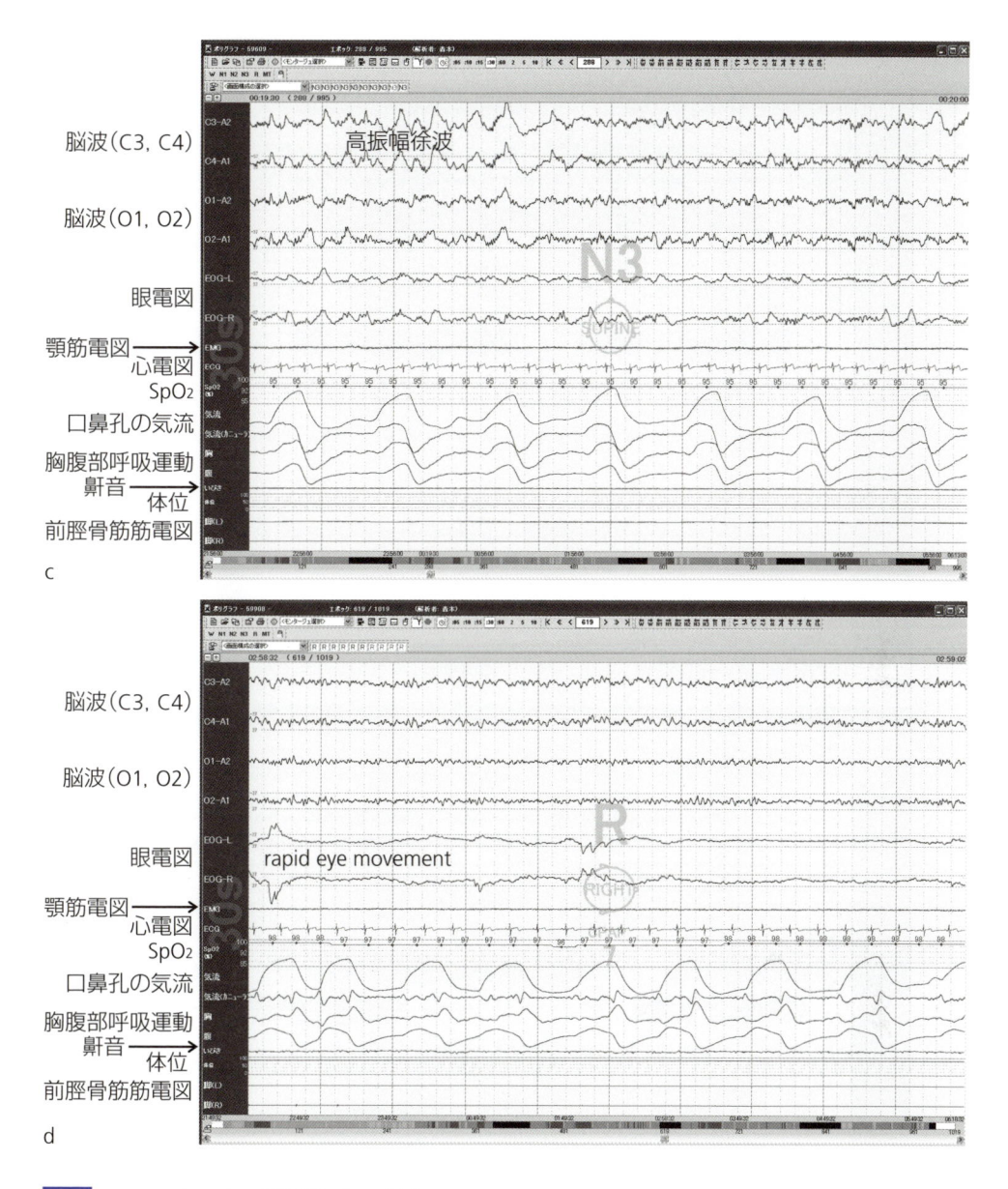

図3 PSGのモニター記録像（つづき）
c：睡眠段階N3（Stage N3）．睡眠脳波は，高振幅徐波である．
d：睡眠段階REM（Stage R）．睡眠脳波は比較的低電位のさまざまな周波数の脳波である．急速眼球運動rapid eye movementを認める．Stage R（レム睡眠）では筋電図が終夜を通して最も低電位になる．

E. 動脈血酸素飽和度（SpO₂）

無呼吸・低呼吸の判定，睡眠呼吸障害の重症度評価に重要である．
パルスオキシメータを用いて，SpO₂を測定する．

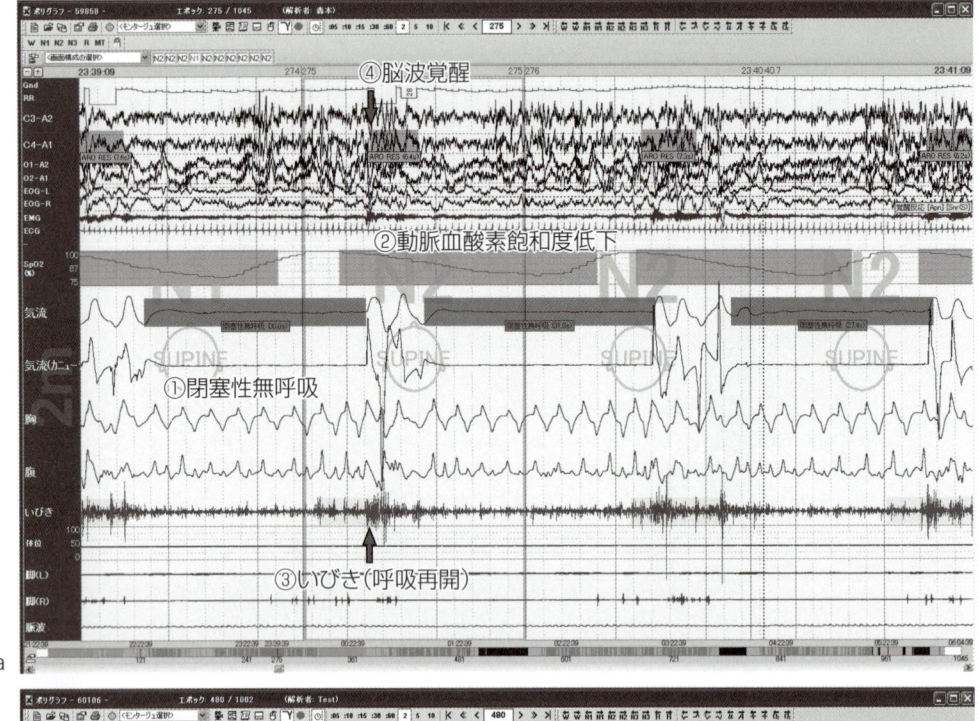

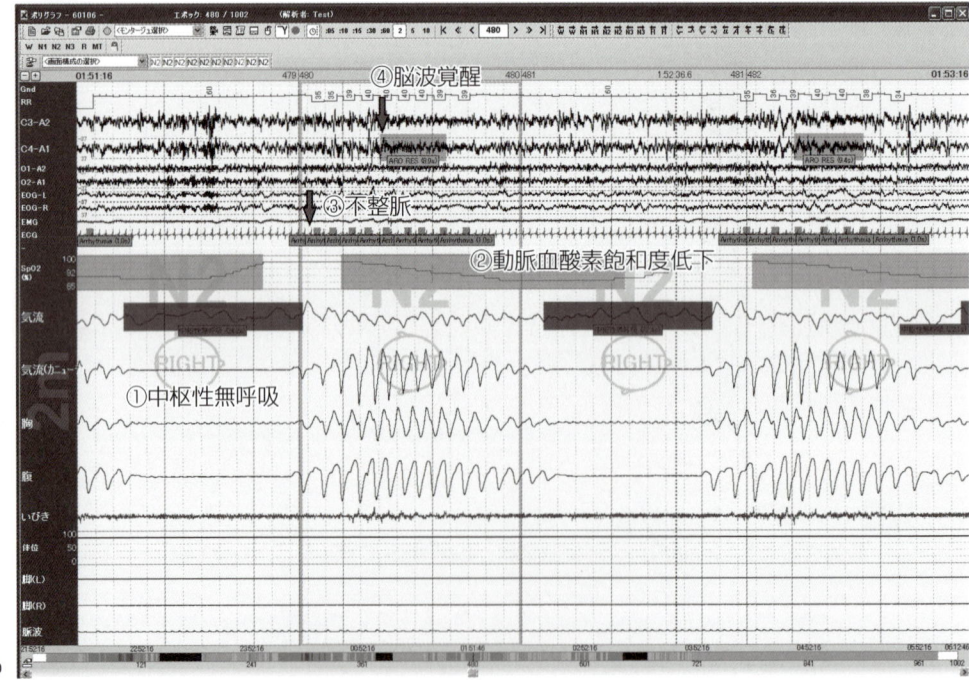

図4 PSG のモニター記録像
 a：閉塞性無呼吸．閉塞性無呼吸（①）に伴い，動脈血酸素飽和度が低下している（②）．呼吸の再開に伴っていびき（③）と脳波覚醒（④）が起こっている．
 b：中枢性無呼吸．中枢性無呼吸（①）に伴い，動脈血酸素飽和度が低下している（②）．呼吸の再開に伴って不整脈（Wenckebach 型Ⅱ度房室ブロック）（③）と脳波覚醒（④）が起こっている．

分類	説明	波形
閉塞性（Obstructive Sleep Apnea＝OSA）	睡眠中に<u>上気道が閉塞して気流が停止する</u>もので，無呼吸の間でも胸壁と腹壁の呼吸運動が認められるが，動きは互いに逆になるという奇異運動を示す．	気流 胸部 腹部 SpO₂
中枢性（Central Sleep Apnea＝CSA）	<u>呼吸中枢の機能異常</u>によりレム期を中心とした睡眠中に呼吸筋への刺激が消失して無呼吸となる．	気流 胸部 腹部 SpO₂
混合性（Mix Sleep Apnea）	中枢性無呼吸で始まり，後半になって閉塞性無呼吸に移行する場合が多い．閉塞性無呼吸の1つとして分類することが多い．	気流 胸部 腹部 SpO₂

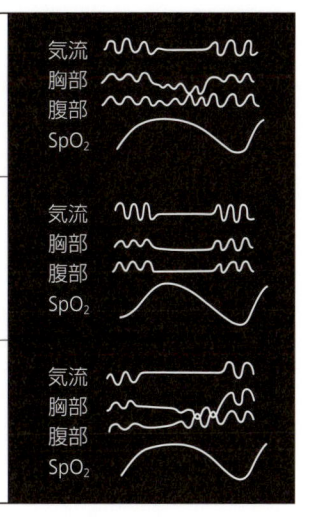

図5　睡眠時無呼吸の分類

F. 呼吸曲線

閉塞性，中枢性，混合性の無呼吸の分類 図5，低呼吸の評価に重要である．

呼吸曲線は，鼻孔・口部からのエアーフロー，胸部および腹部の運動の測定が必要である．

鼻・口用センサーとして，無呼吸判定のための検出センサーには，気流の温度変化を感知する温度センサー（サーミスター法，サーモカップル法），低呼吸判定のための検出センサーには，圧差から気流変化を検出する圧トランスデューサー（エアプレッシャー法）を用いることが推奨されている[3]．

G. いびき音

音響センサー（マイクロホンなど）でいびき音を記録する．

H. 体位

OSASでは，側臥位での睡眠で重症度が軽減する例，仰臥位での睡眠で重症度が増悪する例があり，治療の際に有用な情報である．

I. 下肢筋電図

周期性四肢運動（PLM）を判定するのに重要である．

下肢筋電図として前脛骨筋が用いられる．

6章 終夜睡眠ポリグラフ検査（PSG）

ポリソムノグラフィー検査結果（AASM2007 Ver2.1）

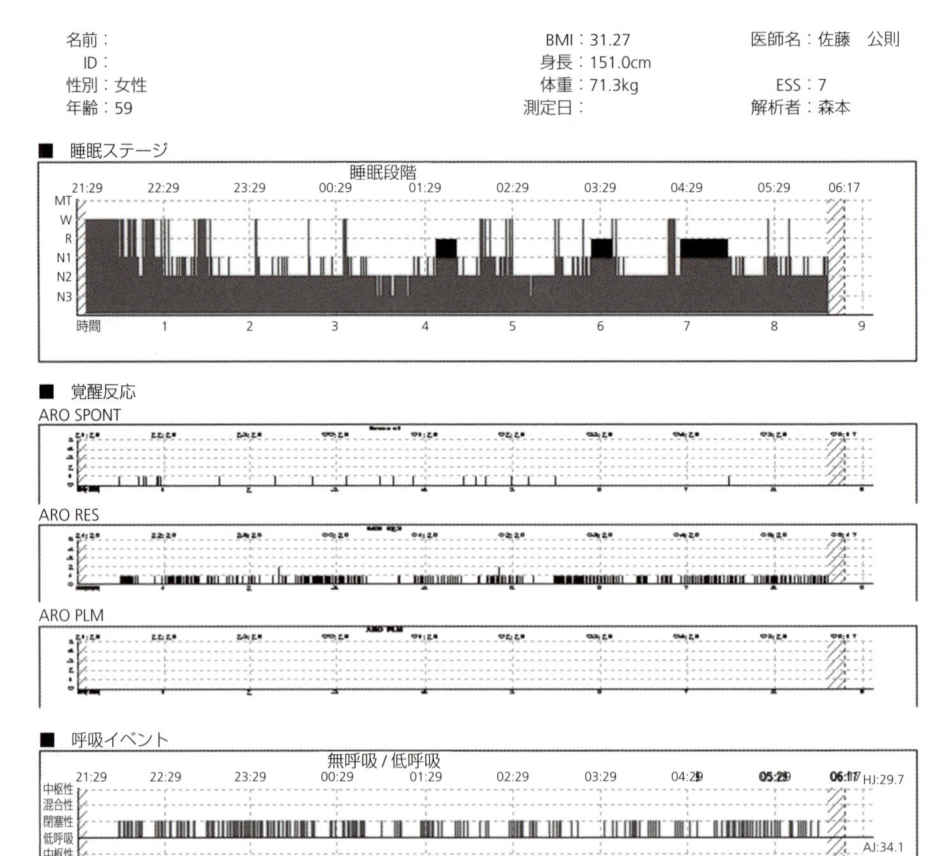

名前：	BMI：31.27	医師名：佐藤　公則
ID：	身長：151.0cm	
性別：女性	体重：71.3kg	ESS：7
年齢：59	測定日：	解析者：森本

■ 睡眠ステージ

■ 覚醒反応
ARO SPONT

ARO RES

ARO PLM

■ 呼吸イベント

【検査結果】
無呼吸の合計回数 255 回で，睡眠 1 時間当たりの無呼吸の指数(AI)は 34.1 です．
低呼吸の合計回数 222 回で，睡眠 1 時間当たりの低呼吸の指数(HI)は 29.7 です．
無呼吸と低呼吸との合計回数は 477 回で，睡眠 1 時間当たりの指数(AHI)は 63.8 です．
無呼吸の内，最も長い無呼吸時間は 79.6 秒で，睡眠中酸素飽和度は 65％ まで低下しました．
覚醒反応の合計回数は 321 回で，睡眠 1 時間当たりの指数は 42.9 です．

図6　PSG 報告書（佐藤クリニック睡眠呼吸障害センター）

2　PSG 報告書

　　睡眠検査技師によって作成された PSG の報告書図6には，睡眠経過図（ヒプノグラム：hypnogram，睡眠ヒストグラム：sleep histogram），睡眠変数（sleep parameter）が記載されている．

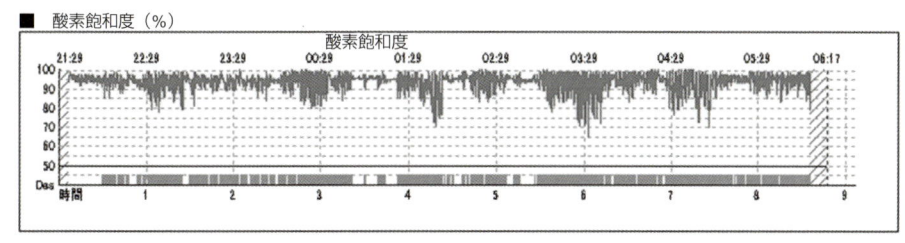

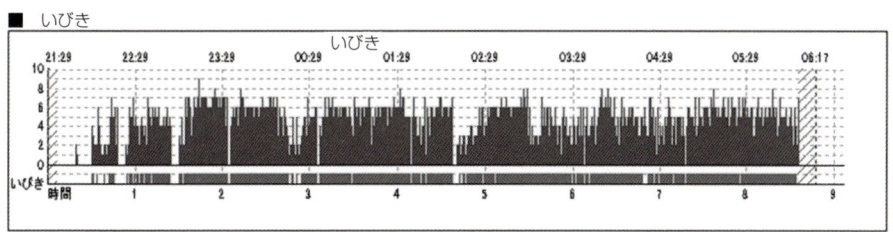

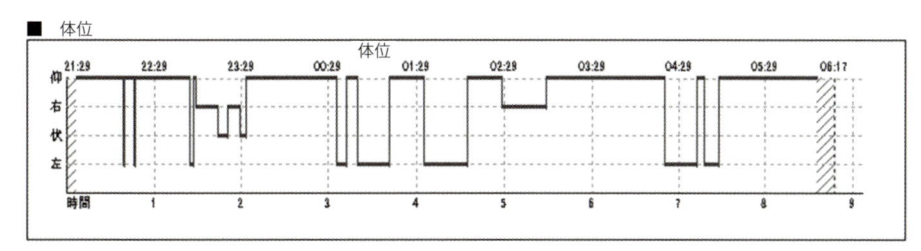

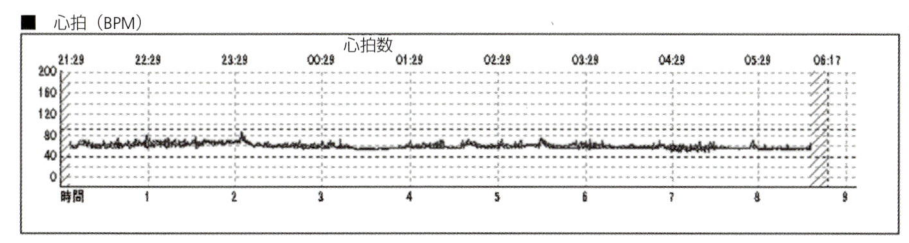

図6 PSG報告書（佐藤クリニック睡眠呼吸障害センター）（つづき）

A. PSG報告書を評価するにあたって

　睡眠検査時の睡眠は普段の睡眠とは異なり，通常の睡眠と同一ではないことに注意が必要である[4]．すなわち第1夜効果（first night effect）を考慮する必要がある．

　病態を示す指数の評価では，病態を評価できる睡眠検査であったかを検討する．例えば無呼吸・低呼吸指数（AHI）を評価する際に，普段の睡眠より眠りが浅いと，AHIが本来より少なくなることがある．

　睡眠呼吸障害を評価する際は，無呼吸・低呼吸指数（AHI）などの呼吸動態の指数のみを検討するのではなく，睡眠の質も検討する必要がある．

　PSGのデータは必ずしも自覚症状と一致しない[4]．すなわち十分な睡眠でなくても，自覚症状がないこともあるし，その逆もある．PSGを評価する際は，睡眠変数のみな

ポリソムノグラフィー検査結果

患者名：
リファレンス(ID)：
検査日：

〈睡眠構築〉
総記録時間(TRT)	21:35:54 〜	06:05:16	=509.4分(8.5時間)	Light out〜Light on
入眠潜時			=22.0分	
Stage R 潜時			=219.0分	

睡眠時間(SPT)	21:57:54 〜	06:04:54	=487.0分	
総睡眠時間(TST)			=448.5分	
入眠後覚醒(WASO)	(入眠〜点灯)		=38.5分	
	分	%		
Stage N1	=73.5	16.4		
Stage N2	=303.0	67.6		
Stage N3	=11.0	2.5		
Stage REM	=61.0	13.6	睡眠効率	=88.1%
NREM	=387.5	86.4		(TST/TRT×100)

〈呼吸解析結果〉
	平均の長さ(秒)	最長持続時間(秒)	総数(回)	指数
Cn. Ap	0.0	0.0s	0	0.0
Ob. Ap	29.1	79.6s	255	34.1
Mx. Ap	0.0	0.0s	0	0.0
Apnea	29.1	79.6s	255	34.1
Hypopnea	36.4	104.8s	222	29.7
Apnea＋Hypopnea	32.5	104.8s	477	63.8
Arousal			321	42.9
いびき			4155	555.9

【SpO₂ 解析結果】
SpO₂ X% 以下	時間(分)	割合(実睡眠)%
<90%	69.2	15.4
<80%	8.1	1.8
<70%	0.3	0.1

■ 酸素飽和度のヒストグラム

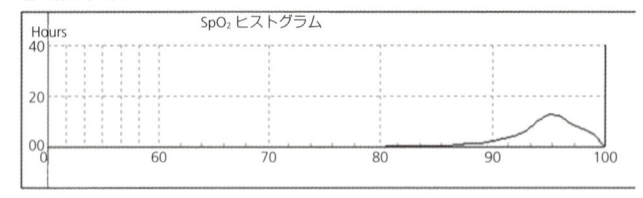

SpO₂(%)	Time(分)
91-100	435.4
81-90	64.4
71-80	8.8
61-70	0.3
≦60	0.0

図6　PSG 報告書（佐藤クリニック睡眠呼吸障害センター）（つづき）

らず，患者の自覚症状と PSG 所見を照らし合わせる必要がある．

B. 睡眠経過図（ヒプノグラム：hypnogram，睡眠ヒストグラム：sleep histogram）

睡眠経過図 図7 は，睡眠構築（sleep architecture）の把握に重要である．

▶1. 正常人の睡眠経過図

正常若年成人の睡眠はノンレム睡眠に始まり，約90分後に初めてのレム睡眠が現れる．深いノンレム睡眠は睡眠の前半に認められ，朝に近づくにつれてレム睡眠の持続は長く，浅いノンレム睡眠が増える 図8．

ポリソムノグラフィー検査結果

患者名：
リファレンス(ID)：
検査日：

【覚醒反応解析結果】(Sleep time)

イベントタイプ	総数(回)	指数(回/時間)
ARO RES（呼吸に伴う覚醒反応）	300	40.1
ARO PLM（下肢運動に伴う覚醒反応）	0	0.0
ARO SPONT（自発的覚醒反応）	21	2.8
全覚醒反応	321	42.9

【PLMs 解析結果】

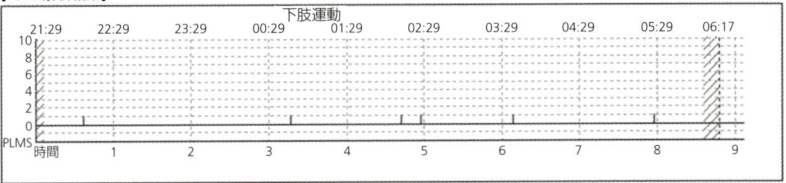

下肢運動

	LM		LM 中の PLM	
	総数	指数	総数	指数
覚醒中	1	1.0	0	0.0
睡眠中	5	0.7	0	0.0
合計(TRT 中)	6	0.7	0	0.0

【各体位時間】

	仰位	腹位	左側	右側	座位	全体位
合計時間（時間：分：秒）	05:49:30	00:11:00	01:34:30	00:54:00	00:00:00	08:29:00
割合(%)	68.7	2.2	18.6	10.6	0.0	100.0
最低 SpO₂ 平均(%)	89	91	87	91	−	89
最低 SpO₂(%)	65	88	70	81	−	65

【体位別呼吸イベント】

	仰臥位	仰臥位以外	All
Cn. Ap(AI)	0.0	0.0	0.0
Ob. Ap(AI)	44.4	13.9	34.1
Mx. Ap(AI)	0.0	0.0	0.0
Hyp(HI)	29.2	30.6	29.7
Ap+Hyp(AHI)	73.6	44.5	63.8

図6　PSG 報告書（佐藤クリニック睡眠呼吸障害センター）（つづき）

　加齢に伴い入眠潜時が長くなり，浅睡眠（睡眠段階 Stage N1 および Stage N2）が多くなり，深睡眠（睡眠段階 Stage N3）とレム睡眠（Stage R）が少なくなる 図9．いわゆる睡眠構築が変化し，睡眠の質が低下する．また中途覚醒，早朝覚醒が増加し睡眠時間が短くなり，睡眠効率が低くなる．

　小児では 図10 深睡眠が多くレム睡眠（Stage R）が長い．呼吸障害の程度を，睡眠構築の障害としてとらえにくい．

▶ 2. 病的睡眠経過図

　ナルコレプシーの患者では，通常ではレム睡眠が現れにくい入眠直後の時期にレム睡眠が出現する（入眠時レム睡眠期：sleep onset REM period）図11．

　他の睡眠段階の出現や覚醒のために，睡眠段階が中断されることを分断（fragmen-

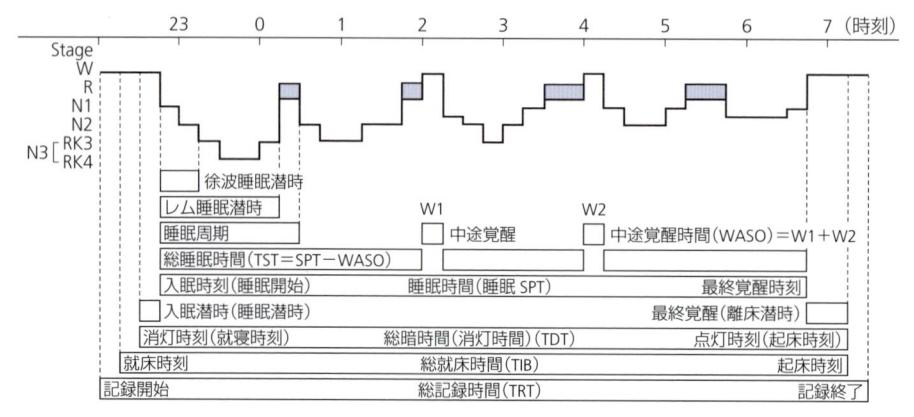

図7 睡眠経過図（ヒプノグラム：hypnogram）と主な睡眠変数

（野田明子，ほか．PSGの準備・手順・較正．日本睡眠学会編．臨床睡眠検査マニュアル改訂版．東京：ライフサイエンス出版；2015．p.19-27[3]）より）

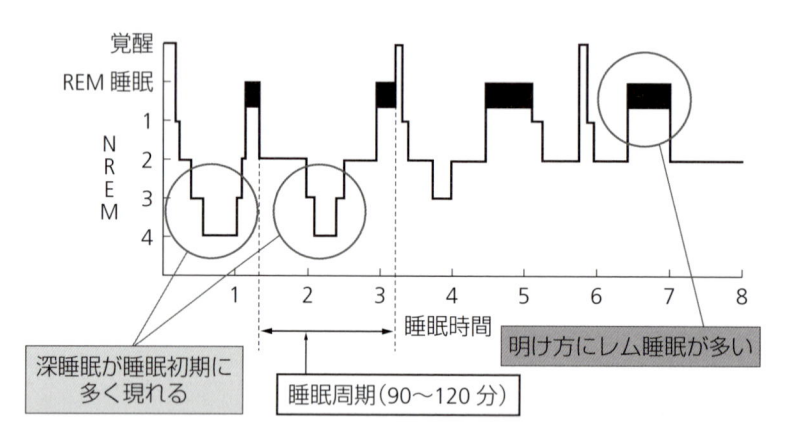

図8 若年成人の睡眠経過図（ヒプノグラム）

睡眠段階は覚醒からStage N1→Stage N2→Stage N3（Stage 3，Stage 4）→Stage Rと移行する．Stage N1～Stage Rの終わりまでを睡眠周期と言い，一夜に4～5回繰り返される．睡眠の前半では深睡眠（徐波睡眠：Stage N3）が多く，後半ではレム睡眠（Stage R）が増加する．

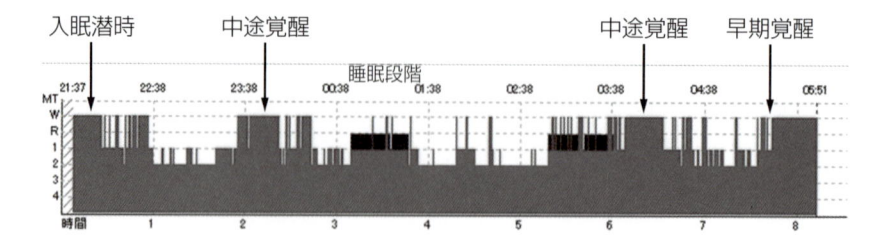

図9 高齢者（71歳，男性）の睡眠経過図（ヒプノグラム）

高齢者では入眠潜時が長くなり，Stage N1およびN2（浅睡眠）が多くなり，深睡眠（徐波睡眠：Stage N3，Stage 3とStage 4）とレム睡眠（Stage R）が少なくなる．睡眠構築が変化し，睡眠の質が低下する．また中途覚醒，早朝覚醒が増加し睡眠時間が短くなり，睡眠効率が低くなる．

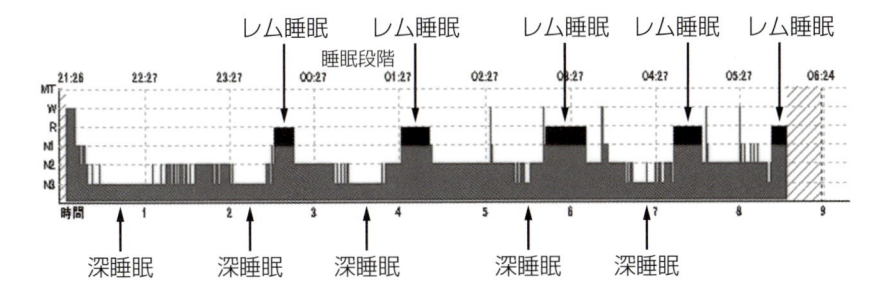

図10 小児の睡眠経過図（ヒプノグラム）
小児では深睡眠が多くレム睡眠（Stage R）が長い．

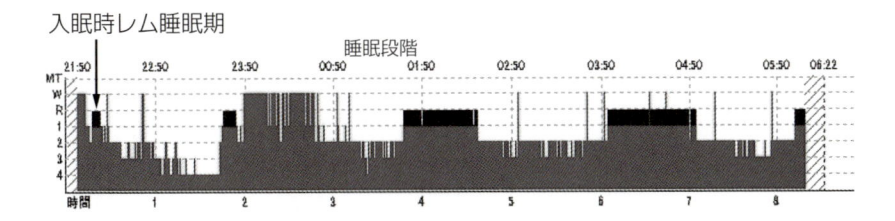

図11 ナルコレプシー患者の睡眠経過図（ヒプノグラム）
入眠直後の時期にレム睡眠が出現（入眠時レム睡眠期：sleep onset REM period）している．

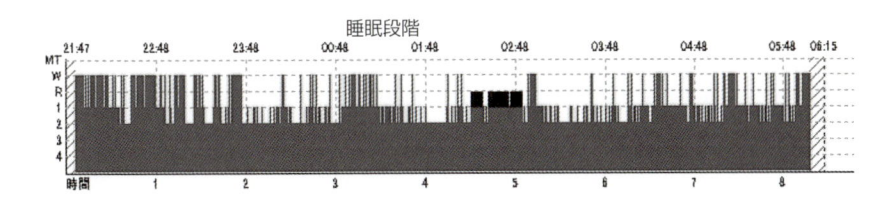

図12 睡眠呼吸障害患者（42歳，男性，AHI＝87）の睡眠経過図（ヒプノグラム）
覚醒反応が多く，睡眠段階が中断され睡眠が分断されている．浅睡眠（Stage N1とStage N2）が多くなり，深睡眠（Stage N3，Stage 3とStage 4）がない．レム睡眠（Stage R）の出現が少なく，不規則である．睡眠構築が変化し，睡眠の質が低下している．

tation）という[4]．

睡眠呼吸障害の患者では，無呼吸・低呼吸により脳波覚醒（arousal）が起こり，睡眠が分断される 図12．

C. 睡眠変数

睡眠変数は，PSG上の睡眠に関連する生理的および病的な事象の質や量を数値化したものである[4]．主な睡眠変数とその時間的関係を示す 表2，図7 [4]．

睡眠変数は，年齢などさまざまな要因で変化するため，正常値として決まったもの

表2　主な睡眠変数

1. 開始と終了に関する変数
　1）就床時刻（into bed time）
　　　ベッドに入った時刻.
　2）就寝時刻（bedtime）
　　　入眠を試みた時刻.
　　　PSGでは被検者に消灯を告げ，検査を開始した時刻.
　3）入眠時刻（sleep onset）
　　　睡眠開始時刻.
　　　覚醒から睡眠へ移行する時が入眠時刻である.
　　　入眠には明確な定義がない.
　　　通常は覚醒から睡眠段階1（Stage N1）に移行するが，乳児やナルコレプシーの患者では，睡眠段階REM（Stage R）に移行することもある.
　4）最終覚醒時刻（final wake-up）
　　　起床時刻前の最終的に覚醒した時刻.
　5）起床時刻（arise time）
　　　最終覚醒後にベッドから離れる時刻.
　　　PSGでは点灯し，検査を終了した時刻.

2. 長さの指標
　1）総睡眠時間（total sleep time：TST）
　　　PSG上判定された入眠から最終覚醒時刻までの時間（SPT）のうち，中途覚醒を除いた時間.
　2）総記録時間（total recording time）
　　　記録開始から終了までの時間.
　3）総就床時間（time in bed：TIB）
　　　就床から起床までの時間.
　4）総暗（消灯）時間（total dark time）
　　　消灯から点灯までの時間.
　5）睡眠時間（sleep period time：SPT）
　　　入眠から最終覚醒時刻までの時間.

3. 睡眠効率（sleep efficiency）
　　　総就床時間における総睡眠時間の割合（TST/TIB×100［％］）
　　　睡眠の効率を示す.

4. 潜時（latencies）
　1）入眠潜時，睡眠潜時（sleep latency）
　　　就寝（通常は消灯）から入眠までの時間.
　2）各睡眠段階潜時（latency of sleep stages N1, N2, N3 and REM）
　　　就寝（通常は消灯）から各睡眠段階と判定されたエポックまでの時間.
　　　・睡眠段階1潜時（Stage N1 latency）
　　　・睡眠段階2潜時（Stage N2 latency）
　　　・睡眠段階3潜時（Stage N3 latency）
　　　　（Rechtschaffen & Kales分類ではStage 3とStage 4）
　　　・REM睡眠潜時（Stage R latency）

5. 覚醒，安定性に関する指標
　1）中途覚醒時間（wake time after sleep onset）
　　　睡眠時間（SPT）の中での覚醒時間の総和.
　2）覚醒回数（number of awakenings, number of Stage W）
　　　入眠以降の覚醒段階（Stage W）と判定された回数.
　3）覚醒反応回数（number of arousal）
　　　SPTの中で脳波覚醒（EEG arousal）と呼ばれる反応の回数.
　4）覚醒反応指数（arousal index）
　　　総睡眠時間（TST）の1時間当たりに生じる脳波覚醒（EEG arousal）の回数.
　　　睡眠呼吸障害では無呼吸・低呼吸指数と比例する.
　5）睡眠段階移行回数（total number of stage shifts）
　　　睡眠段階が変化した回数であり，睡眠の安定性を示す.

表2　主な睡眠変数（つづき）

6. 睡眠段階の量に関する指標
　1）各睡眠段階出現量（total amount of stage Wake，N1，N2，N3 and REM）
　　　各睡眠段階の占める時間．
　2）睡眠時間（SPT）に対する各睡眠段階出現率（%SW，%SN1，%SN2，%SN3，%SR）
　　　各睡眠段階の睡眠時間（SPT）に対する出現率．
　　　中途覚醒を含む．
　3）総睡眠時間（TST）に対する各睡眠段階出現率（%SN1，%SN2，%SN3，%SR）
　　　各睡眠段階の総睡眠時間（TST）に対する出現率．
　　　中途覚醒を含まないため，%SW は算出されない．

7. REM 睡眠に関する指標
　1）総レム期数
　　　レム睡眠期の出現回数．

8. 周　期（cycle）
　1）睡眠周期（sleep cycle），ノンレム-レム周期（NREM-REM cycle）
　　　ノンレム睡眠とそれに続くレム睡眠によりなる睡眠中の周期．
　　　入眠から最初のレム睡眠期の終了までが第 1 睡眠周期である．
　2）レム睡眠周期（REM cycle）
　　　1 つのレム睡眠期の始まりから，次のレム睡眠期の始まりまでの時間．
　　　第 1 レム周期，第 2 レム周期など．

9. 体　動（body movement）
　　　周期性四肢運動障害（periodic limb movement disorder：PLMD）など四肢，特に下肢の動きに関連した指標には，前脛骨筋から得られる筋活動が用いられる．
　　　周期性四肢運動指数（PLM index）

10. 睡眠呼吸障害に関する指標
　1）無呼吸指数（apnea index：AI）
　　　睡眠 1 時間当たりの無呼吸の回数．
　　　無呼吸は 10 秒以上の呼吸停止をいう．
　2）無呼吸・低呼吸指数（apnea-hypopnea index：AHI）
　　　睡眠 1 時間当たりの無呼吸・低呼吸の回数．
　　　低呼吸の定義（American Academy of Sleep Medicine，2012 年）
　　　　　低呼吸センサーで振幅の 30%以上低下し，かつ 10 秒以上持続し，かつ 3%以上の動脈血酸素飽和度（SpO_2）低下あるいは覚醒反応を伴うもの．
　　　睡眠呼吸障害の重症度（American Academy of Sleep Medicine，1999 年）
　　　　　軽　症：5≦AHI<15
　　　　　中等症：15≦AHI<30）
　　　　　重　症：30≦AHI

11. 体　位（body position）
　　　睡眠呼吸障害と体位の関係を示す．
　　　仰臥位，側臥位などの体位における AI や AHI が指標になる．

はない．健康若年成人の睡眠変数を 表3 に示す[4]．以下，重要な睡眠変数を解説する．

▶1. 開始と終了に関する変数

　入眠時刻（sleep onset）：睡眠開始時刻．覚醒から睡眠へ移行する時が入眠時刻であるが，入眠には明確な定義がない．通常は覚醒から睡眠段階 1（Stage N1）に移行するが，乳児やナルコレプシーの患者では，睡眠段階 REM（Stage R）に移行することもある．

▶2. 長さの指標

　総睡眠時間（total sleep time：TST）：PSG 上判定された入眠から最終覚醒時刻までの時間（睡眠時間：sleep period time：SPT）のうち，中途覚醒を除いた時間．

表3 健康若年成人の睡眠変数

参考となる項目	値の目安
睡眠の長さ	Weekday：平均 7.5〜8 時間 Weekend：平均 8.5 時間
入眠潜時	0〜25 分
睡眠周期（ノンレム-レム周期）	80〜100 分
ノンレム睡眠とレム睡眠の分布	睡眠はノンレム睡眠から入る．徐波睡眠は睡眠前 1/3 に優位に出現する． レム睡眠は睡眠後 1/3 に優位に出現する．
総レム期数	4〜6 回/夜
ノンレム睡眠	睡眠時間（SPT）の 75〜80%
覚醒段階	SPT の 5% 未満
睡眠段階 N1	SPT の 2〜5%
睡眠段階 N2	SPT の 45〜55%
睡眠段階 N3 ［睡眠段階3(R&K)／睡眠段階4(R&K)］	SPT の 3〜8% ／ SPT の 10〜15% ］ Stage N3 として SPT の 13〜23%
レム睡眠	SPT の 20〜25%
睡眠効率	75〜97%
睡眠段階移行回数	25〜70 回

R&K：Rechtschaffen & Kales 分類によるもの
（野田明子，ほか．PSG の準備・手順・較正．In：日本睡眠学会編．臨床睡眠検査マニュアル改訂版．東京：ライフサイエンス出版；2015．p.19-27[3]）より）

▶3. 睡眠効率（sleep efficiency）

総就床時間（TIB：time in bed）における総睡眠時間（TST）の割合（TST/TIB×100 ［%］）であり，睡眠の効率を示す．

▶4. 潜時（latencies）

入眠潜時，睡眠潜時（sleep latency）：就寝（通常は消灯）から入眠までの時間．第1夜効果などがあると寝付きが悪く，入眠潜時が長くなる．

Stage R 潜時（レム睡眠潜時，REM sleep latency）：ナルコレプシーの患者では，入眠直後に睡眠段階 REM（Stage R）に移行する（入眠時レム睡眠期：sleep onset REM period）こともあり，Stage R 潜時が短くなる．

▶5. 覚醒，安定性に関する指標

覚醒反応回数（number of arousal）：睡眠時間（SPT）の中で脳波覚醒（electroencephalographic arousal：EEG arousal）と呼ばれる反応の回数．脳波覚醒とは，脳波周波数の突然の変化で3秒以上持続するものをいう．覚醒回数（number of awakenings, number of stage W）と混同してはいけない．

覚醒反応指数（arousal index）：総睡眠時間（TST）の1時間当たりに生じる脳波覚醒（EEG arousal）の回数．睡眠呼吸障害では無呼吸・低呼吸指数と比例し，無呼吸・低呼吸により脳波覚醒（arousal）が起こり，睡眠が分断される．

▶6. 睡眠段階の量に関する指標

睡眠時間（SPT）に対する各睡眠段階出現率（%SW，%SN1，%SN2，%SN3，%SR）：各睡眠段階の睡眠時間（SPT）に対する出現率である．年齢により各睡眠段階

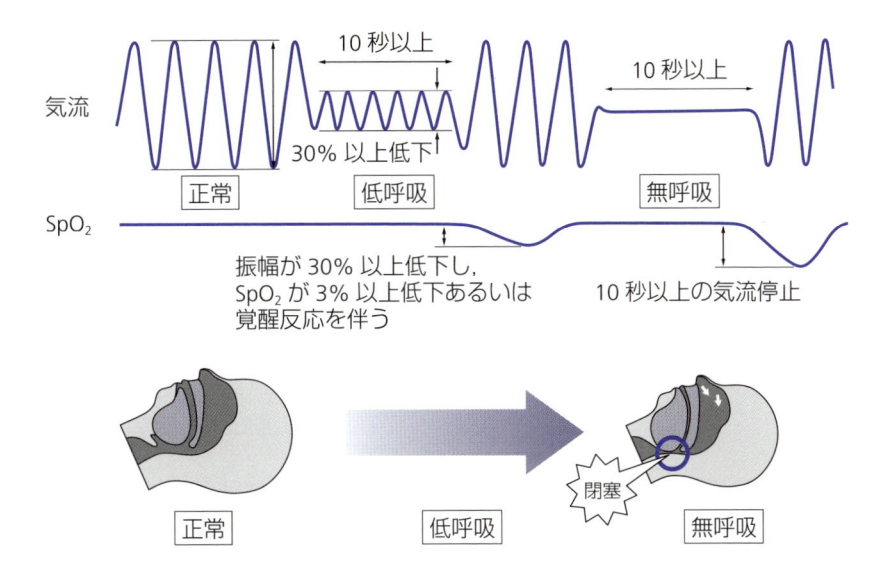

図 13 低呼吸と無呼吸

低呼吸: 低呼吸センサーで振幅の 30％以上低下し，かつ 10 秒以上持続し，かつ 3％以上の動脈血酸素飽和度（SpO_2）の低下あるいは覚醒反応を伴うもの[2]．

無呼吸: 気流（呼吸）が 10 秒以上停止するもの．

出現率が異なる．例えば徐波睡眠率（深睡眠率）（%SN3）は小児では高いが，高齢者では低い．睡眠が浅いと%SW，%SN1 が高くなる．

▶7. 体動

周期性四肢運動指数（periodic limb movement index: PLM index）など四肢，特に下肢の動きに関連した指標には，前脛骨筋から得られる筋活動が用いられる．周期性四肢運動障害（periodic limb movement disorder: PLMD）の診断に用いられる．

▶8. 睡眠呼吸障害に関する指標

・無呼吸・低呼吸指数（apnea-hypopnea index: AHI）

睡眠 1 時間当たりの無呼吸・低呼吸の回数．無呼吸は 10 秒以上の呼吸停止をいう

MEMO　低呼吸の定義

気道が完全に閉鎖するのではなく，狭小化するために呼吸換気量が少なくなった状態．

AASM 2001 では，低呼吸の定義を「換気が通常の 50％以上低下し，かつ 3％以上の動脈血酸素飽和度（SpO_2）の低下を伴うもの」としている．

AASM 2012 Ver2.1[2]では，低呼吸の定義を「低呼吸センサーで振幅の 30％以上低下し，かつ 10 秒以上持続し，かつ 3％以上の動脈血酸素飽和度（SpO_2）の低下あるいは覚醒反応を伴うもの」としている 図 13．

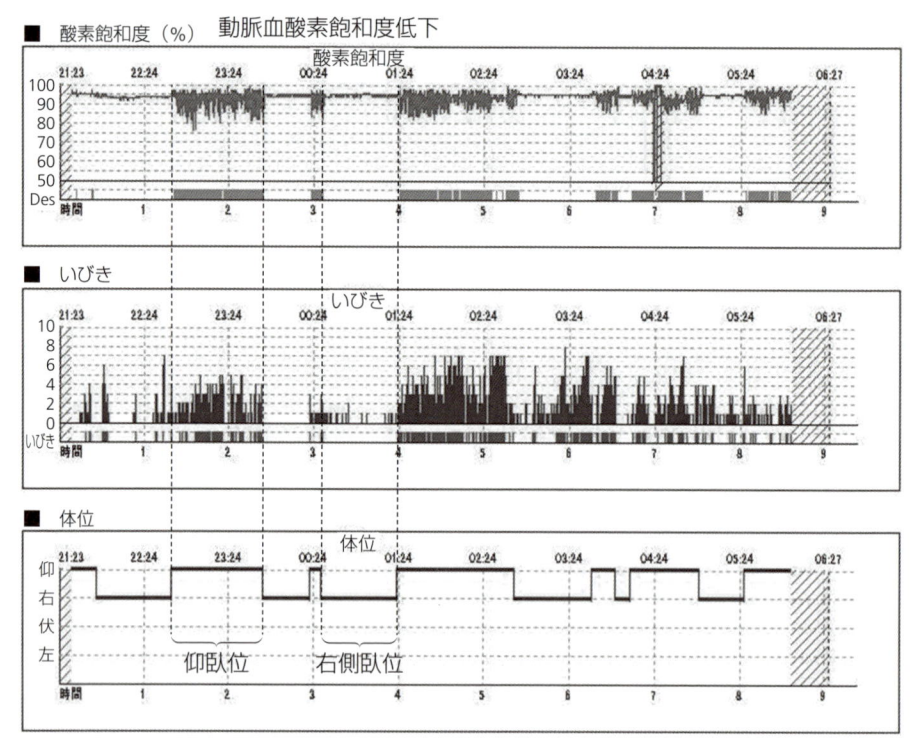

6章 終夜睡眠ポリグラフ検査（PSG）

■ 酸素飽和度（%）　動脈血酸素飽和度低下

■ いびき

■ 体位

【体位別呼吸イベント】

	仰臥位	仰臥位以外	All
Cn. Ap（AI）	0.0	0.0	0.0
Ob. Ap（AI）	45.9	0.0	24.2
Mx. Ap（AI）	0.0	0.0	0.0
Hyp（HI）	26.4	0.0	13.9
Ap＋Hyp（AHI）	72.3	0.0	38.1

図14　体位による無呼吸・低呼吸指数（AHI）の変化

仰臥位ではいびきが多く，動脈血酸素飽和度が低下している．右側臥位ではいびきは少なく，動脈血酸素飽和度が低下していない．AHIは38.1であるが，体位別の呼吸イベントでは，仰臥位ではAHIが72.3と超重症になる．右側臥位ではAHIは0で無呼吸・低呼吸はなくなる．

図13．

　低呼吸は，米国睡眠医学会（AASM）の2001年，2007年の定義があるが，低呼吸の定義は変遷している．
　AHIによる睡眠呼吸障害の重症度は，米国睡眠医学会が提唱する基準[5]が用いられる．すなわち，軽症（5≦AHI＜15），中等症（15≦AHI＜30），重症（30≦AHI）である．

▶ 9. 体位

　睡眠呼吸障害と体位の関係 図14，すなわち仰臥位，側臥位などの体位におけるAIやAHIが指標になる．

D. 睡眠変数に影響を与える因子

睡眠を評価する際に，睡眠変数に影響を与える因子を考慮する必要がある[4]．睡眠検査室での検査では，日常の睡眠とは少なからず異なっている．

▶1. 嗜好品，薬剤など

アルコール，カフェイン（コーヒーなど），薬剤は，摂取した場合のみではなく，睡眠検査のために中止した場合にも，睡眠に影響する．

アルコールは睡眠呼吸障害の病態を増悪させる．寝酒を飲まずに行った PSG では，睡眠呼吸障害が軽症でも，寝酒を飲むと重症になる症例がある．

ベンゾジアゼピン系の睡眠薬や抗不安薬は睡眠中の呼吸状態が悪化する危険性が示唆されている．ゾルピデム（マイスリー®）などの筋弛緩作用がない非ベンゾジアゼピン系睡眠薬は問題ないといわれている．佐藤クリニック睡眠呼吸障害センターでは，PSG 時に睡眠薬が必要な場合は，マイスリー® を処方している．

▶2. 第1夜効果（first night effect），検査室効果（laboratory effect）

検査初日の睡眠，検査室での睡眠は，日常の睡眠が得られない場合がある．第1夜効果，検査室効果と呼ばれ，Stage W・Stage N1・Stage N2 の増加，Stage N3・Stage R の減少，睡眠効率の低下，中途覚醒回数の増加，Stage R 潜時の延長などが報告されている[4]．

▶3. 検査環境，就床・起床時刻

睡眠検査時の就床環境は，日常とは異なり，普段の睡眠が得られない場合がある．

普段の就床・起床時刻と検査時の時刻が異なると，日常の睡眠が得られない場合がある．

検査終了時の朝に，質問紙を利用して検査夜の睡眠状態を被検者から得るとよい．

3 ビデオ録画

周期性四肢運動障害，むずむず脚症候群，レム睡眠行動障害など，OSAS 以外の睡眠障害の診断にビデオ録画の解析 図15 は有用である．

4 PSG 報告書の評価

睡眠呼吸障害に携わる医師は，PSG の報告書から睡眠・呼吸動態を評価できなければならない．PSG の報告書から睡眠・呼吸障害の病態をどのように評価すればよいのかを解説する．

A. PSG の信頼性の評価

睡眠経過図（ヒプノグラム）と病態を示す睡眠変数を診て，病態を評価できる睡眠検査であったかをまず検討する．

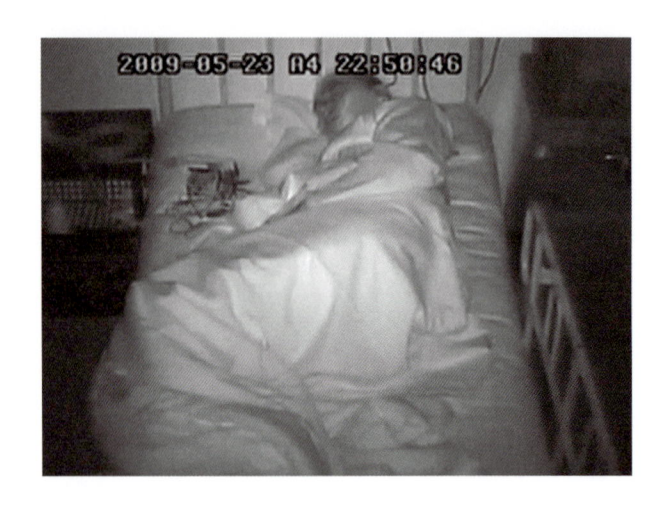

図15　ビデオ録画の解析

　まず睡眠経過図（ヒプノグラム）を診て，睡眠構築を評価し，普段の睡眠が得られたPSGであるかどうかを検討する．
　次に睡眠変数を診て第1夜効果（first night effect）の影響を検討する．入眠時刻が遅く，入眠潜時が長ければ，睡眠検査で寝付きが悪かったことがわかる．総睡眠時間（TST）が短く，睡眠効率が低く，Stage Wの出現率（%SW）が高ければ，睡眠検査で中途覚醒が多くよく眠れなかったことがわかる．Stage N3の出現率（%SN3）が低ければ，深睡眠が少なかったことがわかる．

B. 睡眠の質の評価

　正常の睡眠とどのように異なるのかを評価する．
　まず睡眠経過図（ヒプノグラム）を診て，睡眠構築を評価し，睡眠構築が乱れていないか，睡眠が分断されていないかを検討する．睡眠周期，レム睡眠周期も参考になる．
　脳波覚醒（EEG arousal）の覚醒反応回数が多く，覚醒反応指数（arousal index）が高ければ，特発性の脳波覚醒（spontaneous EEG arousal）なのか，睡眠呼吸障害に伴う脳波覚醒（respiratory EEG arousal）なのか，周期性四肢運動障害に伴う脳波覚醒（PLM EEG arousal）なのかも検討する．
　Stage R潜時が短く，入眠直後に睡眠段階REM（Stage R）に移行する患者では，ナルコレプシーを疑う．
　周期性四肢運動障害指数（PLM index）が高ければ，周期性四肢運動障害を疑う．

C. 睡眠呼吸障害の評価

　まず無呼吸・低呼吸指数（AHI）で，睡眠呼吸障害の重症度を検討する．合わせて

表4 OSASの診断基準（睡眠呼吸障害研究会）[6]

日中の過眠 あるいは 睡眠中の窒息感やあえぎ 繰り返す覚醒 起床時の爽快感欠如 日中の疲労感，集中力欠如 のうち2つ以上	＋ AHI≧5 → OSAS

OSASの重症度
　　　軽　症：5≦AHI＜15
　　　中等症：15≦AHI＜30
　　　重　症：30≦AHI

日中の過眠，もしくは上記したOSASの臨床症状のうち2つ以上を認め，AHIが5以上であればOSASと診断される．1999年の米国睡眠医学会（AASM）のTask Forceと同じ基準である．

表5 OSASの診断基準（AASM，ICSD-2）[7]

AとBとD，またはCとDで基準を満たす．
A．以下のうち少なくとも1つ以上が該当する．
　ⅰ）患者が，覚醒中の非意図的睡眠エピソード，日中の眠気，爽快感のない睡眠，疲労感，または不眠を訴える．
　ⅱ）患者が，呼吸停止，喘ぎ，または窒息感で覚醒する．
　ⅲ）ベッドパートナーが，患者の睡眠中の大きないびき，呼吸中断，またはその両方を報告する．
B．睡眠ポリグラフ検査記録で以下のものが認められる．
　ⅰ）睡眠1時間当たり5回以上の呼吸事象（イベント）（無呼吸，低呼吸，またはRERA）
　ⅱ）各呼吸事象（イベント）のすべて，または一部における呼吸努力のエビデンス（RERAは，食道内圧測定で確認するのが最も好ましい）
または
C．睡眠ポリグラフ検査記録で以下のものが認められる．
　ⅰ）睡眠1時間当たり15回以上の呼吸事象（イベント）（無呼吸，低呼吸，またはRERA）
　ⅱ）各呼吸事象（イベント）のすべて，または一部における呼吸努力のエビデンス（RERAは，食道内圧測定で確認するのが最も好ましい）
D．この睡眠障害は，現在知られている他の睡眠障害，身体疾患や神経疾患，薬物使用，または物質使用障害で説明できない．

OSASの臨床症状を伴いAHIが5以上，あるいは臨床症状がなくてもAHIが15以上であればOSASと診断される．
RERA：respiratory effort related arousal，呼吸努力関連覚醒反応
（米国睡眠医学会（日本睡眠学会診断分類委員会訳），睡眠障害国際分類 第2版 診断とコードの手引．東京：医学書院；2010[7]より引用）

最長無呼吸時間，最低動脈血酸素飽和度も検討する．
　また体位による無呼吸・低呼吸指数（AHI）の変化を検討する 図14 ．特に総睡眠時間（TST）のAHIが重症でなくても，仰臥位でAHIがかなりの重症になる例があるので注意が必要である．
　ただし睡眠呼吸障害の重症度判定および治療効果判定はAHIのみで行ってはいけない．睡眠の質，日中の眠気などの自覚症状とともに評価する必要がある．

睡眠ポリソムノグラフィー検査結果（AASM2007 Ver2.1）

患者 ID：
患者名　：　　　　　　　　　　　　　　　　　　　　　　　　　　検査日：

【検査時間】
総記録時間　9/1　21：35～9/2　06：05　　＝509.4 分 (8.5 時間)　　（Light out～Light on）
【睡眠】
睡眠期間中の睡眠時間(TST)　　448.5 分　　　　　睡眠効率　就寝中の眠れた割合：　　88.1％

～～～睡眠ステージ～～～～～～～～～～～～～～

	あなたの結果	標準参考値
ステージ N1 ：	16.4％	(5.3～14.4％)
ステージ N2 ：	67.6％	(50.1～50.5％)
ステージ N3 ：	2.5％	(2.7～27.0％)
ステージ R ：	13.6％	(15.1～23.2％)

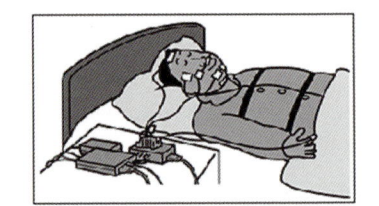

～～～～～～～～～～～～～～～～～～～～～～

【呼吸】
無呼吸低呼吸指数(AHI)　　63.8 回/1 時間
無呼吸・低呼吸の平均時間　32.5 秒
＊＊＊無呼吸について＊＊＊＊＊＊＊＊＊＊＊＊＊＊＊＊＊＊
無呼吸の合計数　　　255 回/1 晩
無呼吸指数(AI)　　　34.1 回/1 時間
最長無呼吸時間　　　79.6s
＊＊＊低呼吸について＊＊＊＊＊＊＊＊＊＊＊＊＊＊＊＊＊＊
低呼吸の合計　　　　222 回/1 晩
低呼吸指数(HI)　　　29.7 回/1 時間
最長低呼吸時間　　　104.8s

【覚醒反応(Arousal)】
覚醒反応の合計数　　321 回/1 晩
覚醒反応指数(Arousal Index)　42.9 回/1 時間

【いびき】
いびきの合計数（予測）　4155 回/1 晩
いびき指数　　　　　　　555.9 回/1 時間
いびきをかいていた時間　291.1 分
いびきをかいていた割合　64.9％

【脚の痙攣】
PLMs 総数　　　　　　　0 回
PLMs 指数　　　　　　　0.0 回/1 時間
LM Arousal 指数　　　　0.0 回/1 時間
LM 総数　※覚醒中も含む　6 回

【酸素飽和度】
覚醒時平均酸素飽和度　　94.0％
睡眠中平均酸素飽和度　　92.5％
睡眠中最低酸素飽和度　　65.0％
睡眠中 90％以下だった時間　69.2 分(15.4％)
測定中 90％以下だった時間　73.4 分(14.4％)

【コメント】
無呼吸低呼吸指数は 63.8 です。最も長い無呼吸時間は 79.6 秒，酸素飽和度は 65.0％ まで低下しました。
睡眠中に寝返りを 13 回行っていました。覚醒反応は 1 晩で 321 ありました。

図16　PSG のサマリー（患者用）（佐藤クリニック）

D. OSAS の診断

睡眠呼吸障害研究会の OSAS の診断基準[6]は，AASM Task Force（1999）[5]と同じ基準である 表4．すなわち日中の過眠，もしくは睡眠中の窒息感やあえぎ，繰り返す覚醒，起床時の爽快感欠如，日中の疲労感，集中力欠如のうち 2 つ以上を認め，かつ AHI が 5 以上としている．OSAS の重症度は，軽症（5≦AHI＜15），中等症（15≦AHI＜30），重症（30≦AHI）としている．

米国睡眠医学会（AASM）による睡眠障害国際分類第 2 版（ICSD-2）の診断基準[7]は，OSAS の臨床症状を伴い AHI が 5 以上あるいは，臨床症状がなくても AHI が 15 以上であれば OSAS と診断される 表5．

閉塞性睡眠時無呼吸症候群（Obstructive Sleep Apnea Syndrome：OSAS）は睡眠中に上気道の抵抗が増大し，無呼吸・低呼吸・いびきをきたし，睡眠が障害され，種々の合併症（循環器疾患，昼間の眠気など）をきたす病態です．

閉塞性睡眠時無呼吸症候群とは

閉塞性⇔上気道抵抗の増大
睡眠時⇔睡眠が増大
無呼吸⇔無呼吸，低呼吸，いびき
症候群⇔病態

閉塞性睡眠時無呼吸症候群（Obstructive Sleep Apnea Syndrome：OSAS）の病態は，入眠によって上気道の筋緊張が低下し呼吸活動が不安定化することに起因します．この結果，上気道抵抗が増大し，いびきをきたします．上気道が狭くなることにより呼吸が止まったり（無呼吸）呼吸が浅くなり（低呼吸），血液中の酸素濃度が低下します（低酸素血症）．低酸素血症により覚醒反応（見かけは眠っていますが，脳波上は覚醒している）を起こし，気道が開大し睡眠が再開します．このような病態を夜間の睡眠中に繰り返しています．このような病態により身体に影響を与え（心筋梗塞，不整脈，高血圧など），精神・認知活動に影響を与え（昼間の眠気，うつ病など）ます．

閉塞性睡眠時無呼吸症候群とは

入眠
上気道の筋緊張の低下 → ↓ ← 呼吸活動の不安定化
上気道狭窄
いびき ← ↓ → 上気道抵抗の増大
無呼吸・低呼吸
↓ ↓
身体に与える影響 ← 低酸素血症　胸腔内圧の低下
高炭酸ガス血症
↓
覚醒反応（AROUSAL）→精神・認知活動への影響
↓
睡眠再開

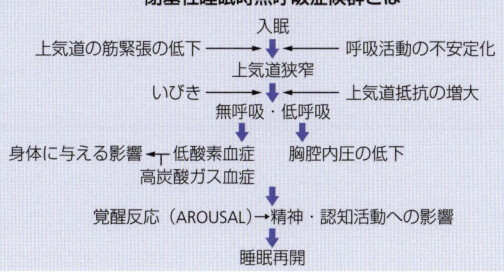

閉塞性睡眠時無呼吸症候群（Obstructive Sleep Apnea Syndrome：OSAS）の治療のゴールは閉塞部位を改善させ，睡眠中の生理的呼吸を確保し，睡眠を正常化させ，合併症（心筋梗塞，不整脈，高血圧，昼間の眠気，うつ病など）を予防・治療することにあります．

閉塞性睡眠時無呼吸症候群の治療のゴール

閉塞性⇨閉塞部位の改善
睡眠時⇨睡眠の正常化
無呼吸⇨生理的呼吸の確保
症候群⇨合併症の予防・治療

2015年8月14日の終夜睡眠ポリグラフ検査結果を御説明します．

別紙のごとくApnea Hypopnea Index（睡眠1時間当たりの無呼吸低呼吸の回数）は63.8であり重症の睡眠時無呼吸症候群を認めます．

Apnea Hypopnea Index	～5	正常
	5～15	軽症
	15～30	中等症
	30～	重症

最も長い無呼吸時間は79.6秒であり，睡眠中酸素飽和度は65％まで低下しました．
睡眠中酸素飽和度は90％以下になると非常に危険です．
睡眠中に不整脈（心室性期外収縮）が認められました．

図17 睡眠呼吸障害の概略説明パンフレット（患者用）（佐藤クリニック）

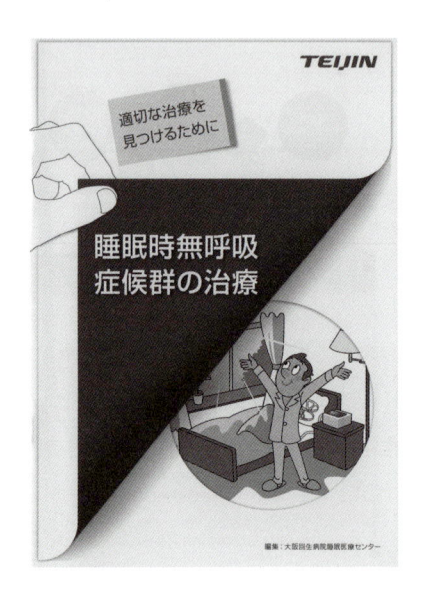

図18　睡眠呼吸障害のパンフレット
　　　（帝人ファーマ株式会社製）

E. 循環器系の評価

　睡眠中に頻脈になっていないか，不整脈がないか，ST-Tの変化がないかなどを検討する．またこれらの変化が睡眠呼吸障害に伴って起こっているのかも検討する．心電図に異常所見を認める時は，ホルター心電図で精査する．

5 PSG 結果の説明

A. 患者への PSG 結果の説明

　PSG結果のサマリー 図16，睡眠呼吸障害の概略 図17，睡眠呼吸障害のパンフレット 図18 を患者に渡し，患者へPSG結果の説明を行う．また周期性四肢運動障害などの睡眠呼吸障害以外の睡眠障害があれば，その説明も行う．不整脈などの循環器系疾患が睡眠時に認められる場合は，その説明も行う．

　具体的には，睡眠呼吸障害，合併する疾患の概略を説明する．例えば「10秒以上の呼吸停止が病的な呼吸停止とされています．先日の睡眠検査の結果では，10秒以上の無呼吸・低呼吸が1時間当たり56.7回あり，最も長い無呼吸時間が45.6秒でした．したがって1分に1回は10～46秒の呼吸停止があることになります．また血液中の酸素が72％まで低下しました．血液中の酸素が90％以下になると危険です．このような睡眠時の無呼吸で睡眠が障害されて，昼間の眠気の原因になっています．心電図では不整脈が認められました．」のようにPSG結果の説明を患者に行う．

B. 患者への治療方針の説明

　睡眠呼吸障害の諸検査（4章参照），上気道形態の評価（閉塞部位の診断）（5章参照），PSGによる睡眠呼吸動態の解析により，睡眠呼吸障害の病態を把握する．そし

て個々の病態に応じて治療方針を患者に提示する．

　すなわち睡眠呼吸障害の重症度，上気道の形態（閉塞部位），患者の希望に応じてCPAP療法，手術，口腔内装置治療，減量，上気道の管理，就寝時の体位などを組み合わせた集学的治療を行う．

　また周期性四肢運動障害などの睡眠呼吸障害以外の睡眠障害があれば，必要に応じて治療も行う．不整脈などの循環器系疾患が睡眠時に認められる場合は，必要に応じて治療も行う．

文　献

1) Rechtschaffen A, Kales A, eds. A manual of standardized terminology, techniques, and scoring system for sleep stages of human subjects. Public Health Service, U. S. Government Printing Office, Washington. D. C., 1968.
2) 米国睡眠医学会（American Academy of Sleep Medicine：AASM）（日本睡眠医学会訳）．AASM による睡眠および随伴イベントの判定マニュアル．ルール，用語，技術的仕様の詳細．version 2.1．東京：ライフ・サイエンス；2014．
3) 野田明子，宮田聖子．PSG の準備・手順・較正．日本睡眠学会編．臨床睡眠検査．マニュアル改訂版．東京：ライフ・サイエンス；2015．p.19-27．
4) 堀　有行．PSG 所見の評価と報告書作成．日本睡眠学会編．臨床睡眠検査マニュアル改訂版．東京：ライフ・サイエンス；2015．p.56-64．
5) The Report of an AASM task force. Sleep-related breathing disorders in adults: Recommendations for syndrome definition and measurement techniques in clinical research. Sleep 1999；22；667-89.
6) 睡眠呼吸障害研究会．成人の睡眠時無呼吸症候群．診断と治療のためのガイドライン．東京：メディカルビュー社；2005．
7) 米国睡眠医学会（日本睡眠学会診断分類委員会訳）．睡眠障害国際分類 第 2 版 診断とコードの手引．東京：医学書院；2010．

7章 小児の睡眠呼吸障害

■■ 診療のポイント ■■

- ☑ 小児の閉塞性睡眠時無呼吸症候群（OSAS）は，成人のOSASとは異なった臨床症状，病態を呈する．小児のOSASの特性をふまえた診療を行わなければならない．
- ☑ 成人の合併症に比べ，小児のOSASでは成長・発達障害，行動・認知の障害をきたしやすい特徴がある．
- ☑ 小児では呼吸障害の程度を睡眠構築の障害としてとらえにくい．
- ☑ 小児では無呼吸が起こりにくく，臨床症状の強さを無呼吸・低呼吸指数（AHI）で表しにくい．また無呼吸・低呼吸がなくても，呼吸障害が存在する．
- ☑ 家族（特に母親）に対する問診，患児の睡眠中のビデオ撮影なども参考にして，臨床症状と終夜睡眠ポリグラフ検査（PSG）所見を総合的に判断して診断と治療を行う．

　小児の閉塞性睡眠時無呼吸症候群（obstructive sleep apnea syndrome：OSAS）は，成人のOSASとは異なった臨床症状，病態を呈する．小児のOSASの特性をふまえた診療を行わなければならない．

　小児のOSASは新生児期から思春期までどの年齢でも生じるが，学齢前が最も多い[1]．

1　小児のOSASの呼吸パターン[1]

　小児のOSASでは，睡眠中にいくつかの呼吸パターンを示す．小児では無呼吸が起こりにくく，小児では無呼吸・低呼吸がなくても，持続性努力呼吸，高炭酸ガス血症などの呼吸障害が存在することに注意が必要である．

①成人のOSASに似た周期性閉塞性の無呼吸エピソードの呼吸パターン 図1．
②閉塞性低換気の呼吸パターン 図2．
　小さな子供でみられ，長時間持続する上気道の部分的閉塞が原因で起こり，動脈血酸素飽和度の低下と高炭酸ガス血症をきたす．休止や覚醒のない連続性のいびきをかくことが多い．

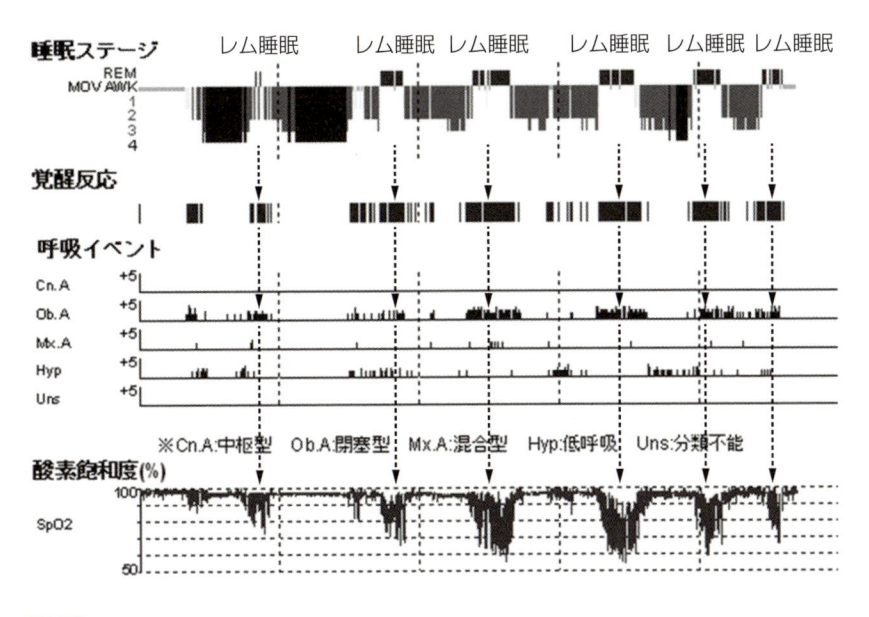

図1 小児のOSAS（6歳，男児）
口蓋扁桃肥大による小児のOSASである．深睡眠が比較的多く，レム睡眠が長く，睡眠構築の乱れは少ない．小児では呼吸障害の程度を，睡眠構築の障害としてとらえにくい．AHIは47.4，最も長い無呼吸時間は81.6秒，動脈血酸素飽和度は54%まで低下した．特にレム睡眠時にAHIが増加し，動脈血酸素飽和度が著明に低下し，覚醒反応が起こっている．

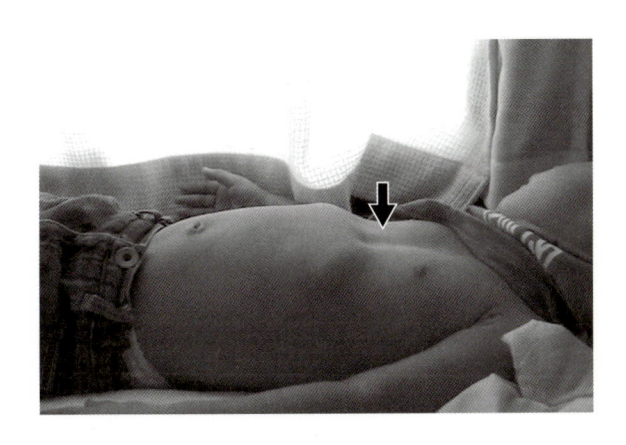

図2 小児のOSAS（1歳10カ月，男児）
閉塞性無呼吸はないが，胸郭の陥没（矢印）を伴う休止や覚醒がない連続性のいびきをかき，閉塞性低換気の呼吸パターンが長時間持続する．

③上気道抵抗症候群の呼吸パターン．
　成人の上気道抵抗症候群と同様に，気道閉塞が確認されないのに，いびきをかき，食道内圧の変動（陰圧増大）と覚醒が増加する．

❷ 小児のOSASの病態[1]

　小児のOSASの正確な病態生理は確立していないが，上気道狭窄（器質的・形態的

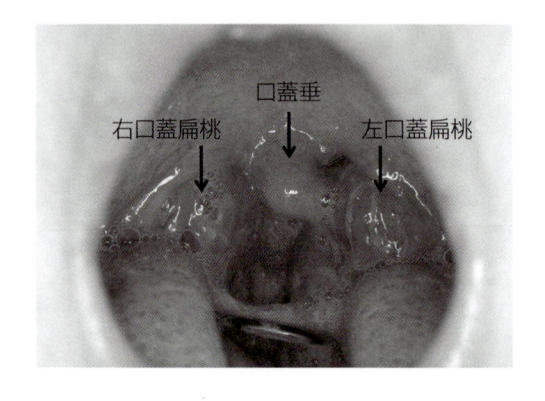

図3　口蓋扁桃肥大（6歳，男児）

因子）と上気道筋緊張低下（機能的因子）が組み合わさって引き起こされていると考えられている．

ほとんどの小児のOSASでは，上気道狭窄は口蓋扁桃肥大 図3 とアデノイド増殖症によるものである．小児のOSASは肥満に随伴しても認められる．

3 小児のOSASの特徴[1]

小児では無呼吸が起こりにくく，臨床症状の強さを無呼吸・低呼吸指数（AHI）で表しにくい．

小児では覚醒閾値が高いため，睡眠構築は通常正常で，深睡眠（徐波睡眠，Stage N3, Stage 3＋4）の割合も正常である 図1．したがって小児では呼吸障害の程度を睡眠構築の障害としてとらえにくい．

小児では上気道閉塞は主にレム睡眠中に起こる 図1．小児では上気道閉塞に反応して脳波覚醒を起こすことが少ないが，体動や自律神経系の覚醒が認められることがある．

小児は成人より呼吸数が多く，機能的残気量が少ないので，短い閉塞性無呼吸でも高度の低酸素血症 図1，高炭酸ガス血症をきたす．

OSASの小児は睡眠中のいびきと呼吸困難を認めるため，親の多くは小児の呼吸を大変心配し，睡眠中の小児を揺さぶり，無呼吸を止めようとする．一方で乳幼児と虚弱児ではいびきをかかないものもいる．

OSASの小児は奇異性呼吸を行うが，小児の胸郭は非常に柔軟なため，呼吸に伴い胸郭の陥没が認められる 図2．その結果，漏斗胸を発症することがある 図4．

OSASの小児は，坐位，頸部の過伸展位などの異常な姿勢で寝ることがある．

小児は口呼吸を行いにくく，鼻閉が睡眠呼吸障害に与える影響が大きい．

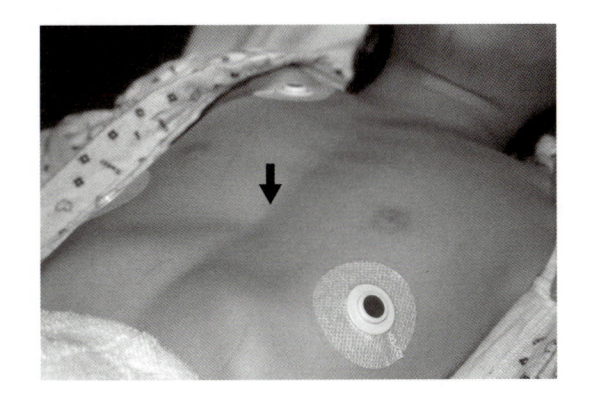

図4 小児 OSAS の漏斗胸（6歳，女児）
前胸部が陥凹し（矢印），漏斗胸をきたしている．

4　小児の OSAS の誘因[1]

OSAS の小児は一般に口蓋扁桃とアデノイドが大きい 図3．肥満も誘因である．顎顔面形態異常，特に小顎症，顔面中部の形成不全，筋緊張低下が随伴する場合は，OSAS の危険性が高い．

5　小児の OSAS の合併症[1]

臨床症状としては，昼間の眠気を訴えにくい．成人の合併症に比べ，小児の OSAS では成長・発達障害，行動・認知の障害をきたすという特徴がある 図5．

幼児期では OSAS のために成長障害をきたすことがある．OSAS の治療後に体重と身長の両方が増加することが多い．

認知機能・行動上の合併症も多く，発達の遅れ，学業成績不振，注意欠陥，多動性障害，攻撃的行動，記憶障害，注意散漫などが認められる．

心血管系合併症は，肺高血圧，肺性心，高血圧などがある．

MEMO　扁摘（口蓋扁桃摘出術）と小児の認知・行動・成長

現在では単に口蓋扁桃が大きい（口蓋扁桃肥大）からといって口蓋扁桃摘出術（扁摘）の適応にはならない[2]．しかし口蓋扁桃肥大が原因の OSAS は，口蓋扁桃摘出術の適応である[2]．

著者が医師になった 1983 年頃は，OSAS に関する知見が少なく，まだ小児の OSAS と認知機能・行動・成長・発達との関連性は一般的ではなかった．しかし扁摘後に小児の認知機能・行動上の障害が改善され，成長・発達が促進されることを，耳鼻咽喉科医は経験的に知っていた．

行動・認知障害
1. 多動
2. 反社会的行動
3. 記憶障害
4. 注意散漫
5. 学習困難
6. 病的なはにかみ
7. 引っ込み思案

成長障害
1. 低身長・低体重（成長ホルモン↓）

睡眠時無呼吸症候群（OSAS） → 成長・発達障害

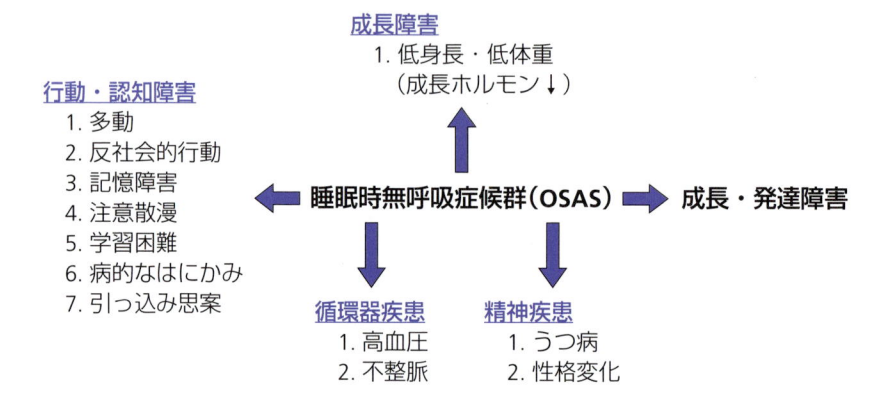

循環器疾患
1. 高血圧
2. 不整脈

精神疾患
1. うつ病
2. 性格変化

図5　小児のOSASと合併症患

> **MEMO　「寝る子は育つ」**
>
> 　子供の成長にとって最も重要なホルモンが成長ホルモンである．この成長ホルモンは，睡眠依存性ホルモンであり，分泌のピークはノンレム睡眠の第1周期の深睡眠時にあるといわれている[3]．「寝る子は育つ」と言われるが，医学的にも正しい事実なのである．

6　小児のOSASの終夜睡眠ポリグラフ検査（PSG）[1]

　小児のPSG 図6 では，呼吸イベント（無呼吸・低呼吸の定義）に関してコンセンサスが得られていない．したがってPSGによる客観的な評価が容易ではない．

　米国睡眠医学会（AASM）では，小児の無呼吸の定義を「少なくとも2呼吸分以上の持続時間で無呼吸の基準を満たし，かつ，気流消失の全期間を通して呼吸努力を伴う場合に，閉塞性無呼吸と判定する」としている[1,4]．詳細は「AASMによる睡眠および随伴イベントの判定マニュアル[4]」参照されたい．

　睡眠時呼吸イベントの判定基準の適用年齢は，「18歳未満の小児に適応することができるが，13歳以上の小児の判定においては，睡眠専門家の裁量で成人の判定基準を選択してもよい」とされている[4]．

　小児のOSASでは，睡眠構築は通常正常であり 図1，呼吸障害の程度を睡眠構築の障害としてとらえにくい．

　無呼吸と低呼吸は主にレム睡眠中に生じる 図1．

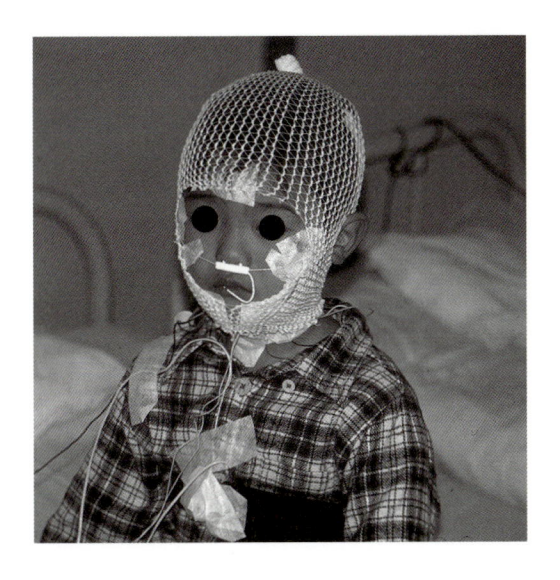

図6 小児のPSG（6歳，男児）

表1 小児のOSASの診断基準（AASM，ICSD-2）[4]

小児の閉塞性睡眠時無呼吸

A．養育者が，小児の睡眠中のいびき，努力性あるいは閉塞性の呼吸障害，またはその両方を報告する．

B．子どもの養育者が，次のうち少なくとも1つを報告する．
 ⅰ）吸気中の胸郭の内方への逆説的運動
 ⅱ）体動覚醒
 ⅲ）発汗
 ⅳ）睡眠中の頸部の過伸展
 ⅴ）日中の過度の眠気，多動，または攻撃的行動
 ⅵ）成長の遅延
 ⅶ）朝の頭痛
 ⅷ）続発性の夜尿症

C．睡眠ポリグラフ検査記録で1時間当たり1回以上の呼吸事象（イベント）（少なくとも呼吸の2周期分持続する無呼吸や低呼吸）が確認される．
 注：低呼吸の標準データはごくわずかで，入手可能なデータはさまざまな手法を用いて得たものである．さらに包括的なデータが得られれば，いずれこの基準は修正される可能性がある．

D．睡眠ポリグラフ検査記録で下記のⅰかⅱが確認される．
 ⅰ）以下のうち少なくとも1つ以上が観察される．
  a．呼吸努力の増加に随伴した睡眠からの頻回の覚醒
  b．無呼吸エピソードに随伴した動脈血酸素飽和度の低下
  c．睡眠中の高炭酸ガス血症
  d．著しい食道内圧の陰圧増大変動
 ⅱ）睡眠中の高炭酸ガス血症，酸素飽和度の低下，または両者に，いびき，吸気中の胸郭内方への逆説的運動，また以下の少なくとも1つ以上が随伴する．
  a．睡眠からの頻回の覚醒
  b．著しい食道内圧の陰圧増大変動

E．この睡眠障害は，現在知られている他の睡眠障害，身体疾患や神経疾患，薬物使用，または物質使用障害で説明できない．

　年齢が低い程，中枢性無呼吸が睡眠呼吸障害に占める割合が高い．中枢性無呼吸は生理的なものとの鑑別が必要になる．

7 小児のOSASの診断と治療

　小児のOSASは成人とは異なった臨床症状，病態を呈する．小児のOSASの特性をふまえた診断を行わなければならない．

　家族（特に母親）に対する問診，患児の睡眠中のビデオ撮影 図2 なども参考にして，臨床症状とPSG所見 図1, 図6 などを総合的に判断して診断と治療を行う．

　米国睡眠医学会（AASM）による小児のOSASの診断基準（睡眠障害国際分類第2版：ICSD-2, 2005)[1])を 表1 に示す．

　小児のOSAS治療の第1選択は，口蓋扁桃摘出術とアデノイド切除術であり，CPAP療法は手術の適応がない例，手術で効果がなかった例とされている[5]．また術後は，追加治療が必要かどうか，評価が必要である[5]．小児のOSASでも上気道形態の評価（閉塞部位の診断）が大切である．

文献

1) 米国睡眠医学会（日本睡眠学会診断分類委員会訳）．小児の閉塞性睡眠時無呼吸．睡眠障害国際分類 第2版 診断とコードの手引．東京：医学書院；2010. p.57-60.
2) 佐藤公則．口蓋扁桃摘出術をいつ患者に勧めるか．耳・鼻・のどのプライマリケア．東京：中山書店；2014. p.192-5.
3) 宮崎総一郎．小児と睡眠．宮崎総一郎，千葉伸太郎，中田誠一，編．小児の睡眠呼吸障害マニュアル．東京：全日本病院出版会；2012. p.1-13.
4) 米国睡眠医学会（American Academy of Sleep Medicine：AASM）（日本睡眠学会訳）．AASMによる睡眠および随伴イベントの判定マニュアル，ルール，用語，技術的仕様の詳細．version 2.1. 東京：ライフ・サイエンス；2014. p.47-9.
5) American Academy of Pediatrics. Clinical practice guideline. Diagnosis and management of childhood obstructive sleep apnea syndrome. Pediatrics 2002; 109: 704-12.

8章 睡眠呼吸障害の集学的治療

■ 診療のポイント ■

- ☑ 閉塞性睡眠時無呼吸症候群（OSAS）の治療に関しては，その重症度，上気道の形態（閉塞部位），患者の希望に応じて CPAP 療法，手術，口腔内装置治療，減量，就寝時の体位などによる集学的治療を行う．
- ☑ OSAS の治療効果判定は，無呼吸低呼吸指数（AHI）の改善のみに重点を置くのではなく，睡眠の質の改善も重視しなければならない．
- ☑ OSAS は睡眠障害をきたす1つの疾患であり，他の睡眠障害を合併していることも少なくない．OSAS に合併した他の睡眠障害も合わせて治療する必要がある．したがって OSAS の診療は，睡眠医療の一環として行わなければならない．

閉塞性睡眠時無呼吸症候群（obstructive sleep apnea syndrome：OSAS）は睡眠障害をきたす1つの疾患である[1]．また周期性四肢運動障害などの他の睡眠障害を合併している OSAS も少なくなく，合併した他の睡眠障害も合わせて治療する必要がある（12章参照）．したがって OSAS の治療は睡眠医療の一環として行われなければならない[2,3]．

1 OSAS に対する集学的治療

OSAS の治療に関しては，その重症度，上気道の形態（閉塞部位），患者の希望に応じて経鼻的持続陽圧呼吸（continuous positive airway pressure：CPAP）療法，手術，口腔内装置治療，減量，就寝時の体位などによる集学的治療を行うのがよい[4〜7]．図1．

集学的治療ではいくつかの治療法を組み合わせることもある 図1．たとえば，保存的治療を組み合わせた治療として，CPAP 療法と鼻疾患の治療などがある．手術を組み合わせた治療として，咽頭の手術（口蓋扁桃摘出術など）と鼻腔の手術（鼻中隔矯正術などの内視鏡下鼻内手術）を組み合せた治療などがある．保存的治療と手術を組み合わせた治療として，CPAP 療法と鼻腔の手術（鼻腔通気度改善手術，内視鏡下鼻内手術）を組み合わせた治療などがある．

1) 保存的治療を組み合わせた治療法
　・CPAP 療法＋鼻疾患の治療
　・CPAP 療法＋減量
　・口腔内装置治療＋減量

2) 手術を組み合わせた治療法
　・口蓋扁桃摘出術＋アデノイド切除術
　・uvulopalatopharyngoplasty＋
　　口蓋扁桃摘出術＋内視鏡下鼻内手術

3) 手術と保存的治療を組み合わせた治療法
　・CPAP 療法＋内視鏡下鼻内手術
　・口腔内装置治療＋内視鏡下鼻内手術

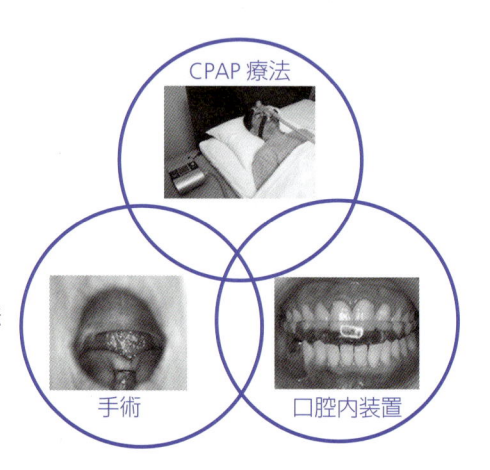

図1 閉塞性睡眠時無呼吸症候群（OSAS）の集学的治療

2 OSAS に対する治療の適応

　OSAS に対する治療の目的は，睡眠時無呼吸の改善と睡眠の質の改善である．したがって OSAS の治療効果判定は無呼吸・低呼吸指数（apnea hypopnea index：AHI）の改善のみに重点を置くのではなく，睡眠の質の改善も重視しなければならない．最終的には OSAS による合併症を予防し，生命予後を良くすることが OSAS に対する治療の目的である．

　He らは無呼吸指数（apnea index：AI）が，AI＞20 の群では AI≦20 の群に比較して予後が悪いことを報告している 図2 [8]．その後の諸家の報告からも，AI＞20 の患者には患者の自覚症状の有無に関わらず積極的な治療が必要であるといわれている．本邦での CPAP 療法の健康保険診療の適応の 1 つの基準に AHI（無呼吸・低呼吸指数）≧20 があげられている理由はこの点にある．しかし日中の傾眠などの自覚症状がある場合，循環器系疾患などの合併症がある場合は，AHI＜20 の患者でも積極的な治療が必要である．

3 CPAP 療法 (9章参照)

　CPAP 療法 図3 はその有効性と安全性が確認され [9]，現在では世界的に OSAS 治療の第一選択として用いられている．したがって AHI≧30 の重症例では，CPAP 療法が治療の第一選択となる場合が多い．

　タイトレーションは CPAP 療法の適正圧を測定するために必須の検査である [10,11]．しかし米国の睡眠医療に比べて本邦では CPAP 療法導入時にタイトレーションが必ずしも行われておらず，睡眠医療の標準的治療が行われていない．

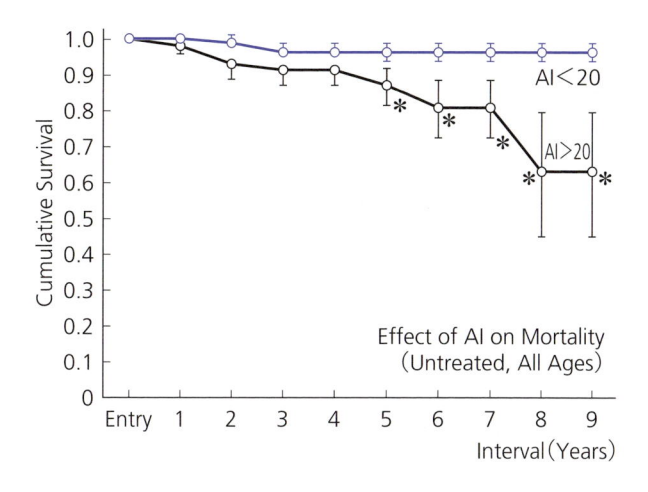

図2 OSAS患者の累積生存率
（He J, et al. Chest 1988; 94: 9-14[8]）より

HeらはOSAS患者を無呼吸指数（AI）が20以下の群とAIが20を超える群に分け，累積生存率を検討している．AIが20を超える群は有意に生存率が低く8年後には平均63％であった．

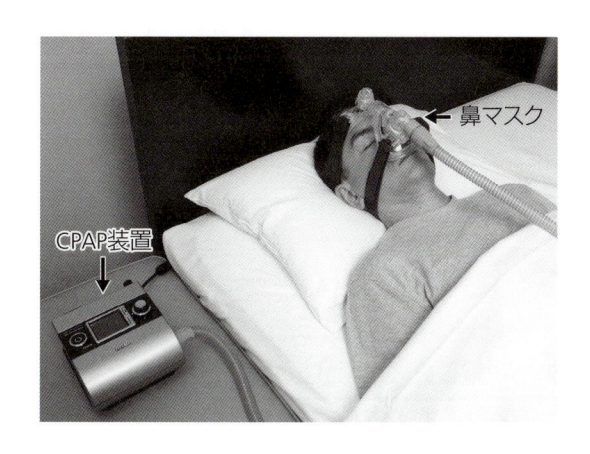

図3 OSASに対するCPAP療法

　本邦におけるCPAP療法の大きな問題点は，「業者任せの簡易無呼吸検査，業者任せのCPAP療法」である．業者に簡易無呼吸検査を委託し，AHIが40以上あれば，タイトレーションを行わずに，業者の設定した治療圧で，auto CPAPを用いてCPAP療法が行われていることが少なくない．CPAP装置内蔵のメモリーカードに，CPAPの使用状況，使用時のAHIなどが記録されているが，AHIに関しては必ずしも正確な値ではないこと，睡眠の質は評価されていないことに留意すべきである．
　有効性と安全性が確立されているCPAP療法であるが，あくまでも対症療法である．したがって長期にわたってCPAP療法を継続できるか否かがこの治療の鍵になる．特に自覚症状が乏しい例では，CPAP療法を継続することが容易ではない．

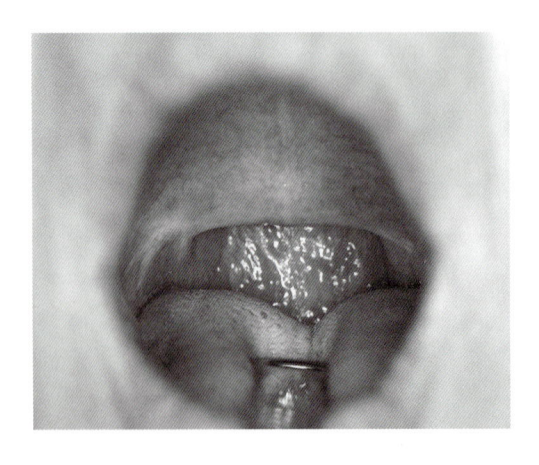

図4　OSASに対する手術療法
口蓋扁桃摘出術とUPPP（uvulopalatopharyngoplasty）によるOSASの根治手術術後の咽頭所見

4　手術治療（10章参照）

　睡眠呼吸障害に対して行われる手術の総称を sleep surgery（sleep apnea surgery）と呼ぶ．

　OSASに対する手術には2つの目的がある．1つは手術のみでOSASの完治を目指す（AHIが10以下になることを目標）場合であり，もう1つは集学的治療の一環として行う手術である．前者の例としては口蓋扁桃摘出術 図4 などによる手術が該当する．後者の例としてはCPAP療法の治療継続のために行う鼻腔通気度改善手術（内視鏡下鼻腔手術）などが該当する．手術を行う際はOSASの原因となる上気道形態の評価（閉塞部位の診断）が重要であり，その結果目的に応じた手術を行わなければならない．

　一般的にOSASの重症例に対しては，CPAP療法に比較して手術の有効性は低いとされている．手術のみでOSASの完治を目指す場合は，OSASの原因になる上気道形態の評価（閉塞部位の診断），手術の適応，適切な術式の選択が求められる．

　集学的治療の一環として行う手術，特にCPAP療法の治療継続のために行う鼻腔通気度改善手術は有効である．

　Sleep surgeryの効果を明らかにするためには，適切にデザインされた前向き研究が必要になるが，侵襲を伴う手術治療に対して前向き研究を行うことは難しい．一方で画一的な手術適応は難しく，個々の患者の病態に応じた手術の適応，適切な術式の選択が必要である．

5　口腔内装置治療（11章参照）

　口腔内装置（oral appliance）図5 治療は，その有効性が認められている[12]．しかし，実際の臨床では口腔内装置治療の適応が検討されることなく，CPAP療法の脱落例が

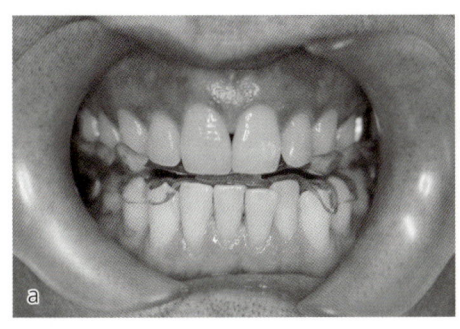

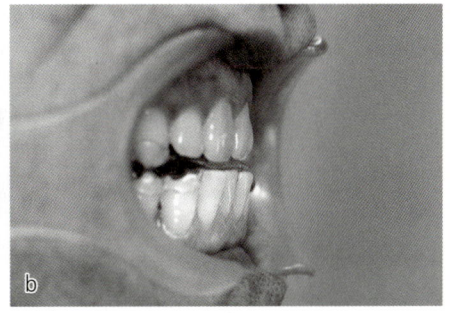

図5 OSASに対する口腔内装置治療
Mandibular advancement device（下顎前方移動装置：下顎を前方に移動して固定する装置）
a：正面像，b：側面像

医科から歯科へ紹介され，口腔内装置治療を受けている例が少なくない．
　適応を誤らなければ口腔内装置治療もOSASの治療として有効である．口腔内装置の適応があるかどうかの簡便な診断法は鼻咽腔ファイバー下にあるいはX線撮影を用いて下顎を前突出させ，舌根部などの閉塞部位が開大するかどうかを観察することである（下顎前突テスト，5章参照）[13,14]．
　口腔内装置治療の適応を検討することなく，CPAP治療の脱落例に口腔内装置治療を勧める医師は少なくない．適応があるかどうかの診断が重要である．また口腔内装置治療でOSASが改善しているかどうか，PSGで最終的に確認する必要がある．

6 減量

　日本人の場合は，小顎・下顎後退などの顔面の形態のため，肥満が必ずしもOSASの原因ではない．しかし肥満はOSASの発症や重症化に少なからず関与している 図6 ．また肥満は高血圧，脂質代謝異常，糖尿病などの生活習慣病，虚血性心疾患などのリスクファクターになり，患者の生命予後を悪くする．
　10％の減量はAHIを26％低下させるという報告もある[15]．月1kgの減量を目標に減少を行う．家族の理解と協力も必要である．減量に成功したら，必ずPSGで睡眠呼吸障害と睡眠の質の改善を検査しなければならない 図6 ．

7 就寝時の体位

　OSASでは，側臥位での睡眠で重症度が軽減する症例がある（6章： 図14 p.70参照）．このような症例では，側臥位での就寝が治療選択肢の1つになる．側臥位で就寝するだけではなく，頸部を後屈伸展位にすると，気道が確保され治療効果が大きい．
　側臥位での就寝のために，側臥位支援帯（安眠横向き支援帯®） 図7 のような装具も

8章 睡眠呼吸障害の集学的治療

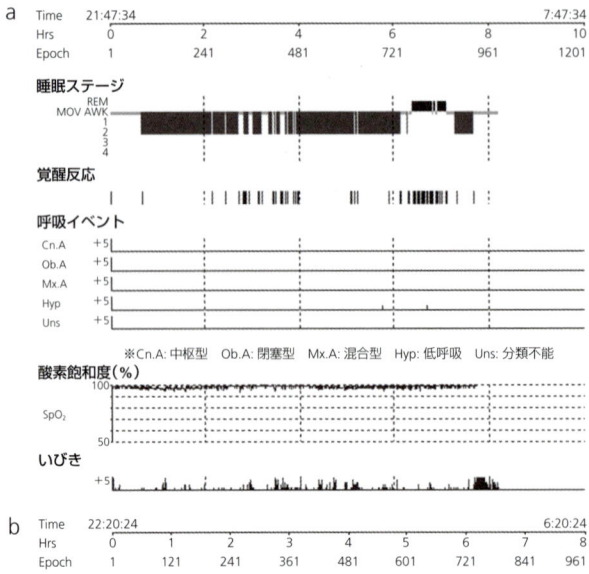

49歳, 女性	2003/5/12
体重	58kg
Body Mass Index	20.8
Apnea-Hypopnea Index	0.3

49歳, 女性	2005/4/1
体重	69kg
Body Mass Index	24.7
Apnea-Hypopnea Index	71.2

49歳, 女性	2008/3/18
体重	56kg
Body Mass Index	19.5
Apnea-Hypopnea Index	8.1

図6　体重とOSAS
a：49歳, 女性, 体重58 kg（Body Mass Index：20.8）の時のAHIは0.3であった.
b：11 kgの体重増加（BMI：24.7）でAHIが71.2に増悪した.
c：13 kgの減量（BMI：19.5）でAHIが8.1に改善した.

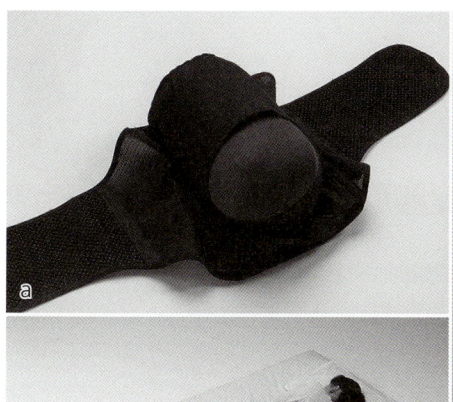

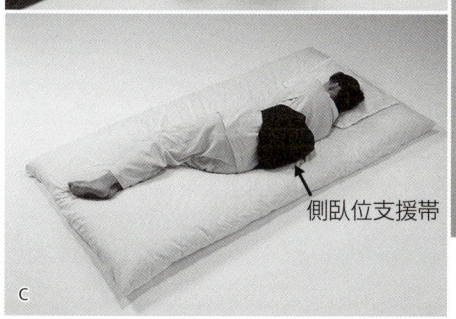

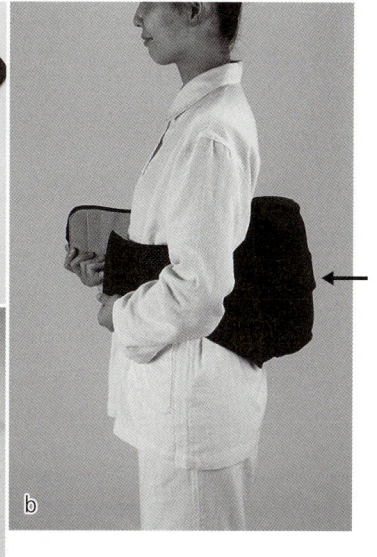

図7 側臥位支援帯（安眠横向き支援帯®，コスモコア製）

a：高反発ウレタン製の適度な弾力性により，仰臥位になっても，自然に側臥位へ移行しやすい．内側面には，滑り止めのマイクロコーティング加工が施されており，寝返りの際のずれを防ぐ．
b：側臥位支援帯の装用
c：側臥位支援帯による側臥位での就寝

市販されている．

8 上気道の管理

　鼻腔通気度の改善を含めた上気道の管理は，CPAP療法の継続率の向上[6]，いびき症の改善のみならず，良質な睡眠をとる上で大切である（12章参照）．
　毎月のCPAP管理の診療では鼻腔通気度の改善（鼻副鼻腔疾患の保存的・手術的治療）を含めた上気道の管理を行う．

9 アルコール，睡眠薬

　アルコールは上気道の筋肉の活動性を弱めるため，睡眠時に上気道狭小化をきたし，睡眠時無呼吸・低呼吸を増悪させる．また睡眠の質も低下させる．就寝前の飲酒（寝酒）はなるべく控える．
　睡眠薬によってOSASが増悪する危険性が指摘されている．軽度～中等度のOSASの場合には，睡眠薬は睡眠中の呼吸状態に悪影響を及ぼさないとされているが，重症

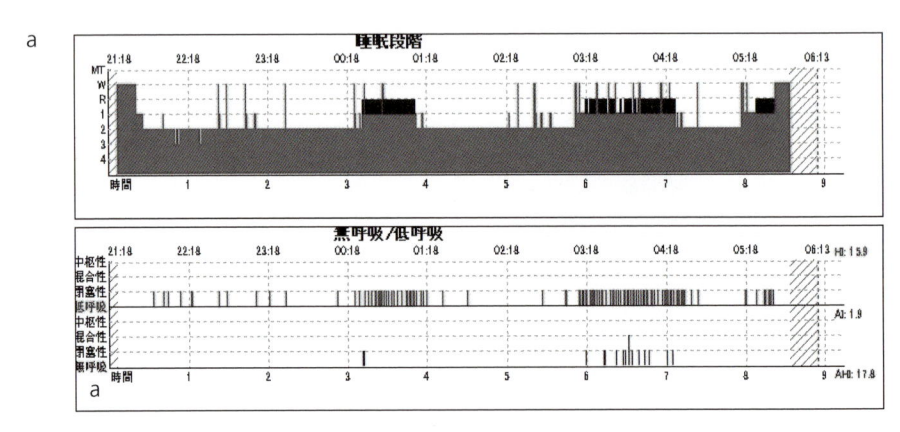

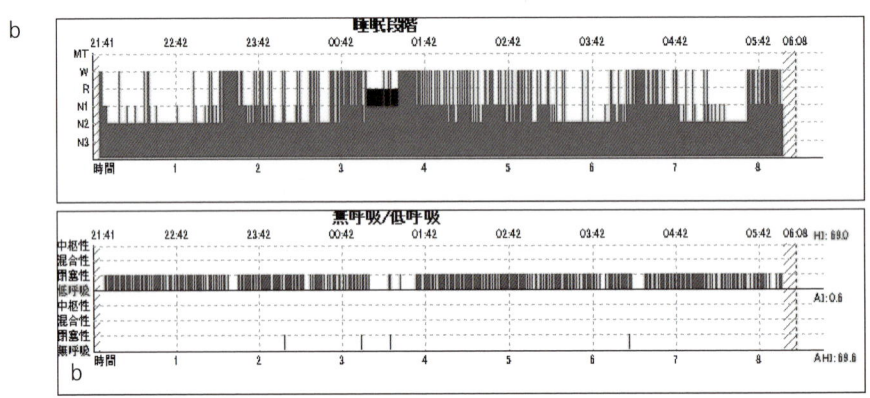

図8 睡眠薬とOSAS
a：PSG（40歳，男性，体重83.6 kg，BMI：29.6）
トリアゾラム（ハルシオン®）（ベンゾジアゼピン系睡眠薬，超短時間型）0.25 mg×2を常用していた．AHIは17.8であった．
b：減量後のPSG（体重80.6 Kg，BMI：28.6）
エスタゾラム（アメル®）（ベンゾジアゼピン系睡眠薬，中間型）2 mg×2を常用していた．AHIは69.6であった．減量したにもかかわらず，ベンゾジアゼピン系睡眠薬（中間型）の内服でOSASが増悪している．

例のOSASではベンゾジアゼピン系睡眠薬によって，睡眠中の呼吸状態が悪化する危険性が示唆されている[16]．図8．OSASに対してベンゾジアゼピン系の睡眠薬や抗不安薬を処方する場合には注意を要する[17]．ゾルピデム（マイスリー®）などの筋弛緩作用がない非ベンゾジアゼピン系睡眠薬は問題ないといわれている[17]．筋弛緩が生じないメラトニン受容体作動薬（ロゼレム®）は安全性が優れている[16]．

10 いびき・OSASをきたす原疾患の治療

甲状腺機能低下症（5章p.47参照），先端巨大症（末端肥大症）などの内分泌疾患，両側反回神経麻痺による両側声帯麻痺（5章p.47参照），シャイ・ドレーガー症候群

表 1　睡眠衛生の指導

(厚生労働科学研究班・日本睡眠学会ワーキンググループ：睡眠薬の適正な使用と休薬のための診療ガイドライン．日本睡眠学会ホームページ (http://jssr.jp/data/guideline.html) 2014[16]より)

指導項目	指導内容
定期的な運動	なるべく定期的に運動しましょう．適度な有酸素運動をすれば寝つきやすくなり，睡眠が深くなるでしょう．
寝室環境	快適な就床環境のもとでは，夜中の目覚めは減るでしょう．音対策のためにじゅうたんを敷く，ドアをきっちり閉める，遮光カーテンを用いるなどの対策も手助けとなります．寝室を快適な温度に保ちましょう．暑すぎたり寒すぎたりすれば，睡眠の妨げとなります．
規則正しい食生活	規則正しい食生活をして，空腹のまま寝ないようにしましょう．空腹で寝ると睡眠は妨げられます．睡眠前に軽食 (特に炭水化物) をとると睡眠の助けになることがあります．脂っこいものや胃もたれする食べ物を就寝前に摂るのは避けましょう．
就寝前の水分	就寝前に水分を取りすぎないようにしましょう．夜中のトイレ回数が減ります．脳梗塞や狭心症など血液循環に問題のある方は主治医の指示に従ってください．
就寝前のカフェイン	就寝の4時間前からはカフェインの入ったものは摂らないようにしましょう．カフェインの入った飲料や食べ物 (例：日本茶，コーヒー，紅茶，コーラ，チョコレートなど) をとると，寝つきにくくなったり，夜中に目が覚めやすくなったり，睡眠が浅くなったりします．
就寝前のお酒	寝るための飲酒は逆効果です．アルコールを飲むと一時的に寝つきが良くなりますが，徐々に効果は弱まり，夜中に目が覚めやすくなります．深い眠りも減ってしまいます．
就寝前の喫煙	夜は喫煙を避けましょう．ニコチンには精神刺激作用があります．
寝床での考え事	昼間の悩みを寝床に持っていかないようにしましょう．自分の問題に取り組んだり，翌日の行動について計画したりするのは，翌日にしましょう．心配した状態では，寝つくのが難しくなるし，寝ても浅い眠りになってしまいます．

(Shy-Drager syndrome) (多系統萎縮症), 上気道の腫瘍 (5章 p.47 参照)・腫瘤 (5章 p.48 参照) によりいびき・OSAS をきたしている場合は，原疾患の治療を行う．

11 合併した他の睡眠障害 (12章参照)

睡眠障害に対して睡眠衛生の指導 表1, 内服治療などによる治療を行う．

OSAS は多くの睡眠障害の1疾患である[1])．また OSAS と他の睡眠障害が合併している場合も少なくない．

周期性四肢運動障害，概日リズム睡眠障害，睡眠不足症候群，レム睡眠行動障害，ナルコレプシー，むずむず脚症候群などの OSAS 以外の睡眠障害の治療も行う．

12 専門診療科との連携

うつ病などの精神疾患による睡眠障害の治療，OSAS に合併した循環器疾患などの治療は，専門診療科との連携を密にして診療を行う．

文 献

1) 米国睡眠医学会（日本睡眠学会診断分類委員会訳）．睡眠障害国際分類 第 2 版 診断とコードの手引．東京：医学書院；2010.
2) 佐藤公則．日本睡眠学会認定医療機関としての耳鼻咽喉科診療所における睡眠医療への取り組み．耳展．2008；51：175-80.
3) 佐藤公則．睡眠時無呼吸症候群への対応．耳喉頭頸 2011；83：133-40.
4) 佐藤公則．耳鼻咽喉科診療所における睡眠医療への取り組み．耳・鼻・のどのプライマリケア．東京：中山書店；2014. p.248-53.
5) 佐藤公則．睡眠時無呼吸症候群の集学的治療．口咽科 2007；19：171-80.
6) 佐藤公則．集学的治療の一環として行う経鼻的持続陽圧呼吸（CPAP）療法．日耳鼻 2005；108：150-6.
7) 佐藤公則．睡眠時無呼吸症候群に対する集学的治療の一環として行った口腔装置治療．耳展 2005；48：298-304.
8) He J, Kryger MH, Zorick FJ, et al. Mortality and apnea index in obstructive sleep apnea. Experience in 385 male patients. Chest 1988; 94: 9-14.
9) Marin JM, Carrizo SJ, Vicente E, et al. Long-term cardiovascular outcomes in men with obstructive sleep apnea-hypopnea with or without treatment with continuous positive airway pressure: an observational study. Lancet 2005; 365: 1046-53.
10) 佐藤公則，橋本鶴美．閉塞型睡眠時無呼吸症候群に対する自動圧調整 CPAP 装置を用いた nCPAP 療法の治療圧設定（タイトレーション）．日耳鼻 2004；107：494-9.
11) 佐藤公則．CPAP 療法の適正圧の決め方．耳・鼻・のどのプライマリケア．東京：中山書店；2014. p.244-7.
12) American Sleep Disorders Association. Practice parameters for the treatment of snoring and obstructive sleep apnea with oral appliances. Sleep 1995; 18: 511-3.
13) 佐藤公則．口腔装具による睡眠時無呼吸症候群の治療—耳鼻咽喉科医としての取り組み—．日耳鼻．2003；106：150-5.
14) 佐藤公則．いびき症・閉塞性無呼吸症候群に対する口腔内装置治療の適応．耳・鼻・のどのプライマリケア．東京：中山書店；2014. p.163-8.
15) Peppard PE, Young T, Palta M, et al. Longitudinal study of moderate weight change and sleep-disordered breathing. JAMA 2000; 284: 3015-21.
16) 厚生労働科学研究班・日本睡眠学会ワーキンググループ．睡眠薬の適正な使用と休薬のための診療ガイドライン．日本睡眠学会ホームページ（http://jssr.jp/data/guideline.html）2014.
17) 橋爪祐二，内村直尚．睡眠時無呼吸症候群と睡眠薬服用．呼と循 2015；63：732-8.

9章 CPAP (Continuous Positive Airway Pressure：持続陽圧呼吸) 療法

診療のポイント

- ☑ 一般的に中等症〜重症のOSASにはCPAP療法が治療の第一選択といわれている.
- ☑ CPAP療法を開始するにあたってCPAP療法の治療圧を測定（タイトレーション）しなければならない.
- ☑ CPAP療法の治療圧を決定する方法（タイトレーション法）には，attended manual titration 法と unattended automated titration 法がある.
- ☑ 睡眠時の呼吸障害を消失させ，睡眠を障害しない圧がCPAP療法の適正な治療圧である.
- ☑ 睡眠呼吸障害を改善させる最低の治療圧を測定することは，治療効果を上げるだけではなく，CPAP療法のコンプライアンスを向上させるためにも欠かせない.
- ☑ CPAP療法の成功には，至適治療圧の設定だけではなくマスクの選択と適切なフィティング，鼻腔通気度の改善が必要である.

　CPAP（continuous positive airway pressure：持続陽圧呼吸）療法は，マスクを用いて気道に持続的に陽圧をかけ 図1，気道の閉塞を防ぐ閉塞性睡眠時無呼吸症候群（obstructive sleep apnea syndrome：OSAS）の治療法である.

　CPAP療法は1981年にC. E. Sullivan（シドニー大学）らによって開発された[1]．CPAP療法は劇的な治療効果が得られ，その有効性 図2 [2]と安全性が確認され，現在ではOSAS治療の第一選択として用いられている.

1 CPAP療法の健康保険診療の適応

　CPAP療法の健康保険診療の適応には，基本的には終夜睡眠ポリグラフ検査（PSG）が必要である.

　PSGで無呼吸・低呼吸指数（apnea hypopnea index：AHI）が20以上あり次項の②③の基準に該当する患者は，CPAP療法が健康保険診療の適応になる.

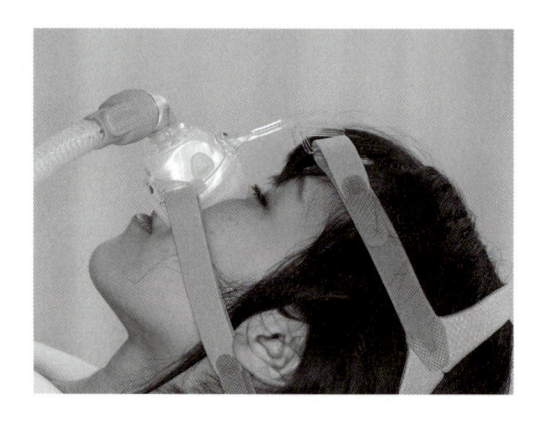

図1　ネーザルマスクを用いたCPAP療法

　AHIが40以上である患者は，次項の②の基準に該当すればCPAP療法が健康保険診療の適応になる．したがって，PSGではなく簡易無呼吸検査を行った場合は，AHIが40以上あり次項の②の基準に該当すればCPAP療法が健康保険診療の適応になる．
　健康保険診療でOSASに対してCPAP療法を行う場合は，在宅持続陽圧呼吸療法指導管理料，在宅持続陽圧呼吸療法用治療器加算，在宅持続陽圧呼吸療法材料加算を算定する（健康保険診療報酬制度，平成28年4月）．

A. 在宅持続陽圧呼吸療法指導管理料（250点）

　在宅持続陽圧呼吸療法を行っている入院中の患者以外に対して，在宅持続陽圧呼吸療法に関する指導管理を行った場合に在宅持続陽圧呼吸療法指導管理料を算定する．
　対象になる患者は以下のすべての基準に該当する患者とされる．ただしAHIが40以上である患者については②の要件を満たせば対象患者になる．
①AHIが20以上．
②日中の傾眠，起床時の頭痛などの自覚症状が強く，日常生活に支障をきたしている症例．
③睡眠ポリグラフィー（PSG）上，頻回の睡眠時無呼吸が原因で，睡眠の分断化，深睡眠が著しく減少または欠如し，持続陽圧呼吸療法によりPSG上，睡眠の分断が消失，深睡眠が出現し，睡眠段階が正常化する症例．

B. 在宅持続陽圧呼吸療法用治療器加算（1,100点）

　保険医療機関が在宅持続陽圧呼吸療法指導管理料を算定する場合には，持続陽圧呼吸療法装置は当該保険医療機関が患者に貸与する．
　そして在宅持続陽圧呼吸療法を行っている入院中の患者以外の患者に対して，持続陽圧呼吸療法用治療器を使用した場合に在宅持続陽圧呼吸療法用治療器加算を加算する．

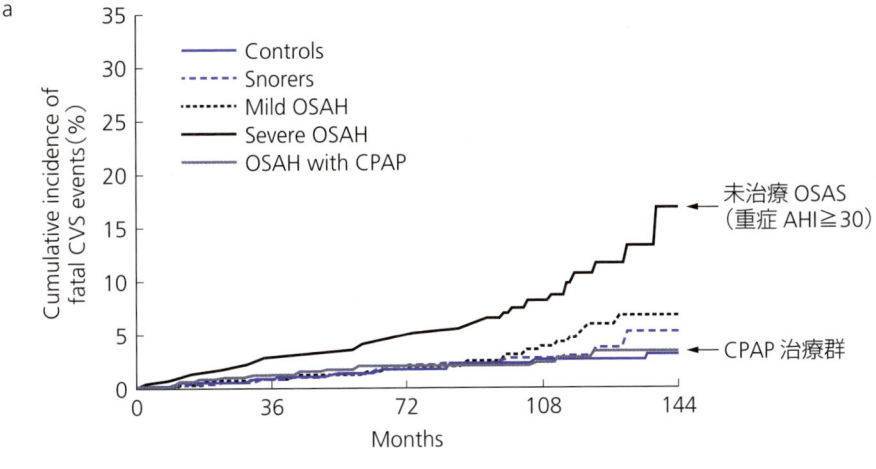

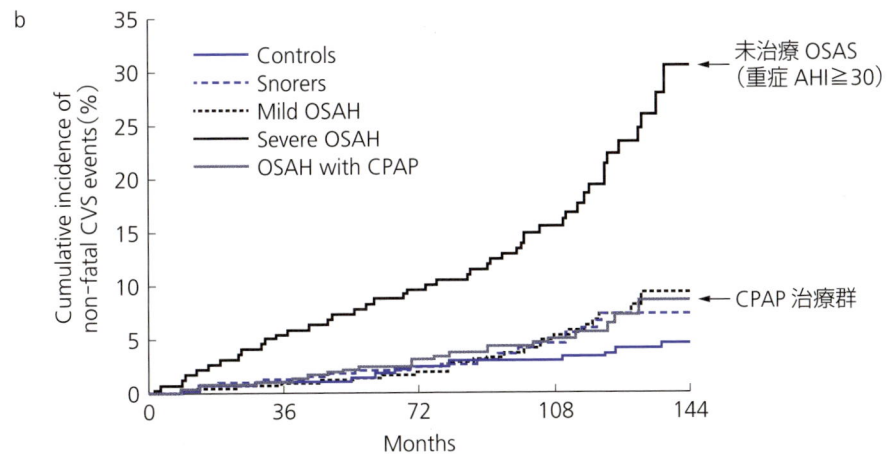

図2 CPAP療法の治療効果

MarinらはOSASの重症度別に心血管系疾患の累積発生率を10年間にわたり調査した (Marin JM, et al. Lancet, 2005)[2]．重症のOSASでは，致命的・非致命的な心血管疾患の発生頻度が有意に増加し，CPAP療法を行った群では，この危険率が有意に減少した．
 a：致命的な心血管疾患の発生頻度
 b：非致命的な心血管疾患の発生頻度

C. 在宅持続陽圧呼吸療法材料加算（100点）

そして在宅持続陽圧呼吸療法を行っている入院中の患者以外の患者に対して，当該療法にかかわる機器を使用した場合に在宅持続陽圧呼吸療法材料加算を加算する．

2 CPAP療法の基本的原理

CPAP療法では，CPAP装置からエアチューブ，鼻マスクを介して，閉塞した上気

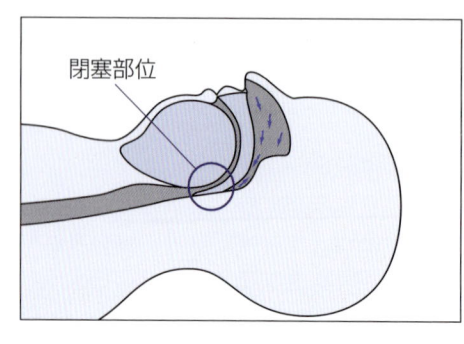

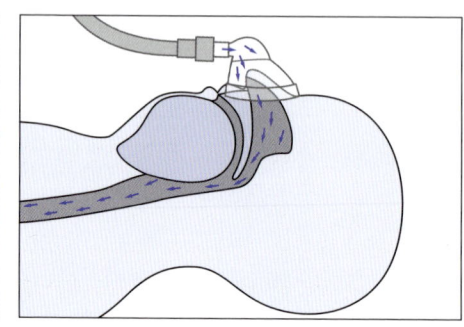

図3 CPAP療法の基本的原理
気道を常に陽圧に保つことで，気道の閉塞を防ぐ．

道に陽圧を持続的にかけ，上気道の開存を図る 図3．
　個々の患者の病態に応じて，上気道の開存維持に必要な最低限の圧（風圧）が異なるため，その最低限の圧を計測する（titration：タイトレーション）必要がある．

3 CPAP療法の治療圧の測定（タイトレーション）

　CPAP療法を開始するにあたってCPAP療法の治療圧を決定しなければならない．睡眠呼吸障害を改善させる最低の治療圧を測定することは，治療効果を上げるだけではなく，CPAP療法のコンプライアンスを向上させるためにも欠かせない．
　本邦でのCPAP治療の現場では，適切な治療圧を測定せずにCPAP療法が行われている場合が少なくない 図4．
　CPAP圧を次第に上げて行くと，無呼吸・低呼吸は消失し，動脈血酸素飽和度（SpO_2）の低下は改善し，いびきが消失してくる．しかしあるCPAP圧を境に呼吸障害は消失するがCPAP圧による睡眠障害が増加してくる 図5．呼吸障害を消失させ，睡眠を障害しない圧がCPAP療法の適正な治療圧である 図5．

4 タイトレーションの方法

　CPAP療法の治療圧を決定する方法（タイトレーション法）には，睡眠検査技師が

> **MEMO　タイトレーション（Titration）**
> 　Titrationの本来の意味は滴定（被検液に一定量の基準溶液を加えて行う容量分析）である．すなわち滴定時に溶液を少しずつ加えるようにCPAP圧を少しずつ加え，呼吸障害を消失させ睡眠障害を生じさせない圧を測定する方法である．

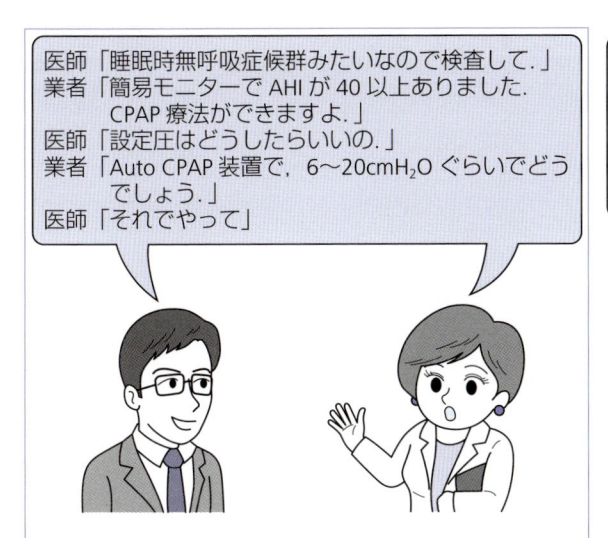

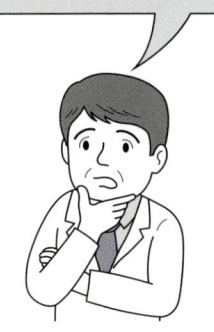

図4 閉塞性睡眠時無呼吸症候群（OSAS）に対する誤った CPAP 療法
（業者任せの CPAP 療法）

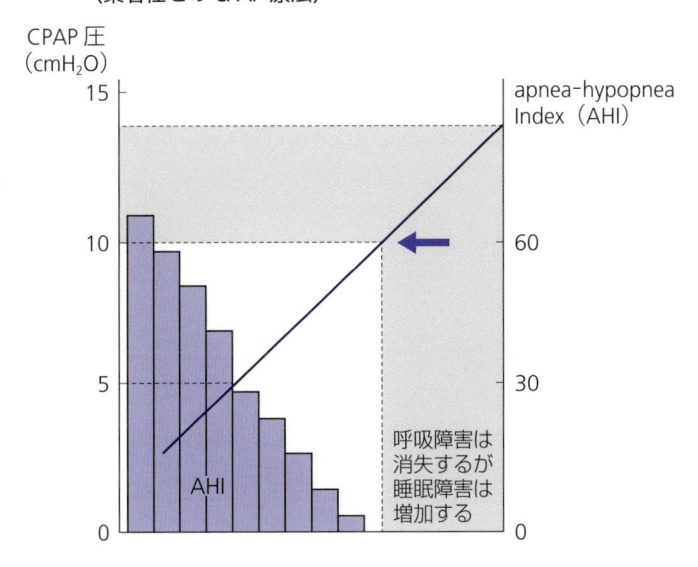

図5 CPAP 療法のタイトレーション
CPAP 圧を上げると睡眠時の呼吸障害は減少し，呼吸障害による睡眠障害は減少する．さらに CPAP 圧を上げると呼吸障害は消失するが，CPAP 圧による睡眠障害が増加する．呼吸障害を消失させ，睡眠障害を改善させる CPAP 圧（矢印）を測定することが大切である．

PSG を終夜監視し，手動で治療圧を測定する attended manual titration 法と，検査技師が終夜監視を行わずに auto CPAP 装置（自動圧調整 CPAP 装置）のデータと PSG の解析値，マスク内圧波形，各マスク内圧時の AHI，イベントを参考にして治療圧を測定する unattended automated titration 法がある 表1．

表1 タイトレーションの方法と利点・欠点

	Attended manual titration 法	Unattended automated titration 法
方法	PSGの下，手動でCPAP装置の圧を上昇させ治療圧を測定する	PSGの下，auto CPAP装置を用いて治療圧を測定する
利点	正確な圧力を測定できる	手間がかからない
欠点	手間がかかる	使用機器の特性がみられる

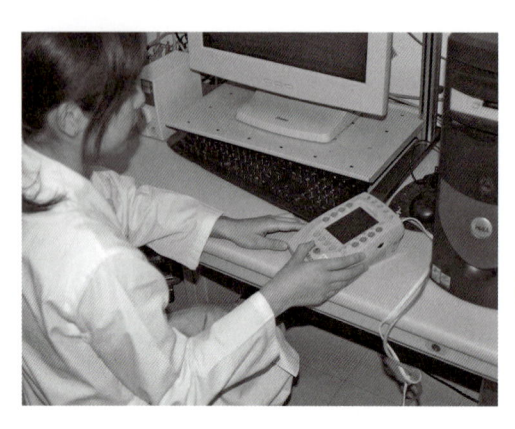

図6 Attended manual titration 法
検査技師が終夜監視を行い，PSGを行いながら手動で治療圧を測定する．最近はモニター上で圧の変更が行える 図7．

　理想的には attended manual titration 法が良いが，マンパワーが不足した施設ではこの方法は行い難い．近年，医療器械の発達に伴って無呼吸を起こさない圧を自動的に調節する auto CPAP 装置が開発され，OSAS の治療にも使用されている．Auto CPAP 装置により得られたデータは CPAP 療法の治療圧として利用できる[3]．

A. Attended manual titration 法 図6, 7

　睡眠検査技師が終夜監視を行いながら PSG を行い，波形を観察しながら無呼吸の起こらない圧を手動で調節し，CPAP 療法の治療圧を測定するタイトレーション法である．以下，attended manual titration 法のアルゴリズムを述べる[4]．

①CPAP 圧は 4 cmH$_2$O から開始し，最大 20 cmH$_2$O までとする．Body mass index (BMI) の高い患者，再タイトレーションの患者ではより高い圧から開始してもよい．

②CPAP 圧は閉塞性呼吸イベントが消失するまで 5 分間以上の間隔で 1 cmH$_2$O ずつ上昇させる．

③2 回以上の閉塞性無呼吸，3 回以上の低呼吸，5 回以上の RERA (respiratory effort-related arousal)，3 回以上の大きないびきが観察された場合，CPAP 圧を上昇させる．

④低呼吸が消失した後，さらに残存する上気道抵抗を取り除くことを目的とした圧の上昇 (exploration) は 5 cmH$_2$O を超えるべきではない．

⑤患者が覚醒して，圧が高すぎると訴えた場合は，患者が再度入眠するのに十分快

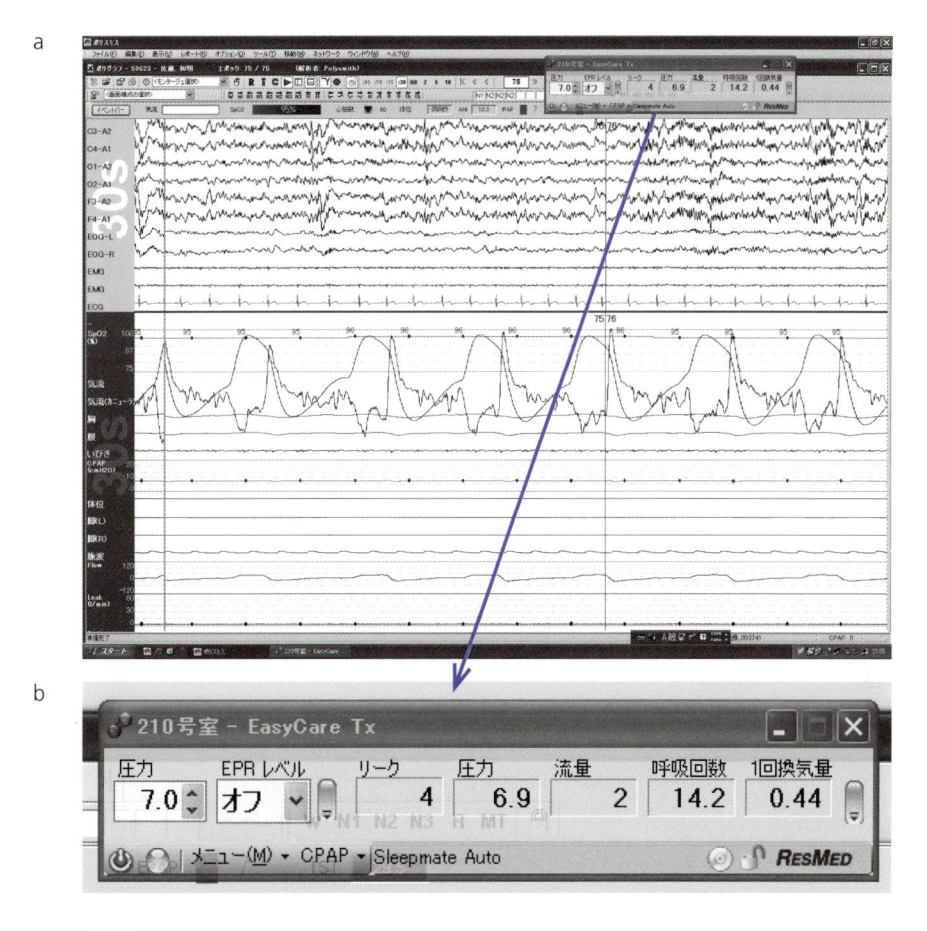

図7 Attended manual titration 法
モニター上で圧の変更ができる PSG 装置（a）．供給圧を変更し，その時のリーク，供給圧，流量，呼吸回数，1回換気量がモニター上に表示される（b）．

適な圧まで下げてから再開しなければならない．

⑥Down titration は必要ではないが，オプションとして考慮してもよい．

B. Unattended automated titration 法

　睡眠検査技師が終夜監視を行わず，auto CPAP 装置（自動圧調整 CPAP 装置）と PSG を組み合わせ，CPAP 療法の治療圧を測定するタイトレーション法である[5,6]．

　Auto CPAP 装置は無呼吸・低呼吸を起こさないように自動的に圧を調節する機能がある．Auto CPAP 装置を装着し，その機能を用いてタイトレーションを行う．本法を用いたタイトレーションを行う際には，PSG を同時に行いながら効果を判定することが望ましい[5,6]．

　Auto CPAP 装置による測定圧の中央圧，95 パーセンタイル圧，最大圧，1時間当たりの無呼吸の数（apnea index: AI），1時間当たりの無呼吸低呼吸の数（AHI），マ

スクリーク値，圧とリークの波形のデータ値とPSGの睡眠脳波，睡眠段階，呼吸動態の経時的波形，マスク内圧波形，各マスク内圧時のAHI，およびイベントを参考にしてCPAP療法の治療圧を決定する[5,6]．

大部分のOSAS患者は，本タイトレーション法の適応があり[5,6]，マンパワーが不足している施設において，attended manual titration法にかわる簡便なタイトレーションの1つの方法である．本タイトレーション法により，CPAP療法の治療圧は適切に設定でき，呼吸，睡眠構築とも改善できる[5]．

Auto CPAP装置のみを用いてタイトレーションを行うことは，うっ血性心不全，著明な肺疾患（慢性閉塞性肺疾患など），日中の低酸素血症，呼吸不全，OSAS以外（肥満低換気症候群：obesity hypoventilation syndrome（4章，p.35参照）など）の原因による顕著な夜間の酸素飽和度低下を伴った患者に対しては，現在のところ勧められていない[3]．

本タイトレーション法がどのような症例に適応があり，どのような症例に適応がないのかに関しては，auto CPAP装置の性能の向上に伴って今後の検討課題と考えられる．

C. タイトレーション時の注意点

マスクリークが大きいと測定圧に誤差が生じる（適正圧が高くなる）ため，マスクリークを極力小さくする必要がある．

Unattended automated titration法では，マスクリークが大きいとauto CPAP装置の測定圧に誤差が生じるため，マスクリークを極力小さくし，マスク内圧と各マスク内圧時のイベントをPSGで測定することが大切である[5]．またauto CPAP装置とPSGのAI，AHIは必ずしも相関しないといわれ，auto CPAP装置を用いてタイトレーションを行う際には，PSGを同時に行いながら効果を判定する必要がある．

鼻腔通気度が悪いとタイトレーションを行うことができず，CPAP療法の最適圧が得られない．鼻腔通気度を改善してタイトレーションを行う．

5 CPAP療法の治療圧 図8

A. Attended manual titration法

上述した方法で圧上昇を行っていき，イベントが起きなくなった圧を最適圧として用いる．最適圧がレム睡眠で仰臥位の時にもイベントを消失させているか確認するとよい．

B. Unattended automated titration法

Auto CPAP装置のデータとPSGの解析値，マスク内圧波形，各マスク内圧時のAHIとイベントなどを参考にして，auto CPAP装置の95パーセンタイル圧をCPAP

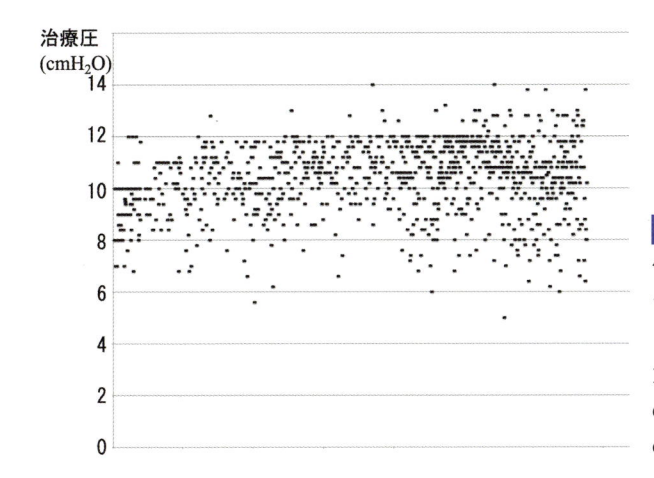

図8 CPAPの治療圧
佐藤クリニック睡眠呼吸障害センターで行ったタイトレーション1,350例の治療圧は，最大圧14 cmH$_2$O，最小圧5 cmH$_2$O，平均10.4±1.4（±SD）cmH$_2$O であった．

療法の治療圧として用いる[5,6]．

日常の臨床では，過小な変動圧（例えば4〜6 cmH$_2$O）あるいは過大な変動圧（例えば14〜20 cmH$_2$O）が設定されたauto CPAP装置を使用しているCPAP療法中の患者に遭遇する．過小な変動圧ではCPAP療法の治療継続率は保たれるかもしれないが，呼吸障害が残り治療効果が得られない．過大な変動圧では，呼吸障害は改善されるが睡眠が障害される．CPAP療法を開始する際には，不適切な治療圧を設定してはいけない．呼吸障害のみならず睡眠障害を消失させるCPAP療法の適正圧を設定することが必要であり，そのためにはタイトレーションは欠かせない．

6 CPAP装置の種類と選択

CPAP装置の種類には，固定圧CPAP装置と変動圧CPAP装置（auto CPAP装置）がある 表2．

著者は固定圧CPAP装置を通常用いている．しかしauto CPAP装置の性能が向上した今日では固定圧，変動圧のどちらでも良い．

A. 固定圧CPAP装置

固定圧CPAP装置は一定の陽圧を供給するCPAP装置である．CPAP療法の治療至適圧の測定（タイトレーション）が必須である．

B. Auto CPAP装置（変動圧CPAP装置）

固定圧CPAP装置に対して不快感を訴える患者，高い治療圧が必要な患者，睡眠中に無呼吸・低呼吸が常時認められない患者（仰臥位時にのみ無呼吸低呼吸が出現するOSAS，レム睡眠時にのみ無呼吸低呼吸が出現するOSASなど）などがauto CPAP装置の適応になる．

表2 CPAP装置の機種と利点・欠点

	固定圧CPAP装置	Auto CPAP装置
装置	CPAP装置が一定の陽圧を，一晩中供給する	CPAP装置がフローの変化を検出し，自動的に圧力を供給する
利点	効果が比較的はっきりしている	患者のその日の気道の状態にあわせて，供給圧を変化させることができる
欠点	CPAP装置の治療至適圧の測定（タイトレーション）が必要	使用機器の特性と患者の呼吸状態により効果に差がでてくる
CPAP圧の変化	圧力／治療至適圧／時間	圧力／最大圧力／最小圧力／時間

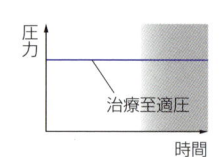

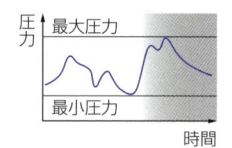

　Auto CPAP装置の治療圧設定で注意しなければならないことは，最大圧力の設定であり，マスクリークなどによる不必要な圧上昇を防ぐことである．実際の臨床では，不必要な最大圧力が設定されており，睡眠障害やCPAP療法のコンプライアンスの低下の原因になっていることが少なくない．

　Auto CPAP装置の治療圧設定では，タイトレーションにより得られたCPAP療法の治療至適圧を最大圧力とし，下方に幅を持たせて治療圧を設定するとよい．

7 マスクの種類と選択

　CPAP療法の成功には，至適治療圧の設定だけではなくマスクの選択と適切なフィッティングが必要である．フィット感がなくよく眠れない，皮膚がかぶれる，空気が漏れる，目や口が乾燥するなどの症状があればマスクの変更を考慮する 図9 ．

　CPAP療法用のマスクには，ネーザルマスク，フルフェイスマスク，ピローマスクなどがある．マスクの種類とサイズを選択する 表3 ．

A. ネーザルマスク 図10a

　ネーザルマスクは鼻を覆うタイプで，最も一般的なマスクである．ヘッドギアを頭部にしっかりかぶることができるので安定性がある．ヘッドギアをきつく締め過ぎると，起床時に鼻根部・顔面に圧痕が残り，患者を悩ませる．また皮膚炎・皮膚潰瘍を起こすことがある 図11 ．

B. フルフェイスマスク 図10b

　フルフェイスマスクは鼻と口の両方を覆うタイプのマスクである．ネーザルマスク

```
                          マスク
                            │
                            ▼
              多くの場合は，メーカーの標準
              マスクが問題なく使用可能
              ┌──────┬──────┬──────┐
              ▼      ▼      ▼      ▼
          圧迫感・  大きさ・  空気漏れ   開口
          鼻背の痛み  重さ
```

- ピローマスク
- マスク素材の 変更
- 視界良好な マスク

- 適正サイズ
- 軽いマスク

- 適正サイズ
- 寝返りに強い マスク

- 口鼻を覆う マスク
- チンストラップ 使用

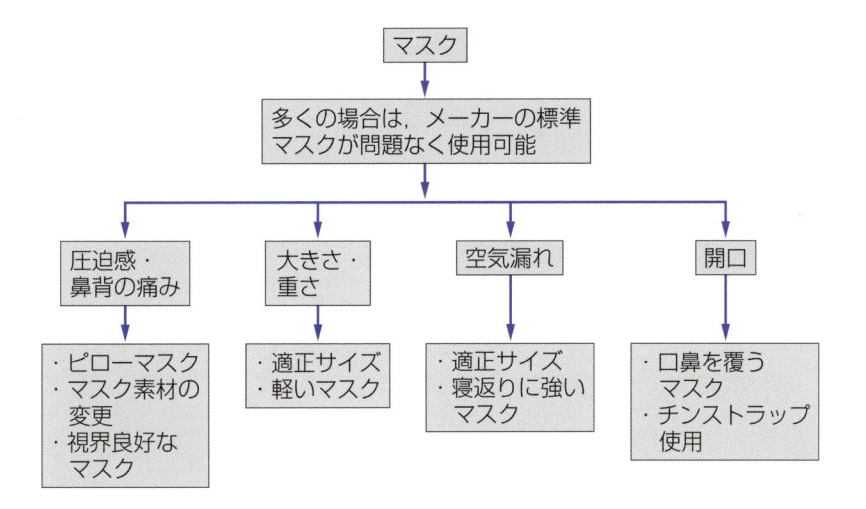

図9 CPAP療法用のマスクの選択

表3 マスクの種類と長所・短所

	ネーザルマスク	フルフェイスマスク	ピローマスク
タイプ	鼻を丸ごと覆うタイプ	鼻・口を覆うタイプ	鼻孔に挿入するタイプ
長　所	安定性がある	口呼吸をカバーできる	顔面の圧迫感がない 視界がすっきりする マスク内が蒸れない マスクの圧迫による顔面皮膚の影響がない
短　所	マスク内が蒸れることがある 口呼吸をカバーできない マスクの圧迫による顔面皮膚の症状を起こすことがある	フィッティングが難しい 視界が極端に狭い マスク内が蒸れる 顔面の圧迫感が大きい	寝返りに弱く，空気漏れを起こす場合がある 口呼吸をカバーできない 風圧を強く感じる

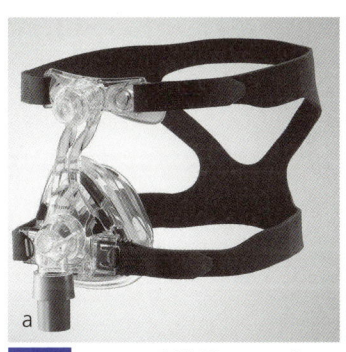

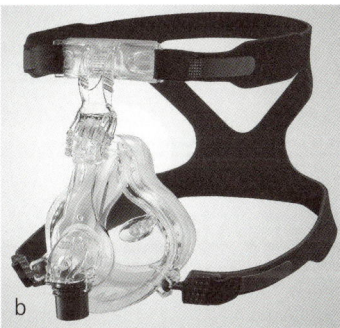

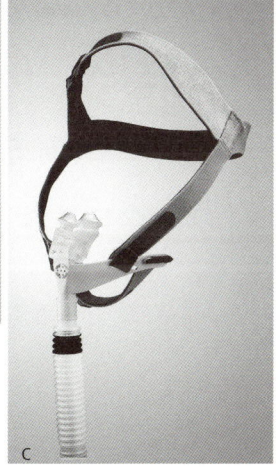

図10 CPAP療法用のマスク
a：ネーザルマスク
b：フルフェイスマスク
c：ピローマスク

図11 ネーザルマスクによる皮膚炎・皮膚潰瘍
（矢印）

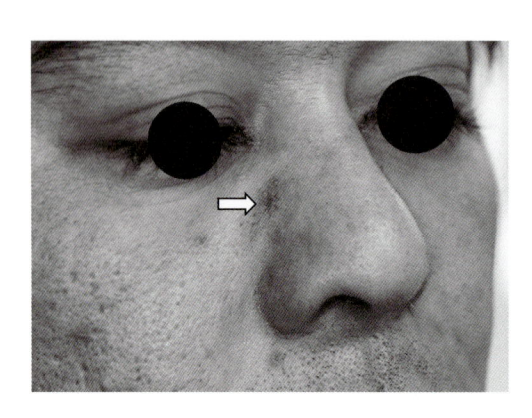

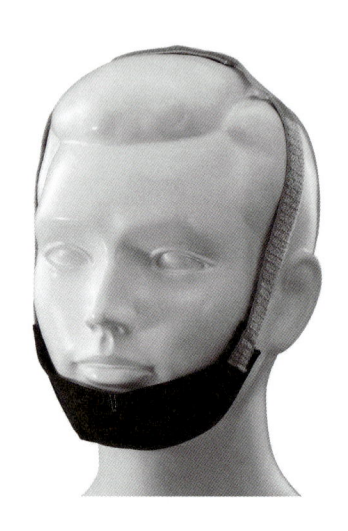

図12 チンストラップ
CPAP療法中の開口を予防できる．

で口を開けてしまう患者に用いられるが，顔面の圧迫感がある．

C. ピローマスク 図10c

　ピローマスクは鼻腔に直接挿入して空気を送るタイプである．顔面の圧迫感がなく，顔面の皮膚への影響が少なく，起床時にマスクの圧痕が顔面に残らず患者に好評である．

D. マスクフィティングのチェックポイント

　マスクフィティングのチェックポイントは，マスク周りから空気の漏れがないか，ヘッドギアをきつく締めすぎていないか，マスクの重さが鼻根部にかかっていないかなどをチェックする．CPAP療法中に開口が著しく口から空気が漏れてしまう場合は，チンストラップ 図12 を用いるとよい．

8 CPAP療法の問題点

A. 耐える治療のイメージ

　CPAP療法を受け入れない，風圧に耐えられない，マスクに耐えられない患者がいる．また人工呼吸器のイメージを持ち嫌悪感を持つ患者もいる．CPAP療法の原理，人工呼吸器ではないことなどを，実際に患者にCPAP装置に触れてもらい説明する．

B. 鼻の症状

　　鼻の乾燥感・違和感（鼻が冷たい），鼻漏，鼻閉などを訴える．特に冬場に多く，鼻粘膜が乾燥し鼻出血をきたす場合もある．鼻アレルギー，慢性副鼻腔炎などの原疾患があればその治療を行い，対症療法を併せて行う．CPAP装置のホースを布団の中にいれて送気を加温したり，CPAP装置専用の加湿器を併用する．

　　鼻腔抵抗は臥位，入眠，レム睡眠により増加する．鼻腔通気度の改善は，CPAP療法のコンプライアンスに大きな影響を与える．鼻副鼻腔疾患の保存的治療を行う．鼻中隔弯曲症などの原因疾患がある場合は，手術も考慮する（10章参照）．鼻腔通気度を改善することにより，CPAP療法の治療圧を低く抑えることが可能である[7]．

C. 口腔・咽頭の症状

　　口腔・咽頭の乾燥感などがある．CPAP療法中は鼻腔での生理的な加湿，加温が不十分である．CPAP装置のホースを布団の中にいれて送気を加温したり，CPAP装置専用の加湿器を併用する．

　　また口腔・咽頭の乾燥感は，CPAP療法中に開口すると起こりやすい．開口の習慣がある患者はCPAP療法の継続率が低下する．開口防止のテープやチンストラップ 図12 を用いる．

D. 顔面の皮膚炎・皮膚潰瘍 図11

　　マスクフィティングに問題がある場合が多い．ヘッドギアはゆる過ぎず・きつ過ぎず締め，マスクの位置も変更する．効果がなければ，マスクのサイズ，種類，素材を変更する．

E. 入眠困難

　　CPAP療法の送気圧により入眠困難が起こる．ランプ時間（CPAP装着開始から治療圧に達するまでの時間）を長くする．非ベンゾジアゼピン系睡眠薬（超短期型）（マイスリー® など）を投与する．

F. 腹部膨満感

　　空気を嚥下することによる腹部膨満感を訴える場合は，治療効果をみながらCPAP療法の治療圧を下げる．また枕の高さを調節することも有効である．

G. 結露

　　冬期にマスク，ホース内に結露を生じると，覚醒刺激になり睡眠の質に影響する．CPAP装置専用の加湿器を併用する．

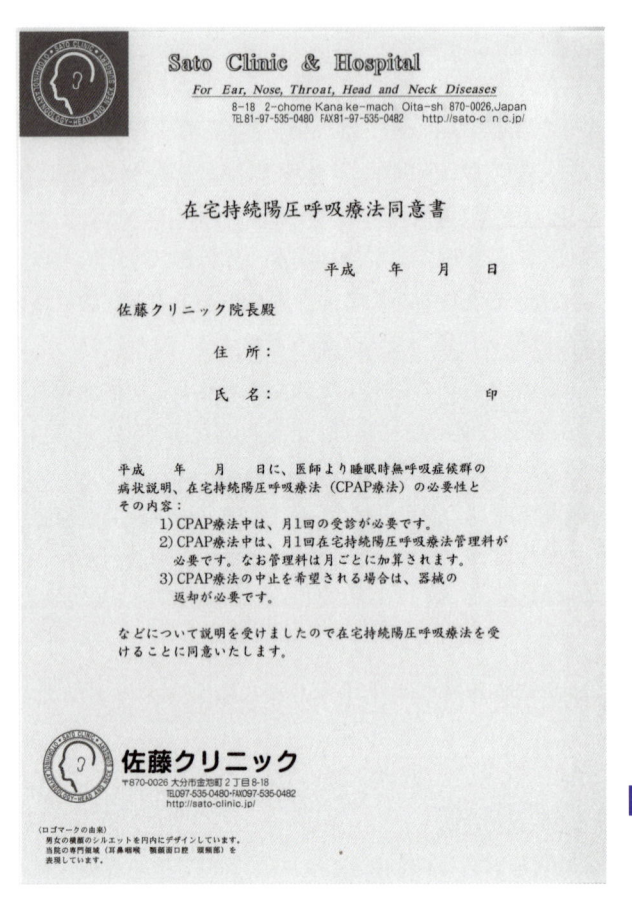

図13 CPAP療法の同意書（佐藤クリニック睡眠呼吸障害センター）

9 CPAP療法と定期的な外来管理

A. CPAP療法の導入時

　CPAP療法の目的，必要性，治療効果，健康保険制度などを説明し，患者の理解と同意を得る 図13．

　患者から「CPAP療法をどの位継続したらOSASが治癒するのか」という質問をよく受ける．OSASの病態に応じて説明をする．

　上気道の形態から他の治療法の選択肢がない場合，加齢が原因の場合は，根治は困難でCPAP療法の継続を勧める．また心筋梗塞，脳出血などの疾患の既往，あるいは発症リスクが高い患者にもCPAP療法の継続を勧める．

　肥満がOSASの原因である場合は，標準体重や20歳時の体重を目標にして減量する．

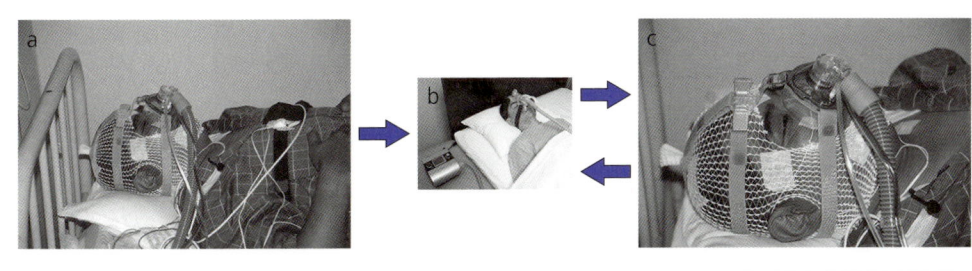

Titration（タイトレーション）	自宅でのCPAP療法	終夜睡眠ポリグラフ検査（PSG）
呼吸障害・睡眠障害を消失させるCPAPの適正圧（治療圧）を測定する．		患者自身のCPAP装置を装着してPSG検査を行い，タイトレーションで測定した圧が適正かどうか，PSG検査で再度確認する．

図14 Unattended automated titration 法による CPAP 療法の流れ

a：睡眠検査技師が終夜監視を行わずに，auto CPAP 装置のデータと PSG を参考にして治療圧を測定する．
b：自宅で CPAP 療法を行う．
c：治療圧が適正かどうか，PSG で再度確認する．

B. CPAP 療法の外来管理

1〜3 カ月に 1 回の外来受診の際は，使用状況，コンプライアンス，治療効果などをチェックする．CPAP 導入後半年間は治療から離脱する例が多いと言われている．患者の不安や問題点の解決を行う．

鼻腔通気度はコンプライアンスに影響を与えるので，鼻アレルギーなど鼻閉がある患者はこれらの疾患の治療を合わせて行う．

高血圧症に対して降圧薬を内服している患者では，CPAP 療法により血圧が下がり過ぎる場合があるので注意する．

CPAP 療法を終夜行えるようになったら，設定した CPAP 療法の治療圧が適切かどうか，患者自身の CPAP 装置を装着して PSG を行い 図14，CPAP 療法の効果，すなわち睡眠呼吸障害と睡眠の質の改善を判定することが望ましい[5,6]．

体重の増減も外来で経過観察する．特に体重が大きく増加した場合は，CPAP 療法の治療圧を変更しなければならないことがある．

10 CPAP 療法の治療継続率（コンプライアンス）を上げるためには

CPAP 療法を開始した患者の多くがさまざまな問題に遭遇し，その多くは CPAP 療法の導入初期に遭遇する．

CPAP 療法のコンプライアンスにかかわる要因には年齢，治療圧，鼻腔通気度，自覚症状の改善度，副作用などがあげられる．

CPAP療法のコンプライアンスを上げるためには，以下の取り組みが必要である．
①CPAP療法を導入する際にはタイトレーションを行い，適正な治療圧を設定する．
②CPAP療法の導入時には患者へ十分な説明を行い，患者自身の十分な理解を得る．
③CPAP療法の導入後は経過観察を行い，問題が生じた場合に十分な対応を行う．

文 献

1) Sullivan CE, Issa FG, Berthon-Jones M, et al. Home treatment of obstructive sleep apnoea with continuous positive airway pressure applied through a nose-mask. Bull Eur Physiopathol Respir 1984; 20: 49-54.
2) Marin JM, Carrizo SJ, Vicente E, et al. Long-term cardiovascular outcomes in men with obstructive sleep apnoea-hypopnoea with or without treatment with continuous positive airway pressure: an observational study. Lancet 2005; 365: 1046-53.
3) Littner M, Hirshkowitz M, Davila D, et al. Practice parameters for the use of auto-titrating continuous positive airway pressure devices for titrating pressures and treating adult patients with obstructive sleep apnea syndrome. An American Academy of Sleep Medicine report. Sleep 2002; 25: 143-7.
4) 岡村城志, 今井理恵, 谷口充孝, ほか. nasal CPAP療法. Pharma Medica 2011; 29: 45-9.
5) 佐藤公則, 橋本鶴美. 閉塞型睡眠時無呼吸症候群に対する自動圧調整CPAP装置を用いたnCPAP療法の治療圧設定（タイトレーション）. 日耳鼻 2004; 107: 494-9.
6) 佐藤公則. CPAP療法の適正圧の決め方. 耳・鼻・のどのプライマリケア. 東京: 中山書店; 2014. p.244-7.
7) 千葉伸太郎, 太田正治, 森脇宏人, ほか. 閉塞性睡眠時無呼吸症候群に対するn-CPAP療法と鼻手術の治療効果. 耳展 2002; 45: 114-8.

10章 手術治療

> ■■ 診療のポイント ■■
> ☑ 手術を行う際は，閉塞性睡眠時無呼吸症候群（OSAS）の原因になる上気道形態の評価（閉塞部位の診断），手術の適応，適切な術式の選択が重要である．
> ☑ OSASに対する手術治療には2つの目的がある．1つは手術のみでOSASの完治を目指す場合であり，もう1つは集学的治療の一環として手術を行う場合である．
> ☑ 手術のみでOSASの完治を目指す場合は，無呼吸・低呼吸指数（AHI）が10以下を目指し，睡眠の質の改善も重視する．
> ☑ 集学的治療の一環として行う手術は，手術により鼻腔通気度，咽頭腔通気度の改善をはかり，他の治療と手術を組み合わせて行う治療である．

　Sleep surgery（Sleep apnea surgery）とは，睡眠呼吸障害に対して行われる手術の総称である．閉塞性睡眠時無呼吸症候群（OSAS）に対して手術を行う際は，OSASの原因になる上気道形態の評価（閉塞部位の診断），手術の適応，適切な術式の選択が重要である．またどのような目的で手術を行うのかが大切になる．

　OSASに対する手術療法には2つの目的がある 表1．1つは手術のみでOSASの完治を目指す場合であり，もう1つは集学的治療の一環として手術を行う場合である．手術のみでOSASの完治を目指すのか，集学的治療の一環として手術を行うのか目的を持って手術を行うべきである．

　米国睡眠医学会（AASN）はsleep surgeryの臨床指針を2010年に提唱し，①気管切開術はOSASの単独治療として効果があること，②maxillo-mandibular advance-

表1　閉塞性睡眠時無呼吸症候群（OSAS）に対する手術の目的

1. 手術のみでOSASの完治を目指す手術
・無呼吸・低呼吸指数（AHI）＜10を目指す 　（AHIが有意に改善してもその意味は少ない） ・睡眠の質の改善も重視しなければならない．
2. 集学的治療の一環として行う手術
・他の治療と手術を組み合わせて行う治療． ・鼻腔通気度，咽頭腔通気度の改善． 　☞CPAP療法，口腔内装置治療のコンプライアンス，治療継続率を向上させる．

ment は重症のOSAS患者でCPAP療法脱落例あるいはCPAP療法を希望しない例に対し有効であること，③単独のuvulopalatopharyngoplasty（UPPP）（口蓋扁桃摘出術を同時に行う，あるいは行わない）は中等症・重症のOSAS例においてAHIの正常化は期待できないこと，④multi-level or stepwise surgery は多くの部位で気道が狭窄する場合に適応であること，⑤palatal implant は軽症例に効果が期待できること，⑥Laser-assisted uvulopalatoplasty（LAUP）はOSASに勧められる治療ではないなどとしている[1]．

しかし個々の患者でOSASの病態は異なり，米国睡眠医学会が提唱した画一的な臨床指針は実際の臨床では当てはまらないことが少なくない．また本邦のOSAS患者は，肥満度と顎顔面形態の点で欧米のOSAS患者とは病態が異なっている．

CPAP療法か手術かという議論に発展しがちであるが，このような論争は意味がない．個々のOSASの病態に対して，適応に基づいたsleep surgery，集学的治療の一環としてのsleep surgeryが，OSASの診療で大切であると著者は考えている．

1 上気道形態の評価（閉塞部位の診断）の重要性

OSASの病態には，単独あるいは複合したいくつかの閉塞部位が関与している．中咽頭の形態の評価（閉塞部位の診断）は難しい場合があり，睡眠時以外の覚醒時には，閉塞部位が明らかでない場合がある．閉塞部位診断が明らかでない例は手術適応にならない．

上気道形態の評価（閉塞部位の診断）は，OSASの適切な治療法，手術適応の決定，手術術式の選択において必要不可欠である．

● 症例1：75歳，男性

主訴：手術を受けたがOSASが改善しない．

既往歴：狭心症，肥大型心筋症

現病歴：いびきを訴え，某病院耳鼻咽喉科を受診した．簡易無呼吸検査でOSASを認めた．全身麻酔下にUPPPを受けたが，OSASが改善しないため来院した．

上気道形態の評価：中咽頭にはUPPPが行われていた 図1．舌根部の後退が顕著で，同部の閉塞によりOSASが改善しないと考えられた．

術後の終夜睡眠ポリグラフ検査（PSG）：無呼吸・低呼吸指数（AHI）は28.5であり中等症のOSASを認めた．

経過：CPAP療法の適応であり，タイトレーションを行い，CPAP療法を行った．

この症例の問題点：前医で上気道形態の評価（閉塞部位の診断）が行われたかどうかは不明であるが，上気道形態の評価が適切に行われていなかったと考えられた．また簡易無呼吸検査のみで，PSGが行われていなかった．またUPPP術後に手術の治療効果をPSGで判定していなかった．特に循環器系の合併症をすでにきたしている患者には，適切な治療が行われる必要がある．

図1 Uvulopalatopharyngoplasty（UPPP）術後の中咽頭

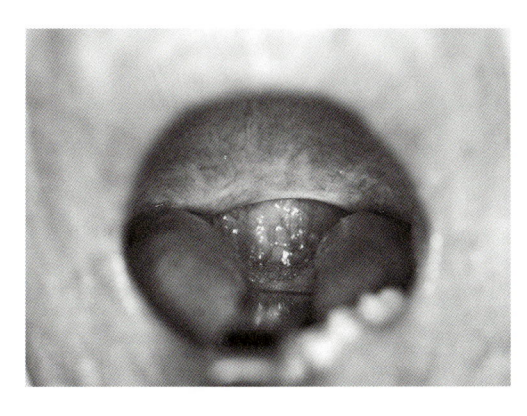

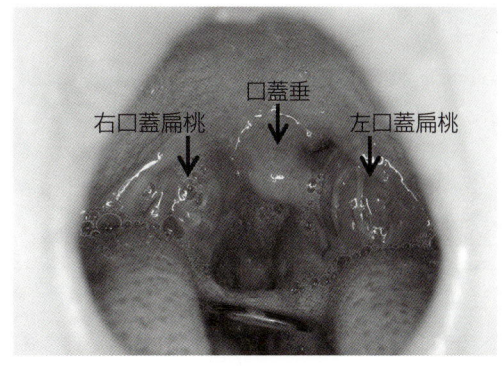

図2 上気道形態の評価（中咽頭所見）
口蓋扁桃が肥大している（Mackenzie分類, Ⅱ度肥大）.

2　OSASに対する手術治療の目的

OSASに対する手術治療には2つの目的がある 表1．

A. 手術のみでOSASの根治を目指す手術

学会ではAHIの改善度の有意差のみをOSASの術後治療成績として議論している場合があるが，OSASの根治を目指した手術の場合は，AHIが有意に改善してもその意味は少ない．手術でOSASの完治を目指す場合は，少なくとも術後のAHIが10以下にならなければならない．また睡眠の質の改善も重視しなければならない．

手術のみでOSASの完治を目指す手術としては，口蓋扁桃摘出術，アデノイド切除術，軟口蓋形成術，UPPPなどがある．また一般的には鼻腔通気度を改善させる手術でOSASは改善しないと言われているが，鼻閉が原因で口呼吸になり舌根が後退し気道が閉塞するが，鼻呼吸により舌根の後退が改善する例，鼻閉により吸気時に上気道（中咽頭）内が陰圧になりやすい例では，鼻腔通気度改善手術でOSASが改善する例がある．

●症例2：6歳, 男児

主訴：いびき, 睡眠時無呼吸

現病歴：3歳頃から睡眠中のいびきと呼吸の乱れが認められた．最近は朝起床が困難で，起床時に疲労感を訴える．また食欲がなく朝食が食べられない．週末には疲労が蓄積し，寝ている．

エプワース眠気尺度（Epworth sleepiness scale：ESS）：10点

上気道形態の評価：口蓋扁桃が肥大していた（Mackenzie分類, Ⅱ度肥大） 図2．アデノイドの肥大は軽度であった．鼻アレルギー（抗原はハウスダスト，スギなど）

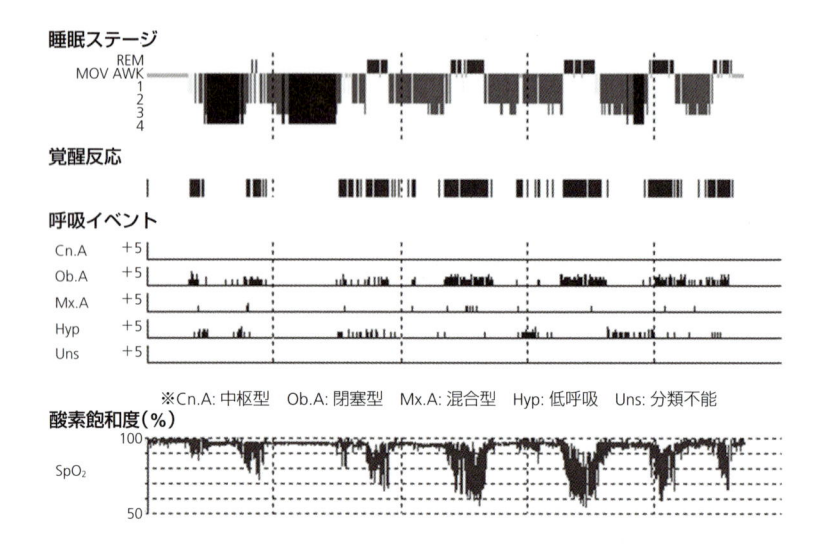

図3 ヒプノグラム（6歳，男児，重症のOSAS），覚醒反応，呼吸イベント，動脈血酸素飽和度

深睡眠が比較的多く，レム睡眠が長く，睡眠構築の乱れは少ない．小児では呼吸障害の程度を，睡眠構築の障害としてとらえにくい．特にレム睡眠時にAHIが増加し，動脈血酸素飽和度が著明に低下している．

による下鼻甲介の肥大を認めた．

　PSG：睡眠効率は88％であった．睡眠構築の乱れは少なく 図3，深睡眠の出現率は，%Stage 3 が18.6%，%Stage 4 が19.6％であった．AHIは47.4であり，最も長い無呼吸時間は81.6秒，動脈血酸素飽和度は，54％まで低下した．Arousal indexは35であった．特にレム睡眠時にAHIが増加し，動脈血酸素飽和度（SpO_2）が著明に低下した 図3．

　手術：全身麻酔下に両側口蓋扁桃摘出術と咽頭形成術を行った 図4．

　術後経過：術後，咽頭腔は広く形成された 図5．エプワース眠気尺度は3点，朝起床が容易で，起床時の疲労感がなくなった．朝食もよく食べるようになった．週末には疲労が蓄積しなくなった．

　術後7週目のPSG：睡眠構築はほぼ正常であった．AHIは3.9，arousal indexは4.7であった．

● 症例3：49歳，男性

　主訴：いびき，日中の眠気

　現病歴：30歳頃から睡眠中のいびきを指摘されていた．最近は日中の眠気を訴える．

　エプワース眠気尺度（Epworth sleepiness scale：ESS）：11点

　上気道形態の評価：経口的中咽頭の評価では軽度の軟口蓋低位であった 図6a．内視鏡検査では，鼻・副鼻腔疾患（両側慢性副鼻腔炎，両側鼻ポリープ，鼻アレルギー）を認め，鼻腔形態の異常（鼻中隔弯曲症，下鼻甲介肥大）を認めた 図6b, c．舌根

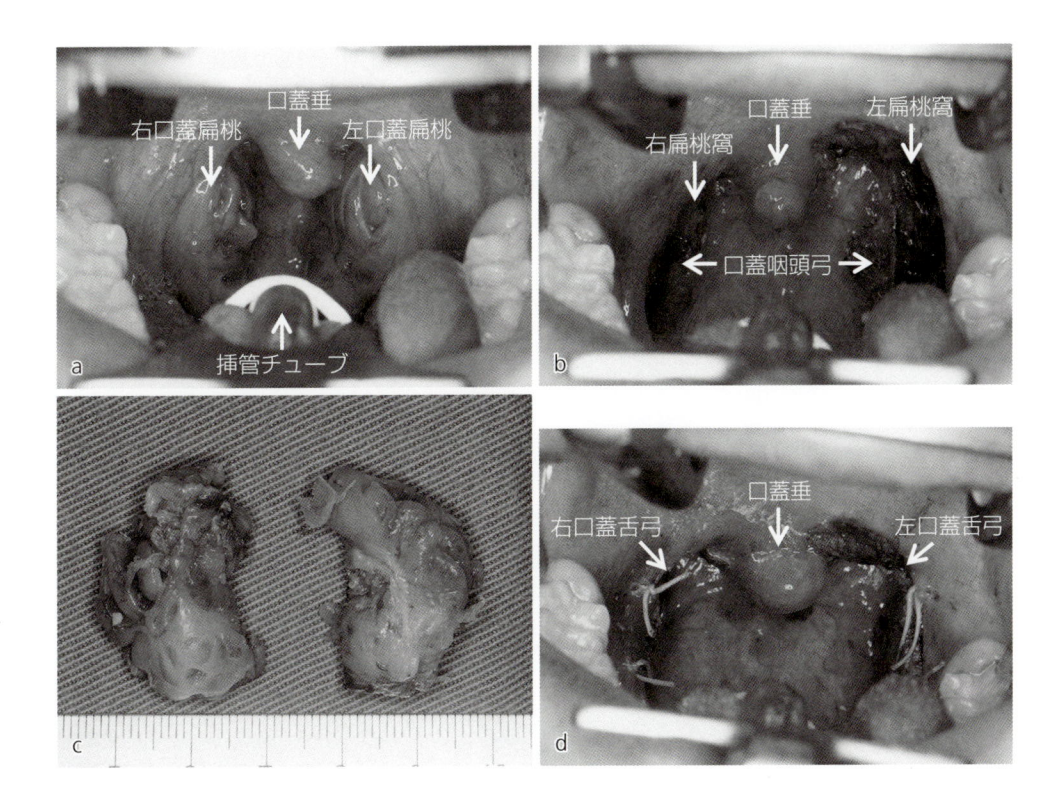

図4 両側口蓋扁桃摘出術と咽頭形成術
a：開口器で口腔・咽頭を展開する．
b：両側口蓋扁桃を摘出し，口蓋咽頭弓（後口蓋弓）の膜状部分を切開する．
c：摘出された口蓋扁桃
d：両側の口蓋舌弓（前口蓋弓）と口蓋咽頭弓（後口蓋弓）を縫合する．

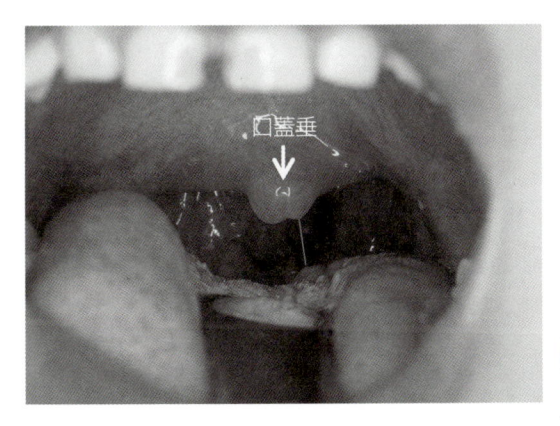

図5 術後の中咽頭所見
咽頭腔は広く形成されている．

（中咽頭）は，鼻呼吸時は舌根の後退はなかった 図6d が，開口・口呼吸させると（開口・口呼吸テスト（5章，p.43参照）），高度の舌根の後退を認めた 図6e ．上気道形態の評価から鼻腔通気度を改善させれば，いびき・睡眠時の無呼吸が改善する可能性

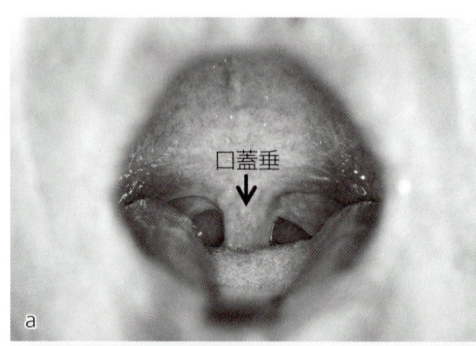

図6 上気道形態の評価
a：経口的な中咽頭の評価では，軽度の軟口蓋低位を認める．
b, c：鼻・副鼻腔の評価では，鼻腔形態の異常（鼻中隔弯曲，下鼻甲介肥大），鼻・副鼻腔疾患（慢性副鼻腔炎，鼻ポリープ，鼻アレルギー）を認める．
d：経鼻的な中咽頭の評価では，開口・口呼吸による舌根の動きを評価する（開口・口呼吸テスト）と，鼻呼吸時に舌根の後退はない．
e：開口・口呼吸させると舌根の後退が著しくなり，高度の舌根後退を認める．

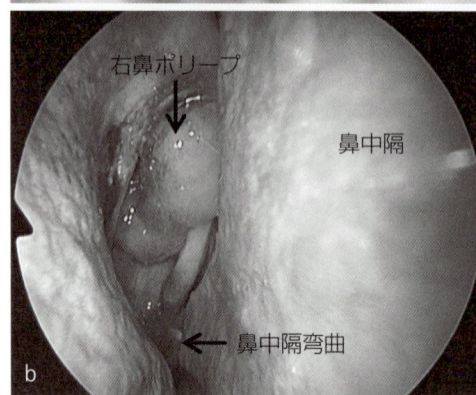

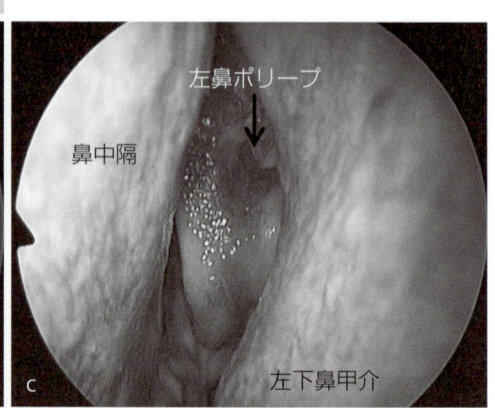

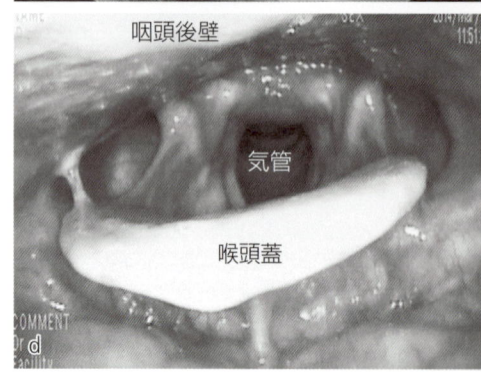

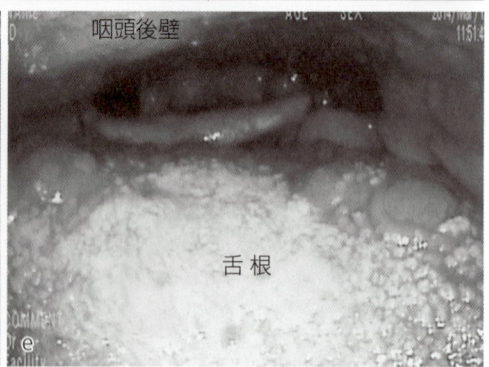

が示唆された．

　鼻腔通気度検査：左側鼻腔抵抗値が 0.36 Pa/cm^3/s，右側鼻腔抵抗値が 0.52 Pa/cm^3/s，両側鼻腔抵抗値が 0.21 Pa/cm^3/s であった．

　PSG：AHI は 19.6，最も長い無呼吸時間は 61.1 秒，動脈血酸素飽和度は，77％まで低下した．Arousal index は 28.9 であった．

　内視鏡下鼻・副鼻腔手術：局所麻酔下に両側慢性副鼻腔炎に対しては両側内視鏡下

副鼻腔手術3型，両側鼻ポリープに対しては鼻ポリープ摘出術，鼻中隔弯曲症に対しては鼻中隔矯正術，下鼻甲介肥大（鼻アレルギー）に対しては粘膜下下鼻甲介骨切除術を行った．

術後鼻腔通気度検査：左側鼻腔抵抗値が 0.26 Pa/cm^3/s，右側鼻腔抵抗値が 0.20 Pa/cm^3/s，両側鼻腔抵抗値が 0.11 Pa/cm^3/s に改善した．

術後 PSG：AHI が 6.4 に改善した．

B. OSAS に対する集学的治療の一環として行う手術

OSAS に対する集学的治療は，その重症度，上気道の形態（閉塞部位），患者の希望に応じて CPAP 療法，手術，口腔内装置治療，上気道の管理，減量，就寝時の体位などを組み合わせた治療が行われるが，集学的治療の一環として行う手術は重要である．

鼻腔通気度，咽頭腔通気度の改善を目的とした手術による上気道の管理は，AHI の改善，CPAP 療法あるいは口腔内装置治療の治療継続率の向上，いびき症の改善のみならず，良質な睡眠をとる上で大切である．

集学的治療の一環として行う手術としては，CPAP 療法あるいは口腔内装置治療の治療継続のために行う鼻腔通気度改善手術（内視鏡下鼻副鼻腔手術による鼻中隔矯正術，粘膜下下鼻甲介骨切除術など），CPAP 療法の治療圧をさげるために行う口蓋扁桃摘出術などが該当する．

3 口蓋垂・軟口蓋・咽頭形成術
(uvulopalatopharyngoplasty：UPPP)

OSAS に対する UPPP の適応は必ずしも確立されていない．OSAS の治療選択肢に CPAP 療法がなかった時代に，本邦では池松（1961）[2]，林（1961）[3]がいびきに対する軟口蓋形成術を報告した．その後，palatopharyngoplasty and partial uvulectomy (Ikematsu)[4]，UPPP (uvulopalatopharyngoplasty) (Fujita)[5]などが，いびきと OSAS に対する手術治療として行われてきた．しかし当時は手術に変わる有効な治療選択肢が少なかったこと，適応が論じられないまま多くの手術が行われたため，効果が不十分な例や合併症の出現例が問題になり，OSAS に対する UPPP の効果を疑問視する医師あるいはガイドラインもある．

メタアナリシス分析によると，軟口蓋部のみの閉塞の場合，UPPP の成功率（この研究では無呼吸指数などの睡眠パラメーターが術後に 50%以下になる場合を成功としている）は 70%前後であるのに対して，舌根部の閉塞も加わると極端に成功率が落ち，20%前後になると報告されている[6]．上述した UPPP を行ったが OSAS が改善しなかった症例1 図1 がこのような例に当てはまると考えられる．いずれにしても UPPP で OSAS の根治を目指す場合は，少なくとも軟口蓋部のみの閉塞例が適応になる．

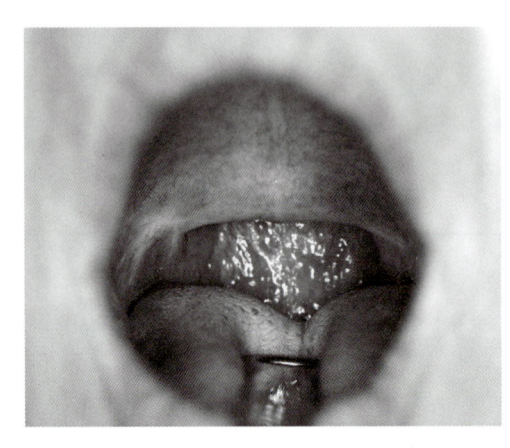

図7　UPPPと口蓋扁桃摘出術による OSAS根治例

軟口蓋部のみの閉塞例で，口蓋扁桃肥大（Mackenzie分類Ⅱ度）があり，いびき音テスト，ミュラー手技で咽頭の閉塞パターンが左右型で，軟口蓋低位ではなく，肥満ではなかった症例．

　菊池らはUPPPで成人OSASの根治を目指す場合は，①扁桃肥大がある（Mackenzie分類でⅡ度以上），②いびき音テスト（5章，p.42参照）で咽頭の閉塞パターンが左右型，③顎・顔面形態異常のリスクが小さい，④年齢が若い，⑤合併症が重篤ではないことが適応条件としている[7]．

　②のいびき音テストに関しては，UPPPは軟口蓋レベルの中咽頭を左右に拡大する術式であり，いびき音テストで中咽頭の左右が狭くなる左右型が最も効果が期待できるとしている[7]．年齢に関しては年齢が上がるにつれ舌根の落ち込みが強くなる傾向（加齢に伴う筋力低下，軟部組織の緊張低下）を示唆しているが，適応年齢の上限については今後の検討が必要としている[7]．

　UPPPでOSASの根治を目指す場合は，軟口蓋部のみの閉塞例で，口蓋扁桃肥大（Mackenzie分類でⅡ度以上）があり，いびき音テストあるいはミュラー手技（5章，p.46参照）で咽頭の閉塞パターンが左右型で，軟口蓋低位ではなく，肥満でないなどの症例が適応になると考えられる 図7．

4　口蓋扁桃摘出術

　小児のOSASでは，その多くは口蓋扁桃肥大 図2 とアデノイド増殖症による上気道狭窄が原因である[8]．したがって口蓋扁桃摘出術とアデノイド切除術でOSASが改善する例が多い（症例2, 図4, 5）．

　成人のOSASでは，口蓋扁桃肥大（Mackenzie分類でⅡ度以上）があり，軟口蓋部のみの閉塞例であり，いびき音テストあるいはミュラー手技で咽頭の閉塞パターンが左右型であり，軟口蓋低位ではなく，肥満でないなどの症例では，口蓋扁桃摘出術でOSASの改善が期待できる．また口蓋扁桃摘出術とUPPPを併用した術式も症例 図7 によっては選択肢になる．

　集学的治療の一環として行う手術としては，CPAP治療の継続目的で，CPAP療法の治療圧を下げるために行う口蓋扁桃摘出術などが該当する．

5 Laser-assisted uvulopalatoplasty(LAUP)

　米国睡眠医学会は sleep surgery の臨床指針を 2010 年に提唱し，laser-assisted uvulopalatoplasty（LAUP）は OSAS に勧められる治療ではないとしている[1]．しかし症例を選べば，いびき症，軽症の OSAS に対して効果がある[9]．特に OSAS が軽症でいびきが睡眠障害の原因になっている場合は，適応があれば有効である．

　OSAS に対する外来での日帰り手術として Kamami（1994）[10]が LAUP を報告して以来，LAUP は本邦でも急速に普及した．しかし，OSAS・いびきの手術＝LAUP といった短絡的な手術適応で LAUP が行われた結果，術後に OSAS・いびきが改善しなかったり，術後の瘢痕・狭窄によるいびきの増悪，OSAS の出現，咽頭違和感，鼻咽腔閉鎖機能不全などの合併症の問題が生じている[9]．

　特に後口蓋弓が膜状で広く，口蓋垂が大きく長い例 図8 では，LAUP の効果が高い[9]．したがって，①単純ないびき症あるいは軽症の OSAS で，②軟口蓋の形態のみがいびきの原因であり，③後口蓋弓が膜状で広く，口蓋垂が大きく長い例 図8 が，LAUP のよい適応である[9]．また鼻腔手術などと組み合わせて LAUP を行ったり，集学的治療の一環として他の治療法と組み合わせて LAUP を行ってもよい．

6 鼻腔通気度改善手術(内視鏡下鼻・副鼻腔手術)

　睡眠呼吸障害の治療で，鼻腔通気度の改善は大切である．OSAS がなくても鼻閉のみで睡眠の質が損なわれる．一方で鼻腔通気度を改善させることで，CPAP 療法あるいは口腔内装置治療の治療継続率が向上する．すなわち OSAS に対する集学的治療の一環として行う鼻腔通気度改善手術の意義は大きい．

　一方で上述した症例3 図6 のように，鼻閉が原因で口呼吸になり舌根が後退し気道が閉塞するが，鼻呼吸により舌根の後退が改善する例，鼻閉により吸気時に上気道(中咽頭)が陰圧になりやすい例では，鼻腔通気度改善手術で OSAS が改善する例がある．Morinaga らは軟口蓋が高い位置にあり舌根部が広い例では，鼻腔通気度改善手術単独で OSAS が改善する可能性を示唆している[11]．

　鼻腔通気度改善手術で OSAS の根治を目指す場合は，鼻腔通気度が悪く鼻閉があり，軟口蓋低位はなく，鼻呼吸時は舌根の後退はなく舌根レベルで咽頭腔は広いが，開口・口呼吸テスト（5章，p.43 参照）で舌根の後退を認める症例が適応になる．

　鼻閉の自覚症状は主観的で曖昧である．鼻閉感と鼻腔通気度は時に相関しないこともあるが，客観的評価法として鼻腔通気度検査は有用である．

　鼻腔通気度測定法ガイドラインでは，両側鼻腔抵抗値が $0.25\ Pa/cm^3/s$ 未満を正常としている[12]．Nakata らは CPAP 療法の脱落例を検討し，両側鼻腔抵抗値が $0.38\ Pa/cm^3/s$ 以上では鼻腔手術が必要と報告している[13]．千葉は，鼻閉の自覚がなくても

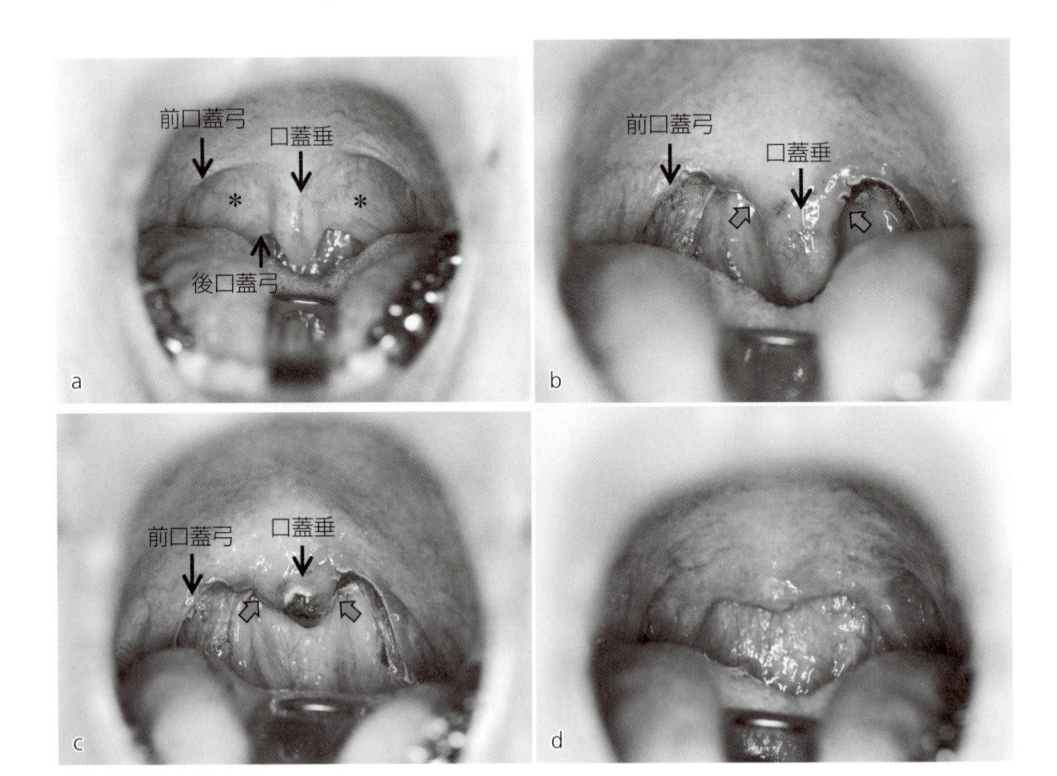

図8 いびき症に対する LAUP（軟口蓋形成術）[9]

58歳，女性，いびき，昼間の眠気，起床時の頭重感を訴えて来院した．就寝中にいびきで目が覚めていた．上気道形態の評価（閉塞部位診断）では，軟口蓋の形態のみがいびきの原因であった．終夜睡眠ポリグラフ検査では AHI は 2.6 であり OSAS はなく，いびき症であった．

a：後口蓋弓が膜状で広く（*），口蓋垂が大きく長く，LAUP の効果が高いことが予想される．
b：膜状の後口蓋弓をレーザーで切除する．口蓋垂の両側に後口蓋弓粘膜を少し残し，raw surface を作らない（太矢印）ことが，術後に瘢痕狭窄を起こさないポイントである．
c：口蓋垂の基部を少し残し，口蓋垂をレーザーで切断する．切断された口蓋垂の両側に前口蓋弓粘膜を残し，raw surface を作らないこと（太矢印），前口蓋弓粘膜と筋には手術操作を加えないことが術後に瘢痕狭窄を起こさないポイントである．
d：術後 1 カ月の咽頭所見．いびきは消失し，良質の睡眠がとれるようになった．昼間の眠気は消失した．

両側鼻腔抵抗値が 0.35 Pa/cm^3/s 以上は治療が必要で，そのなかで中等度以上の鼻中隔弯曲症，高度の鼻アレルギー，慢性副鼻腔炎などは，手術の適応があると報告している[14]．

近年，内視鏡その他の光学器械の発達，これに伴う新しい手術手技の発達に伴って，鼻・副鼻腔疾患に対しても低侵襲で手術時間が短く，術後の苦痛が少ない内視鏡下鼻・副鼻腔手術が行えるようになった[15] 図9．またモニターに大きく写し出された鼻・副鼻腔の高精細画像を観察しながら経鼻的に鼻・副鼻腔の手術を行うため，微細な手術操作が行えるようになった[15]．

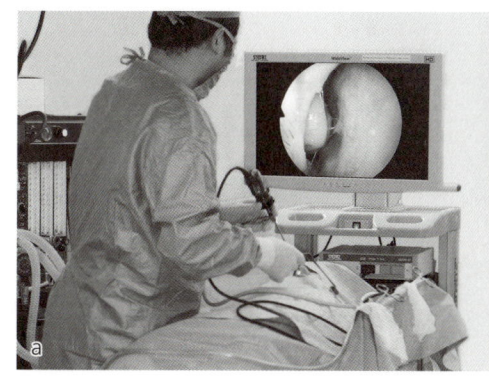

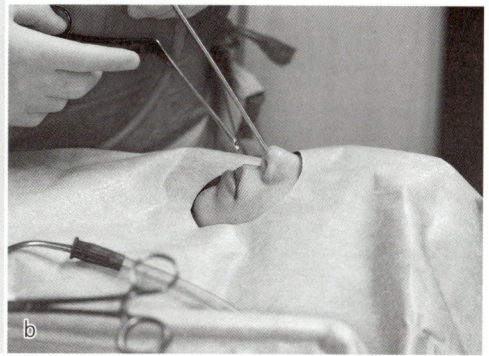

図9 内視鏡下鼻・副鼻腔手術（局所麻酔下手術，佐藤クリニック）[15]
a：ハイビジョン（high definition：HD）モニターに大きく写し出された鼻・副鼻腔の高精細画像を観察しながら経鼻的に鼻・副鼻腔の手術を行う．
b：術者は左にカメラ付きの硬性内視鏡，右手に鉗子・吸引管を持ち手術を行う．

7 鼻中隔矯正術

　　鼻中隔弯曲 図10 は鼻閉，嗅覚障害，いびき，鼻根部痛，頭痛，鼻出血の原因になる[16]．また鼻・副鼻腔の換気障害をきたし，副鼻腔炎発症の誘因になる[16]．
　　鼻中隔弯曲があると，凸側の鼻腔が狭く，同側の鼻閉を訴える[16]．しかし鼻腔が広い凹側の下鼻甲介が代償的に肥大していたり，中鼻甲介に蜂巣があると，凹側の鼻閉を訴える[16]．したがって鼻腔形態を是正し，鼻腔通気度を改善するために，下鼻甲介手術（後述），中鼻甲介蜂巣開放術の併用が必要な症例も少なくない．
　　外鼻，顔面骨・頭蓋骨の発育が終わる15～18歳以上が鼻中隔矯正術の適応になる．
　　鼻中隔が弯曲し，前述した症状の原因になっている場合が，鼻中隔矯正術の適応である．またOSASに対して鼻腔通気度を改善させOSASの根治を目指す場合，OSASに対する集学的治療の一環として（鼻腔通気度を改善させ，CPAP療法あるいは口腔内装置治療のコンプライアンスを向上させる），鼻腔通気度を改善させる場合に鼻中隔矯正術が行われる．
　　鼻中隔矯正術にはいくつかの方法 図11 がある．いずれの鼻中隔矯正術も内視鏡下に行うと，微細な手術操作が行える[16]．

8 下鼻甲介粘膜焼灼術

　　鼻アレルギー，肥厚性鼻炎などに対して行われ，下鼻甲介粘膜の縮小と変性を目的とした手術である[17]．各種レーザー 図12 ，高周波電極を用いた下鼻甲介粘膜焼灼術が一般的に行われている．

10章　手術治療

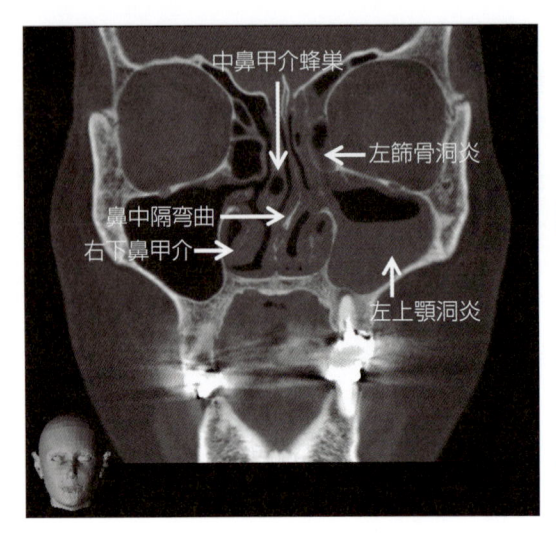

図10　鼻中隔弯曲症のCT（冠状断）
鼻中隔が弯曲し，左副鼻腔の換気障害をきたし，左副鼻腔炎（上顎洞炎と篩骨洞炎）を発症している．この例では鼻中隔弯曲凸側の左鼻腔が狭く，同側の鼻閉を訴えていた．また広い凹側の右鼻腔の下鼻甲介が代償的に肥大し中鼻甲介に蜂巣があり，凹側の右鼻閉を訴えていた．

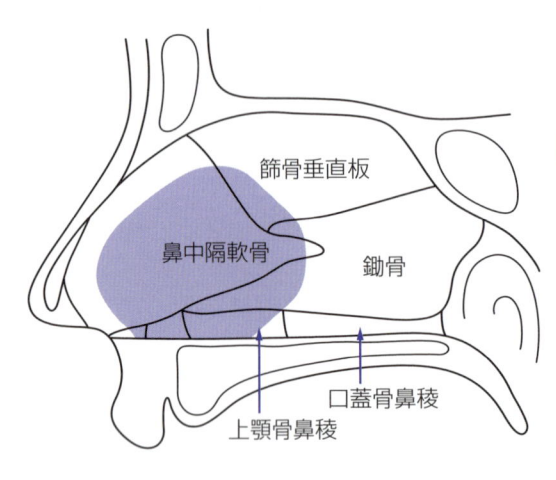

図11　鼻中隔矯正術（Killian法）
鼻中隔の皮膚・粘膜移行部に切開を加え，鼻中隔粘膜を軟骨膜下に剥離し，弯曲した軟骨（鼻中隔軟骨）と骨（鋤骨，篩骨垂直板）を矯正する．Killian法は弯曲した鼻中隔軟骨の中央部分とその周囲の篩骨垂直板と鋤骨を除去する方法．（着色部：軟骨・骨の切除範囲）

　手術療法の第一の目的は，鼻閉の改善にある．鼻閉が継続すると頭痛，睡眠障害などをきたし，患者のquality of lifeは著しく損なわれる．手術療法の適応は保存的治療で鼻閉が改善せず，点鼻用血管収縮薬に反応しにくい例である．症状の改善と使用薬物の減量が期待できる．

　鼻腔形態によっては下鼻甲介粘膜焼灼術の効果が少ない場合がある．粘膜下下鼻甲介骨切除術，下鼻甲介粘膜切除術，鼻中隔矯正術，下鼻甲介粘膜広範切除術を併用するとよい[17]．

9 下鼻甲介肥大に対する下鼻甲介手術

　下鼻甲介手術は，鼻粘膜の変性と縮小を目的とする電気凝固法，化学凝固法，レーザー手術などと，鼻腔整復を目的とし下鼻甲介の容積を減量する下鼻甲介粘膜切除術，粘膜下下鼻甲介骨切除術，下鼻甲介粘膜広範切除術 図13 などに分類できる[18]．

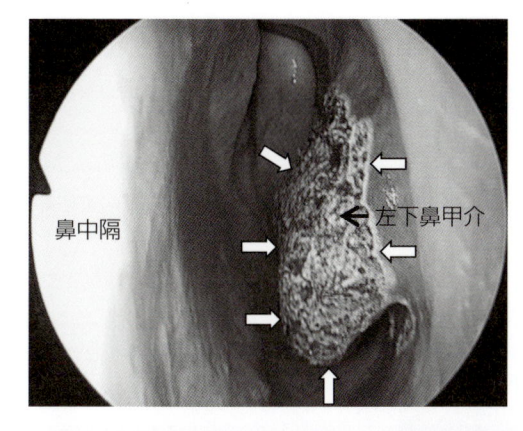

図12 下鼻甲介粘膜焼灼術[17]
CO$_2$レーザーによる内視鏡下下鼻甲介粘膜焼灼術終了時の左下鼻甲介（矢印：蒸散した部位）．下鼻甲介粘膜が縮小し，鼻腔通気度が改善している．

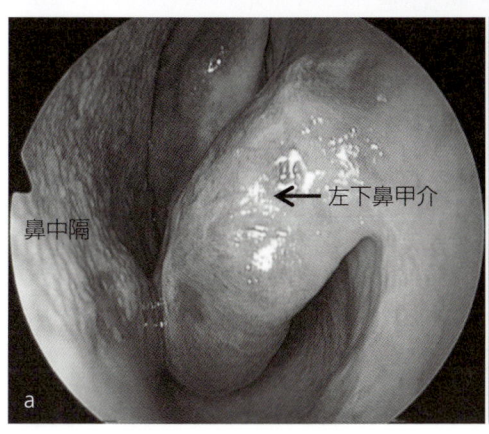

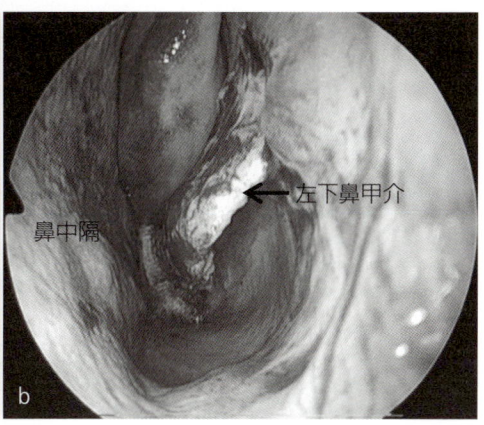

図13 下鼻甲介粘膜広範切除術[18]
a：左下鼻甲介肥大を認める．
b：マイクロデブリッダーによる下鼻甲介粘膜広範切除術終了時の左下鼻甲介．下鼻甲介の容積が減量し，鼻腔通気度が改善している．

　レーザーなどによる下鼻甲介粘膜焼灼術よりも粘膜下下鼻甲介骨切除術，下鼻甲介粘膜広範切除術などの方が，治療効果が高い[18]．しかしまず侵襲が少ないレーザー手術などを行い，効果不十分な症例や再発症例に，粘膜下下鼻甲介骨切除術などを行うのも一手段である[18]．

10 鼻ポリープ（鼻茸）摘出術，副鼻腔手術

　鼻・副鼻腔の粘膜から生じる炎症性増殖性腫瘤を鼻ポリープ（鼻茸）と呼ぶ 図14．鼻ポリープが存在すると鼻腔通気度が著しく低下する．
　鼻ポリープ摘出術は姑息的手術で慢性副鼻腔炎治療の補助的手術である．したがって副鼻腔炎に伴う鼻ポリープでは，副鼻腔手術の一環として鼻ポリープ摘出術を行う必要がある[19]．中途半端な副鼻腔の手術操作は行ってはならない．

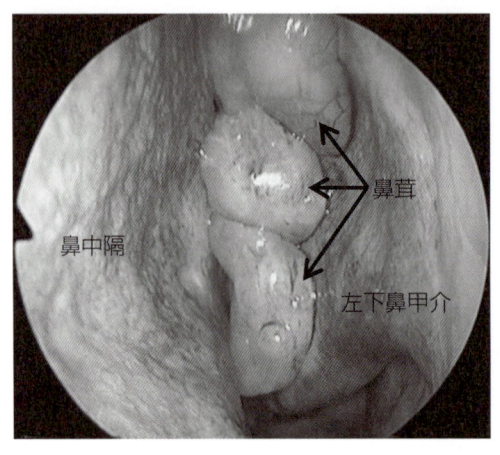

図14　慢性副鼻腔炎と鼻ポリープ症例（左鼻腔）
左鼻腔通気度が著しく低下している．

11 舌根部の手術

　舌根部の容積を減量する方法として，laser midline glossectomy[20]，tongue stabilization[21]などがあるが，手術のみでOSASの完治は難しい．

12 顎顔面手術

　Kuoが1979年にmandibular osteotomyを報告[22]した後，maxillo-mandibular advancementを中心とした顎矯正術の報告があるが，本邦では一般的ではない．
　本邦の患者の場合，必ずしも肥満がOSASの原因ではなく，顎顔面の形態（小顎，下顎後退）がOSASの病態にかかわっていることを考慮すると，今後治療選択肢の1つになる可能性がある．

13 Sleep Surgeryの周術期管理

　UPPPの手術に際しては，合併症発現率1.5％，術後死亡率0.2％と報告[23]され，特に術後の呼吸障害による合併症が問題になっている．
　米国麻酔科学会はOSASの麻酔管理に対してガイドライン[24]を作成しており，術後の気道浮腫，全身麻酔後の呼吸抑制，REMリバウンドなど周術期の陽圧呼吸管理を含めた総合的な周術期管理を勧めている．Sleep surgeryの周術期管理に留意する必要がある．

文献

1) Aurora RN, Casey KR, Kristo D, et al. Practice parameters for the surgical modifications of the upper airway for obstructive sleep apnea in adults. Sleep 2010; 33: 1408-13.
2) 池松武之亮. いびきの研究 第4報 いびきの1治療法. 日耳鼻 1961; 64: 434-5.
3) 林 義雄. いびきの手術的療法. 耳鼻咽喉科手術書. 東京: 医学書院; 1961. p.471-2.
4) Ikematsu T. Palatopharyngoplasty and partial uvulectomy method of Ikematsu: A 30-Year clinical study of snoring. Fairbanks DNF, Fujita S, Ikematsu T, et al. ed. Snoring and Obstructive Sleep Apnea. New York: Raven Press; 1987. p.130-4.
5) Fujita S, Conway W, Zorick F, et al. Surgical correction of anatomic abnormalities in obstructive sleep apnea syndrome. Otolaryngol Head Neck Surg 1981; 89: 923-34.
6) Sher AE, Schechtman KB, Piccirillo JF. The efficacy of surgical modifications of the upper airway in adults with obstructive sleep apnea syndrome. Sleep 1996; 19: 156-77.
7) 菊池 淳, 坂本菊男, 中島 格, ほか. UPPPの適応決定に有用な外来での簡易検査とその評価. 口咽科 2004; 16: 317-26.
8) 米国睡眠医学会(日本睡眠学会診断分類委員会訳). 小児の閉塞性睡眠時無呼吸. 睡眠障害国際分類 第2版 診断とコードの手引. 東京: 医学書院; 2010. p.57-60.
9) 佐藤公則. いびき症に対する軟口蓋形成術(LAUP). 実践！耳鼻咽喉科・頭頸部外科オフィスサージャリー. 東京: 中山書店; 2015. p.214-9.
10) Kamami YV. Outpatient treatment of sleep apnea syndrome with CO_2 laser, LAUP: laser assisted UPPP results on 46 patients. J Clin Laser Med Surg 1994; 12: 215-9.
11) Morinaga M, Nakata S, Yasuma F, et al. Pharyngeal morphology: a determinant of successful nasal surgery for sleep apnea. Laryngoscope 2009; 119: 1011-6.
12) 内藤健晴, 宮崎総一郎, 野中 聡. 鼻腔通気度測定法(Rhinomanometry)ガイドライン. 日鼻誌 2001; 40: 327-31.
13) Nakata S, Noda A, Yagi H, et al. Nasal resistance for determinant factor of nasal surgery in CPAP failure patients with obstructive sleep apnea syndrome. Rhinology 2005; 43: 296-9.
14) 千葉伸太郎. 耳鼻咽喉, 口腔領域疾患と睡眠時無呼吸症候群. 医学のあゆみ 2005; 214: 549-54.
15) 佐藤公則. 内視鏡下鼻・副鼻腔手術. 実践！耳鼻咽喉科・頭頸部外科オフィスサージャリー. 東京: 中山書店; 2015. p.56-8.
16) 佐藤公則. 鼻中隔矯正術. 実践！耳鼻咽喉科・頭頸部外科オフィスサージャリー. 東京: 中山書店; 2015. p.98-102.
17) 佐藤公則. 鼻アレルギーに対する下鼻甲介粘膜焼灼術. 実践！耳鼻咽喉科・頭頸部外科オフィスサージャリー. 東京: 中山書店; 2015. p.64-7.
18) 佐藤公則. 下鼻甲介肥大に対する下鼻甲介手術. 実践！耳鼻咽喉科・頭頸部外科オフィスサージャリー. 東京: 中山書店; 2015. p.68-70.
19) 佐藤公則. 鼻茸摘出術. 実践！耳鼻咽喉科・頭頸部外科オフィスサージャリー. 東京: 中山書店; 2015. p.71-2.

20) Fujita S, Woodson BT, Clark JL, et al. Laser midline glossectomy as a treatment for obstructive sleep apnea. Laryngoscope 1991; 101: 805-9.
21) Woodson BT. A tongue suspension suture for obstructive sleep apnea and snores. Otolaryngol Head Neck Surg 2001; 124: 297-303.
22) Kuo PC, West RA, Bloomquist DS, et al. The effect of mandibular osteoromy in three patients with hypersomnia sleep apnea. Oral Surg Oral Med Oral Pathol 1979; 48: 385-92.
23) Kezirian EJ, Weaver EM, Yven B, et al. Incidence of serious complications after uvulopalatopharyngoplasty. Laryngoscope 2004; 114: 450-3.
24) Gross JB, Bachenberg KL, Benumof JL, et al. Practice guidelines for the perioperative management of patients with obstructive sleep apnea: a report by the American Society of Anesthesiologists Task Force on perioperative management of patients with obstructive sleep apnea. Anesthesiology 2006; 104: 1081-93.

11章 口腔内装置治療

■ 診療のポイント ■

- ☑ 閉塞性睡眠時無呼吸症候群（OSAS）・いびき症を診療する医師は，口腔内装置（OA）治療の原理，その適応に関して知識を持っていなければならない．その理由は，OSASの診療，OA治療の適応決定と効果判定は，歯科医師ではなく医師が行うことが，健康保険診療では求められているからである．
- ☑ X線単純撮影，鼻咽腔ファイバースコピー，X線透視撮影で，下顎前突時に咽頭腔が拡大するかどうかを検討（下顎前突テスト）することで，OA治療の効果と適応が簡便に検査できる．セファログラムは必須ではない．
- ☑ OSAS・いびき症の閉塞部位が軟口蓋〜舌根レベルに限局しており，OA治療単独で同部の気道断面積が増大する症例は，OA治療の良い適応である．逆にセファログラムで小顎でも，下顎前突時に同部の気道断面積が増大しない症例は，治療効果が期待できない．
- ☑ OSASではOA治療の効果を終夜睡眠ポリグラフ検査（PSG）で確認しなければならない．
- ☑ OA単独ではOSASを改善できなくても，OA治療がOSASに対する集学的治療の一治療法として有効な例もOA治療の適応である．
- ☑ OA治療は，OSAS・いびき症の集学的治療の一環として行われる必要がある．

　閉塞性睡眠時無呼吸症候群（obstructive sleep apnea syndrome：OSAS），いびき症の原因が舌根レベルを中心とした中咽頭付近にある場合，同部の閉塞を改善させる簡便で有用な治療法はあまり多くはない．口腔内装置（oral appliance：OA）治療は適応を選べば，軟口蓋〜舌根レベルの閉塞を改善させる有効な治療法である．

　一方でCPAP療法には治療根拠があるため，心血管系への影響が問題になる無呼吸・低呼吸指数（AHI）が30以上の重症のOSASでは，OA治療を第一に適応すべきではないという意見もある．

　OA治療が有効であるのは，OSAS・いびき症患者の上気道の形態に影響する解剖学的な構造異常がOAによって矯正されるためである[1]．すなわちOAは下顎とともに舌を前方に牽引して固定し，後下方に押し出されていた舌を口腔内に納めて舌根部の気道を拡大する[1]．この結果，OA治療によって軟口蓋部分および舌根部の気道断面

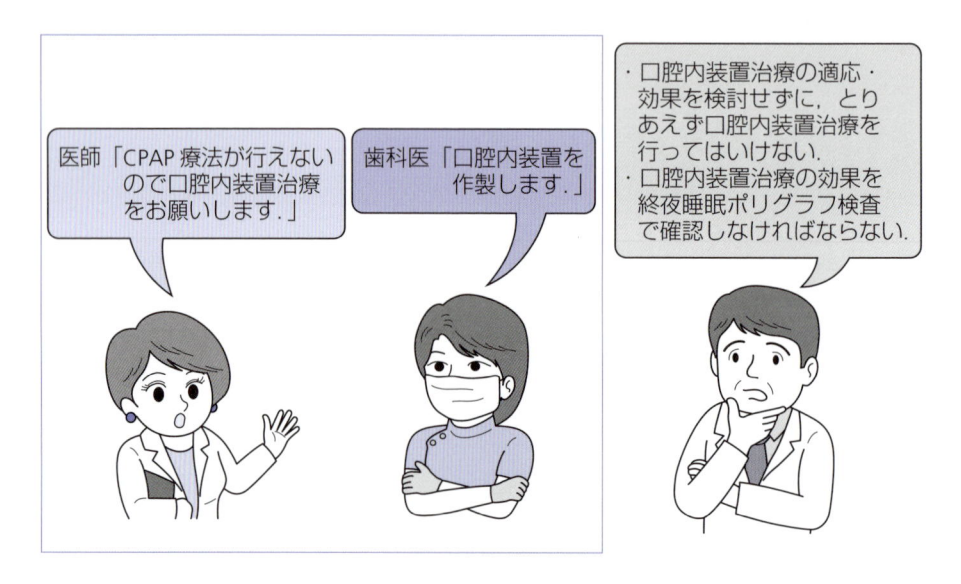

図1 閉塞性睡眠時無呼吸症候群（OSAS）に対する誤った口腔内装置治療

積が増大する[1].

OSASに対するOA治療の有効性を報告した論文は多い．しかし，実際の臨床ではOA治療の適応が検討されることなく，CPAP（持続陽圧呼吸）療法の脱落例が医科から歯科へ紹介され，OA治療を受けている例が少なくない 図1．CPAP療法が継続できない場合はまずその原因を追及し，それを除く対応を行うべきである．次にOA治療の効果が期待できるのかどうか，その適応を検討するべきである．

また実際の臨床ではOA治療の治療効果を終夜睡眠ポリグラフ検査（PSG）で確認することなく，漫然とOA治療が行われている例も少なくない 図1．OSASではOA治療の効果をPSGで確認しなければならない．

OA治療の適応，OSASに対する集学的治療の一環として行うOA治療の位置付けに関してはいまだ曖昧である．また心血管系への影響が問題になるAHIが30以上の重症のOSASに対しては，OA治療の治療根拠は乏しい．

OSAS・いびき症を診療する医師は，OA治療の原理，その適応に関して知識を持っていなければならない．その理由は，OSASの診療，OA治療の適応決定と効果判定は，歯科医師ではなく医師が行うことが，健康保険診療では求められているからである．

2004年の4月からOA治療が歯科健康保険診療に導入されたが，「OA治療が有効であると医師により診断され，医科医療機関から診療情報提供料算定に基づきOA治療の依頼を受けた場合」にのみ健康保険診療が適応される．この点からも医師はOA治療の適応と効果判定の知識を持っていなければならない．

1 OA治療の適応

OAによるOSASの治療は，適応を選べば舌根レベルを中心とした中咽頭の閉塞例に対して簡便で有用な治療法であり，軟口蓋部の閉塞例に対しても効果が期待できる．

A. American Sleep Disorders Association（ASDA）Report（1995）[2]の適応

ASDAによるOSASに対するOA治療ガイドラインではその適応に関して，①原発性いびきや軽症のOSAS症例のなかで，体重減少や側臥位での睡眠がうまくできない症例は適応になる．②中等症から重症のOSAS症例では，まず治療効果の高いCPAP療法を優先させるべきである．③中等症から重症のOSAS症例で，CPAP療法に耐えられない例または拒否例がOAの適応になる．また手術拒否例や手術の適応でない症例が適応になる．④治療法の選択にあたっては，睡眠時無呼吸の重症度，患者の状態，無呼吸治療の緊急性，患者の希望を考慮すべきであると報告している．

すなわちこのガイドラインではOA治療の適応をOSASの重症度で決めており，他の治療が困難な例にOA治療の適応があるとしている．

著者はOA治療の適応はOSASの重症度よりも上気道の形態（閉塞部位）により決定されるべきであると考える．重症のOSASでもOAの装着により狭窄した軟口蓋～舌根レベルの気道断面積が増大する例ではOA治療の効果が期待できる．一方で軽症のOSASでもOAの装着により狭窄した軟口蓋～舌根レベルの気道断面積が増大しない例ではOA治療の効果が期待できない．

B. 集学的治療におけるOA治療の適応 表1[3]

▶1. 単独治療としてのOA治療の適応

閉塞部位が軟口蓋～舌根レベルであり，OAの装着で軟口蓋部分および舌根部の気道断面積が増大し，他に閉塞部位がない例では重症のOSAS例に対しても，OA治療は適応になる．ただし軟口蓋部分および舌根部の気道断面積がどの程度増大すれば，どの程度の重症度のOSASが改善するのかに関しては客観的な指標はない．OA治療の効果は，最終的にはOAを装着してPSGで確認する必要がある．

▶2. 集学的治療の一環としてのOA治療の適応

たとえOA治療単独でOSASの睡眠・呼吸動態を改善できない例，あるいは鼻閉などでOA治療が継続できない例でも，他の治療法（手術，CPAP療法など）と組み合わせることで効果が得られれば，集学的治療の一環としてOA治療の適応になる．

たとえば鼻閉を改善させる鼻腔通気度改善手術（内視鏡下鼻副鼻腔手術）とOA治療を組み合わせた治療，OA治療によりCPAPの治療圧を下げることによりCPAP療法のコンプライアンスを向上させるOA治療とCPAP療法を組み合わせた治療などがあげられる．

表1	閉塞性睡眠時無呼吸症候群（OSAS）に対する口腔内装置治療の適応
	1．OSAS の閉塞部位が中咽頭，特に舌根レベルであり，他に閉塞部位がなく，口腔内装置治療単独で軟口蓋部分および舌根部の気道断面積が増大する症例． 2．口腔内装置治療単独では OSAS を改善できないが，口腔内装置治療が他の治療法と組み合わせた OSAS に対する集学的治療の一治療法として効果がある症例． 3．歯の動揺，歯周組織疾患などが少ない症例． 4．治療法の選択にあたっては，患者の希望も考慮する．

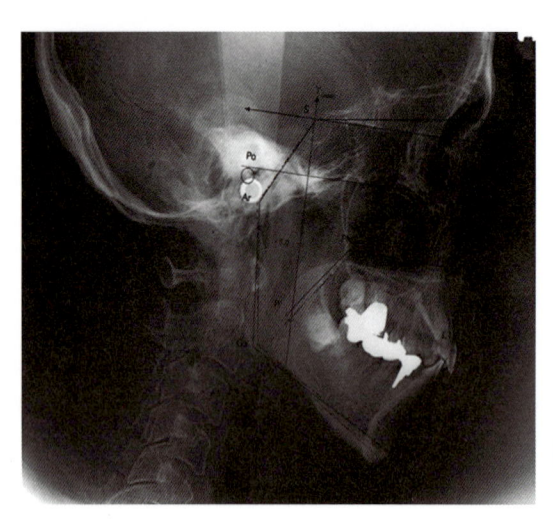

図2 頭部 X 線規格写真（セファログラム）

▶3. OA 治療のその他の適応

OA を装着するには歯および歯周囲に支障となる疾患が少ない方が好ましい．

OSAS の治療法の選択にあたって複数の選択肢がある場合は，インフォームドコンセントを行い，患者の希望も考慮して治療法を選択する必要がある．

2 OA 治療の治療効果の予測

OA の適応を決めるには，頭部 X 線規格写真（セファログラム）図2 を分析する静的な検査方法と，ファイバースコープあるいは X 線透視装置下に下顎を前突させて咽頭腔の拡がりをみる動的な検査方法（下顎前突テスト，5章 p.44 参照）がある 図3．

頭部 X 線規格写真分析（セファロメトリー）は上気道狭窄の状態や顎顔面形態の特徴を評価する有用な方法であるが，本検査法で OA 治療の効果を予測するのは必ずしも容易ではない．たとえば上気道狭窄がセファロメトリーで明らかでも下顎の前方移動が難しい患者，下顎を前方移動できても舌の牽引が図れない患者などは気道の拡大が得られない．

閉塞部位が軟口蓋～舌根レベルに限局しており，下顎を前突させて咽頭腔の拡がりをみる動的な検査方法で同部の気道断面積が増大する症例は OA 治療の効果が期待できる[4,5]．

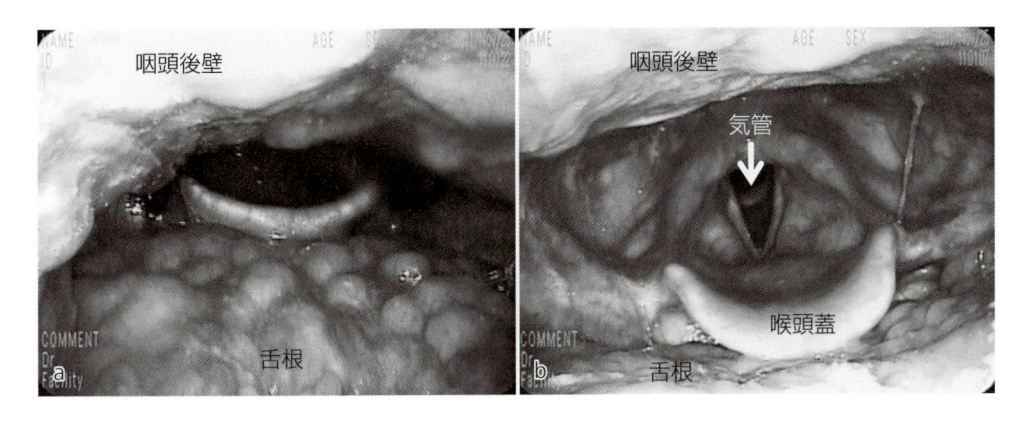

図3 下顎前突テスト
a：安静時，b：下顎前突時
ファイバースコープ下に下顎を前突させて咽頭腔の拡がりをみる動的な検査方法．高度の舌根後退を認める（a）が，下顎を前突すると咽頭腔が広く開大する（b）．

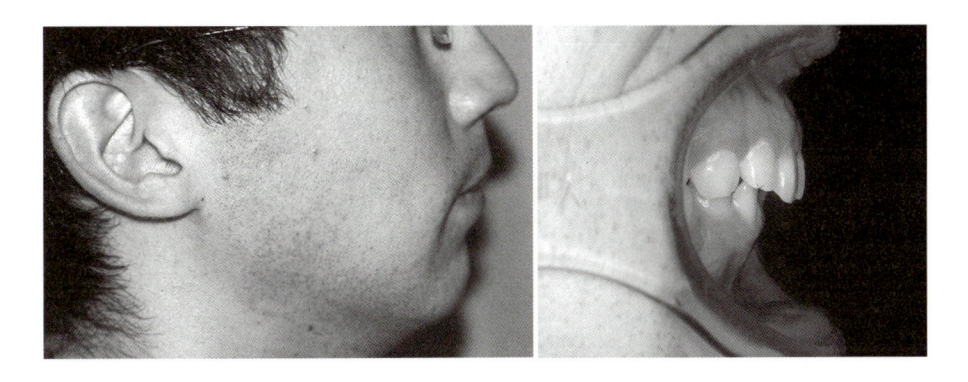

図4 小顎（下顎後退）の顎顔面形態
顎顔面形態が小顎（下顎後退）であっても OA 治療により効果が得られるとは限らない．

MEMO　OA 治療効果の簡便な評価法

　セファログラムを分析して，顎顔面形態により OA 治療の適応が決められる場合がある．すなわち小顎（下顎後退）であれば適応があるという考えである．実際の臨床では小顎（下顎後退）図4 であっても，下顎前突により咽頭腔が拡大しない症例も存在する．
　いびき症・OSAS の閉塞部位が軟口蓋〜舌根レベルに限局しており，下顎前突により同部の気道断面積が増大する（下顎前突テスト）症例 図3 では，OA 治療の効果が期待できる．すなわち顎顔面形態だけではなく上気道の動的形態の評価が大切である．

3 OA の作製と OA 治療の流れ[4]

OSAS・いびき症を診療する医師は，OA 治療の作製に関しても知識を持っていなければならない．種々のタイプの OA があるが，本項では mandibular advancement device（下顎前方移動装置：下顎を前方に移動して固定する装置）の一種を示す．

A. OSAS・いびき症の診断

PSG で OSAS・いびき症の診断を行う．OSAS の上気道の形態・閉塞部位の診断を視診，X 線単純撮影，鼻咽腔喉頭ファイバースコピー 図3，X 線透視撮影などを用いて行い，いびき症・OSAS の閉塞部位が軟口蓋〜舌根レベルに限局しているかどうか，下顎前突で咽頭腔が拡大するかどうかを検討する．

B. OA の作製

上顎と下顎の印象を採得し 図5a，石膏製の上顎と下顎の模型を作製する 図5b．次にレジン製の上顎・下顎の装置を作製する．

バイトブロック（パラフィンワックス）図5c, 5d，あるいは George Gauge[6] 図5e を用いて咬合採得（下顎位置の決定）を行う．

バイトブロックを介して上下の石膏製模型を咬合器に装着する．上顎・下顎の装置を咬合器上の石膏模型に再装着し，採得した咬合位で上顎・下顎の装置を即時重合レジンで固定する 図5f, 5g．

C. OA の装着

OA を患者に装着してもらい，咬合位，装用状態，咽頭腔の拡大の程度を鼻咽腔ファイバースコピー 図6，X 線単純撮影 図7，X 線透視撮影 図8 などで確認する．

> **MEMO　下顎位置・下顎前方移動量の決定**
>
> 気道容積を拡大するための下顎前方移動量は個人差が大きく，一律に数値で決定できない．筋への過剰負担，顎関節に違和感がないことを確認して，下顎位置・下顎前方移動量を決定する．一方で下顎を最大に前方に移動しても気道容積の拡大が得られない例もある．
>
> 最大下顎前方移動量の約 70% を下顎前方移動量の目安にするという報告もある．下顎を安静位にし，いびきをかきながら下顎を徐々に前方に移動し，いびき音[7]が消失した位置を下顎前方移動量とする方法もある．

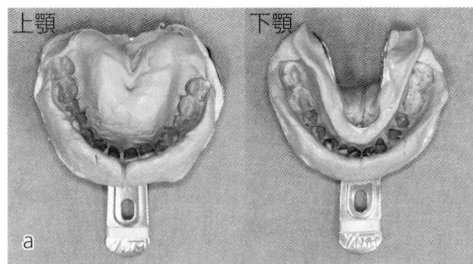

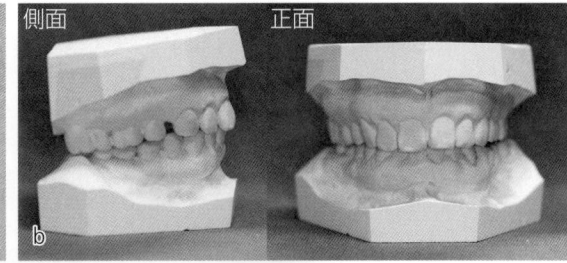

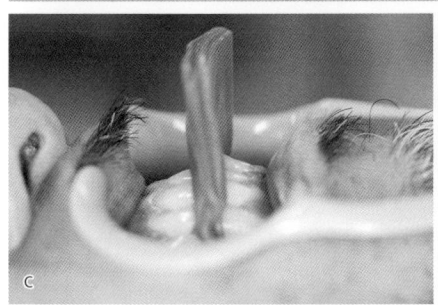

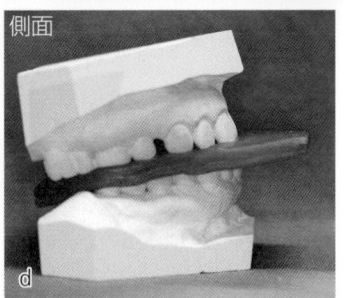

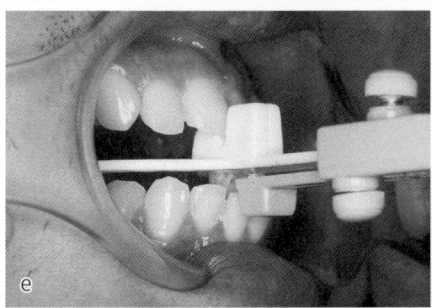

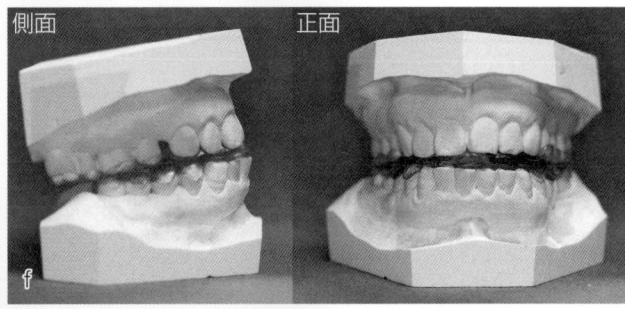

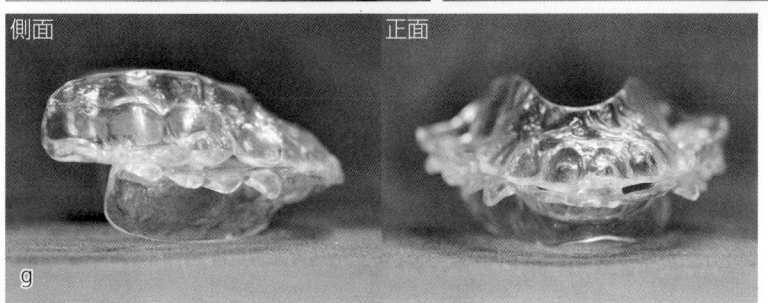

図5 口腔内装置（OA）（mandibular advancement device：下顎前方移動装置）の作製

a： 上顎と下顎の印象採得
b： 上顎・下顎の石膏製模型の作製
c： 咬合採得（下顎位置の決定）
d： 咬合採得（下顎位置の決定）
e： George Gauge
f： 採得咬合位での上顎・下顎の装置の固定
g： レジン製の mandibular advancement device

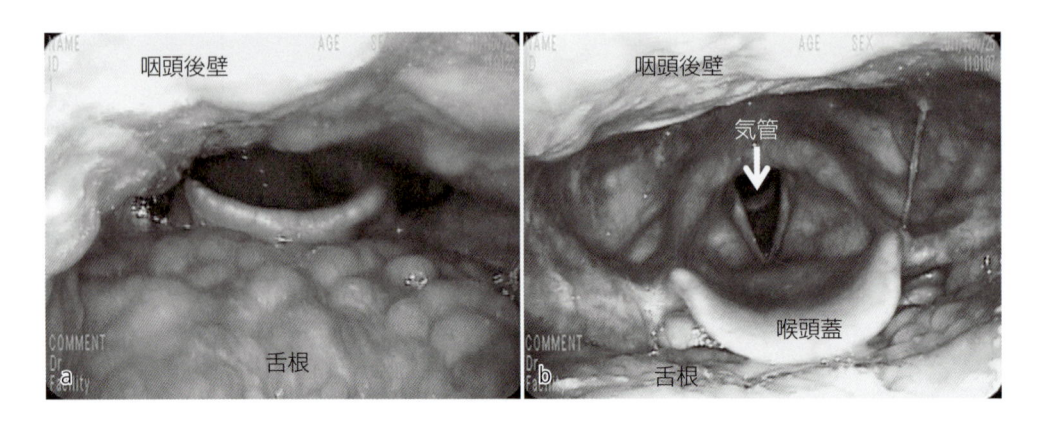

図6 口腔内装置（OA）装着による咽頭腔拡大の評価（鼻咽腔ファイバースコピー）
a：安静時，b：口腔内装置装着時
OA装着により軟口蓋〜舌根レベルの咽頭腔が拡大している．

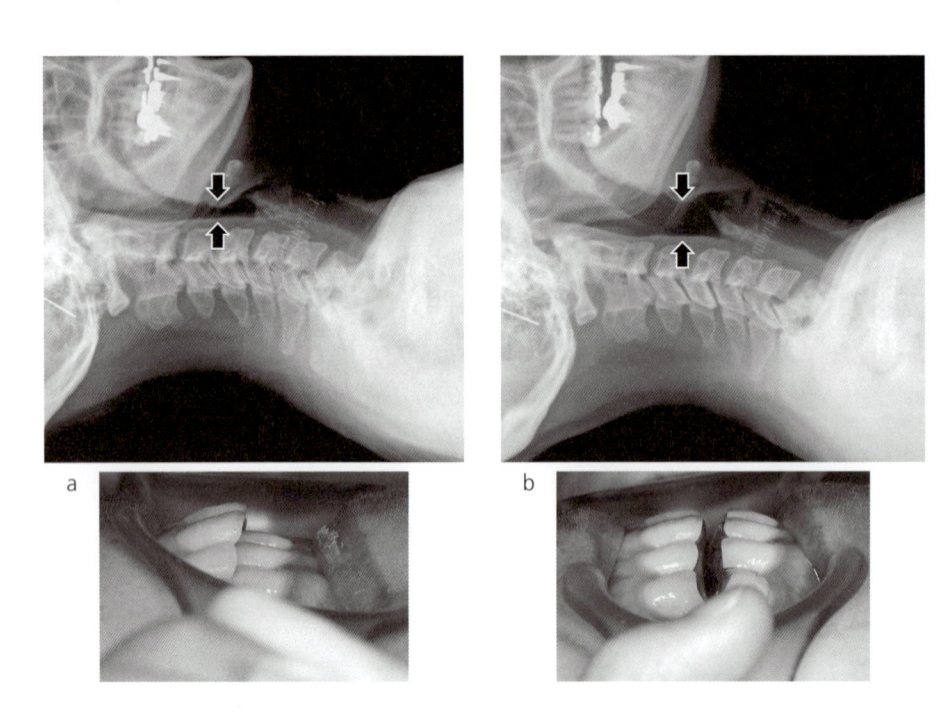

図7 口腔内装置（OA）装着による咽頭腔拡大の評価（頸部X線単純撮影）
a：安静時，b：口腔内装置装着時
OA装着により軟口蓋〜舌根レベルの咽頭腔が拡大（矢印）している．

D. PSGによる治療効果の評価

　　上気道形態の評価で治療効果の予測ができても覚醒時の検査であることに留意し，OSASに対するOAの効果は最終的にPSGで確認する必要がある．OAを装着してPSGを行い，治療効果を判定する．
　　実際の臨床ではOA治療を開始した後，その治療効果を検討（OAを装用してPSG

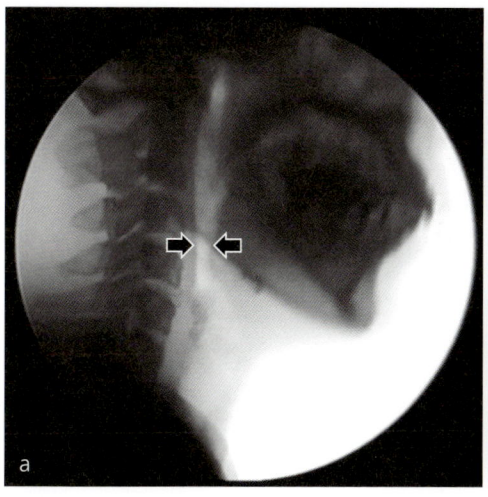

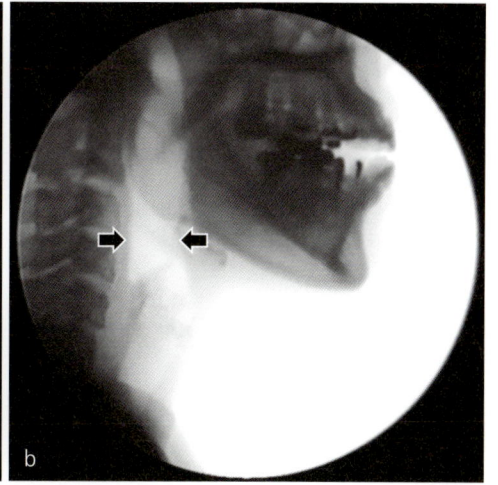

図8 口腔内装置（OA）装着による咽頭腔拡大の評価（頸部X線透視撮影）
a：安静時，b：口腔内装置装着時
OA装着により軟口蓋～舌根レベルの咽頭腔が拡大（矢印）している．

を行う）せずにOA治療を継続している患者も少なくない．OA治療の治療効果はPSGで評価しなければならない．

4 OA治療中の経過観察

　OSAS症例ではOAを装着してPSGを行い，治療効果を判定した後に経過観察を行う．
　OA治療は一部のOSASに有効であるが，有効性を規定する因子，肥満者への適応，重症例に適応する際の基準，長期成績，OSASの合併症への予防効果，生命予後改善効果など課題は残っている[1]．OAによるOSASの治療中も経過観察を行い，効果が疑われれば，PSGでその効果を再評価する必要がある．
　OA装着直後は歯や顎関節の疼痛・違和感，咬筋のこわばり，流涎，口腔乾燥などを認める場合がある．このような症状が続く場合はOAの調整を行う．咬合の違和感を訴える場合は，毎朝OAを外した後に臼歯部で咬む練習を指導し，咬合のずれがないことを患者に確認させる．長期的な顎位，咬合の変化に関しては注意すべきである．

文　献

1) 睡眠呼吸障害研究会．成人の睡眠時無呼吸症候群 診断と治療のためのガイドライン．東京：メディカルレビュー社；2005．p.40-3．
2) American Sleep Disorder Association. Practice parameters for the treatment of snoring and obstructive sleep apnea with oral appliances. Sleep 1995; 18: 511-3.
3) 佐藤公則．睡眠時無呼吸症候群に対する集学的治療の一環として行った口腔装置治療．耳展 2005；48：298-304．

4) 佐藤公則. いびき症・閉塞性睡眠時無呼吸症候群に対する口腔内装置の適応. 耳・鼻・のどのプライマリケア. 東京: 中山書店; 2014. p.163-8.
5) 佐藤公則. 口腔装具による睡眠時無呼吸症候群の治療―耳鼻咽喉科医としての取り組み―. 日耳鼻 2003; 106: 150-5.
6) 佐藤公則. 睡眠時無呼吸症候群への対応. 耳喉頭頸 2011; 83: 133-40.
7) 江崎和久, 亀山忠光. 睡眠時無呼吸症候群にはマウスピース. 医学のあゆみ 1998; 185: 970-3.

12章 他の睡眠障害

■■ 診療のポイント ■■

- ☑ 睡眠時無呼吸症候群（OSAS）は，睡眠障害をきたす疾患の一部であり，他の睡眠障害との鑑別が必要になる場合がある．またOSASと他の睡眠障害が合併している場合も少なくない．
- ☑ OSASと他の睡眠障害が合併している場合，いびき症と他の睡眠障害が合併している場合，他の複数の睡眠障害が合併している場合などがある．
- ☑ OSAS・睡眠呼吸障害の診療を行う上で，睡眠医療全般，すなわち他の睡眠障害の診断と治療に関与せざるをえないのが日常臨床での現実である．
- ☑ OSASの適切な診療を行っているのに，症状が改善しない場合には，他の睡眠障害の合併も考慮し，終夜睡眠ポリグラフ検査（PSG），睡眠潜時反復検査（MSLT）などを行うことが大切である．

　睡眠時無呼吸症候群（OSAS）は，睡眠障害をきたす疾患の一部であり，他の睡眠障害との鑑別が必要になる場合がある．またOSASと他の睡眠障害が合併している場合も少なくない．したがってOSAS・睡眠呼吸障害の診療を行う上で，睡眠医療全般，すなわち他の睡眠障害の診断と治療に関与せざるをえないのが日常臨床での現実である．

　ここではOSASと合併していることが稀ではない睡眠障害，日常臨床でよく遭遇する睡眠障害を解説する．

1　睡眠障害の分類（睡眠障害国際分類第2版：ICSD-2, 2005)[1]

　睡眠障害は大きく分けて，A. 不眠症，B. 睡眠関連呼吸障害群，C. 中枢性過眠症群，D. 概日リズム睡眠障害群，E. 睡眠時随伴症群，F. 睡眠関連運動障害群，G. その他に分類される 表1．

A. 不眠症

　不眠症の症状は，入眠障害（床についてもなかなか眠りにつけない），中途覚醒（夜

表1 睡眠障害の分類（ICSD-2, 2005）
A．不眠症 　　　精神生理性不眠症など B．睡眠関連呼吸障害群 　　　閉塞性睡眠時無呼吸症候群 　　　中枢性睡眠時無呼吸症候群など C．中枢性過眠症群 　　　ナルコレプシー 　　　特発性過眠症 　　　行動誘発性睡眠不足症候群など D．概日リズム睡眠障害群 E．睡眠時随伴症群 　　　レム睡眠行動障害など F．睡眠関連運動障害群 　　　むずむず脚症候群 　　　周期性四肢運動障害など G．その他

表2　精神生理性不眠症の診断基準（ICSD-2, 2005）
A．患者の症状が不眠症の基準に適合． B．不眠が1カ月以上続く． C．条件づけられた睡眠困難と同時に，または就寝時に覚醒の亢進が認められ，以下の1つ以上で確認される． 　ⅰ）睡眠について考えすぎ，強い不安を感じる． 　ⅱ）希望する就寝時間や予定した昼寝の時間にはなかなか寝つけないが，眠るつもりのない単調な活動をしているうちに寝てしまう． 　ⅲ）家にいるときよりも，外にいるときのほうがよく眠れる． 　ⅳ）就寝時の精神的覚醒．考えが湧き出したり，睡眠妨害的な精神活動が止まらないと感じるのが特徴である． 　ⅴ）就寝時の身体的緊張．身体の緊張が解きほぐせずに寝つけないと感じるためである． D．この睡眠困難は，他の睡眠障害，身体疾患や神経疾患，精神疾患，薬物使用，または物質使用障害で説明できない．

中に何度も目が覚め，その後眠れない），早朝覚醒（普段より早く目が覚めてしまい，それから眠れない），熟眠障害（眠りが浅くて，睡眠時間のわりに熟睡した感じがない）がある．

　不眠症の原因には，生理的原因（交代制勤務，不適切な睡眠衛生など），心理的原因（精神的ストレスなど），身体的原因（疼痛，瘙痒，呼吸困難などをきたす身体的疾患など），精神医学的原因（うつ病，不安神経症など），薬理学的原因（アルコール，カフェイン，ステロイドなど）がある．原因に応じた診断と治療を行う．

　精神生理性不眠症 表2 は不眠症のなかで最も多くみられる．眠れないことを恐れる不眠恐怖症のような状態である．患者自身の評価「眠れないつらさ」よりも実際はよく眠っていることが多い（睡眠状態誤認）．終夜睡眠ポリグラフ検査（PSG）で睡眠状態誤認を確認できる．男性より女性，高齢者に多い．最近は中学生，高校生でも増加している．睡眠薬を使ってもあまり効果はない．眠れなくても「眠れるだけ眠ればいい」という意識をもち，眠ることにこだわりすぎないことが大切である．

B. 睡眠関連呼吸障害群

　睡眠障害国際分類第 2 版（ICSD-2, 2005）では，中枢性睡眠時無呼吸症候群，閉塞性睡眠時無呼吸症候群，睡眠関連低換気・低酸素血症候群，身体疾患による睡眠関連低換気・低酸素血症，その他の睡眠関連呼吸障害に分類されている[1]．いびきは睡眠関連呼吸障害に含まれていない．

　睡眠障害国際分類第 3 版（ICSD-3, 2014）では，閉塞性睡眠時無呼吸障害，中枢性睡眠時無呼吸症候群，睡眠関連低換気障害，睡眠関連低酸素血症障害，孤発性症状と正常亜型（いびき，カタスレニア）に分類されている[2]．

C. 中枢性過眠症群

　中枢が原因で日中に過度の眠気をきたす．概日リズム睡眠障害，睡眠関連呼吸障害，その他の夜間睡眠障害による過眠は除く[1]．

　ナルコレプシー，特発性過眠症，行動誘発性睡眠不足症候群などが含まれる．

D. 概日リズム睡眠障害群

　睡眠と覚醒のタイミングが社会的に要求される時刻帯からずれてしまう．

　概日リズム睡眠障害には，睡眠相後退型，睡眠相前進型，交代勤務型などがある．

E. 睡眠時随伴症群（parasomnia：パラソムニア）

　睡眠中に起こる望ましくない身体現象である．レム睡眠行動障害，睡眠時遊行症，睡眠時驚愕症などが含まれる．レム睡眠行動障害は初老期以降に多く，睡眠時遊行症，睡眠時驚愕症は幼児に多い．

F. 睡眠関連運動障害群

　睡眠を妨げる比較的単純で通常は常同的な運動，または睡眠関連こむらがえりのような単相性の睡眠関連運動障害である[1]．睡眠関連運動障害の診断には，夜間睡眠障害，日中の眠気，疲労の訴えの少なくとも 1 つが必要条件になる[1]．

　むずむず脚症候群，周期性四肢運動障害などが含まれる．

2　鼻閉による睡眠障害

　鼻閉による睡眠障害は日常臨床で稀ではない．いびきを伴うことが多く，ICSD-3（2014）では，いびきは睡眠関連呼吸障害群に分類されている[2]．

　鼻アレルギーなどによる就寝中の鼻閉は睡眠障害を引き起こす．特に就寝中は下鼻甲介がより肥大するので，鼻腔抵抗が増し鼻腔通気度が悪くなりやすい．

●症例：24 歳，女性

　主訴：昼間の眠気，起床時の全身倦怠感

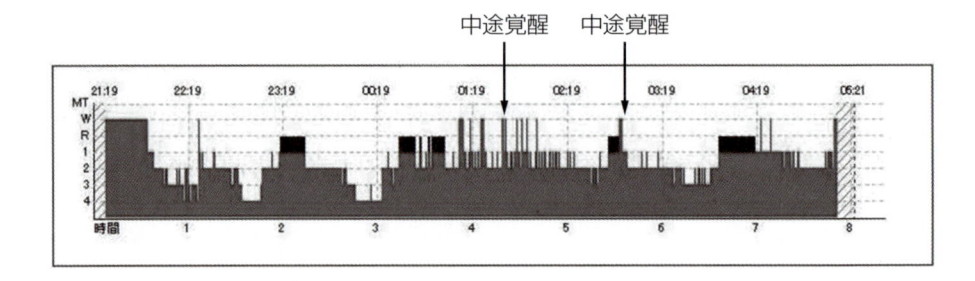

図1 鼻アレルギー患者のヒプノグラム
鼻閉は深夜から朝にかけて増悪し，睡眠構築の乱れと中途覚醒を認める．

現病歴：10代のころから鼻アレルギーに罹患している（抗原はハウスダスト，ヤケヒョウヒダニ）．鼻症状が増悪すると，昼間の眠気，起床時の全身倦怠感をきたす．

エプワース眠気尺度（Epworth sleepiness scale：ESS）：18点

上気道所見：鼻中隔弯曲と鼻アレルギーによる下鼻甲介の肥大を認める．

鼻腔通気度検査：左側鼻腔抵抗値が 0.41 Pa/cm^3/s, 右側鼻腔抵抗値が 0.63 Pa/cm^3/s, 両側鼻腔抵抗値が 0.25 Pa/cm^3/s であった．

PSG：睡眠効率は 97.2％ であった．睡眠構築が乱れ，午前1時頃から朝にかけて睡眠が浅く中途覚醒が増えていた 図1 ．Arousal index は 16.9 であった．無呼吸・低呼吸指数（AHI）は 2.1 であった．

経過：鼻アレルギーの内服治療・点鼻治療を行い鼻閉がなければ，翌日起床時の全身倦怠感と昼間の眠気はない．

③ いびきによる睡眠障害

いびきは ICSD-2（2005）では睡眠関連呼吸障害群には含まれていないが[1]，ICSD-3（2014）では睡眠関連呼吸障害群に分類されている[2]．

●症例：19歳，女性

主訴：午前中の眠気

現病歴：16歳のころから家族にいびきを指摘されている．就寝中に自分のいびきで目がさめることがある．朝起床しづらく，午前中に眠気を感じる．

エプワース眠気尺度（ESS）：12点

BMI（body mass index）：身長 163 cm，体重 62 kg，BMI が 23.3．

上気道所見：舌根の後退を認める．

PSG：睡眠効率は 98.6％ であった．各睡眠段階出現率は，%Stage N1 が 3.9％，%Stage N2 が 59.1％，%Stage N3 が 10.5％，%Stage R が 26.5％ であった．終夜を通していびきをかいており 図2 ，いびき指数（1時間あたりのいびきの回数）は 485.8 であった．Arousal index は 5.5 であった．AHI は 0.9 であった．

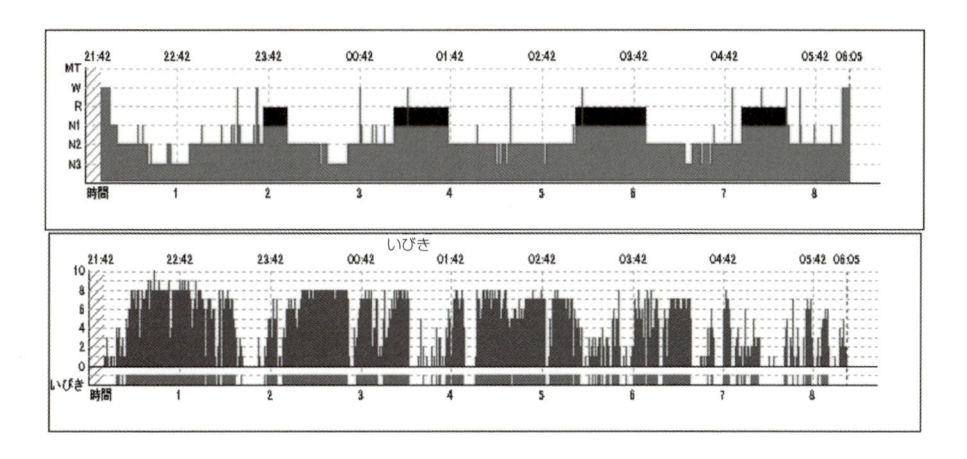

図2 いびき患者のヒプノグラム
終夜を通していびきをかいており，いびき指数は485.8であった．睡眠構築が乱れ，年齢にしては深睡眠が少ない．

経過：頸部伸展位，側臥位での就寝でいびきが減少するため，頸部伸展位，側臥位での就寝と減量で経過を観察している．

4 ナルコレプシー

ナルコレプシーは中枢性過眠症群に含まれる．10歳代で発症し，日本での有病率は0.16〜0.18％である[1]．以下のような症状を認める．情動脱力発作（cataplexy）を伴うナルコレプシーと伴わないナルコレプシーがある．

A. 症　状

睡眠発作（sleep attack）：会話，食事，歩行中にも眠る．仮眠をとれば爽快感がある．

情動脱力発作（cataplexy）：情動を契機として全身または顔面，首，膝などの部分に脱力状態が起こる．持続は数秒〜数分である．

睡眠麻痺（sleep paralysis）：金縛りのことであり，睡眠と覚醒の移行期に起こり，目が覚めているのに体を動かしたり話したりできない状態である．

入眠時幻覚（hypnagogic hallucination）：寝入りばなに起こる鮮明な現実感のある夢であって，内容は視覚，触覚，運動覚に関係するものが多い．

不眠：入眠障害，中途覚醒，熟眠困難（深睡眠の低下）が起こる．

B. 検査所見

PSGで10分未満の短い睡眠潜時と入眠直後（20分以内）にレム睡眠が出現（入眠時レム睡眠期，sleep onset REM period：SOREMP）が認められる 図3．睡眠潜時反

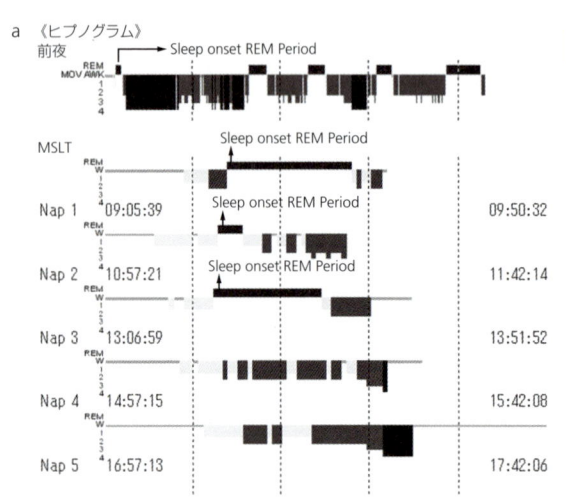

図3 ナルコレプシーのPSGとMSLT（15歳，女性）
a：ヒプノグラム（PSG，MSLT）．PSGでは睡眠潜時が1分（10分未満が異常）で入眠直後にレム睡眠（入眠時レム睡眠期：SOREMP）が認められる．MSLTではNap 5回中3回（2回以上が異常）のSOREMPが認められる．
b：MSLT．MSLTでは平均睡眠潜時が3.1分（8分未満が異常）で5回中3回のSOREMPが認められる．

復検査（multiple sleep latency test：MSLT）で8分未満の平均睡眠潜時とNap 5回中2回もしくはそれ以上のSOREMPが認められる．

　脳脊髄液中のオレキシン値の測定は，情動脱力発作を伴うナルコレプシーの診断に特異度も感度もきわめて高い[1]．脳脊髄液中のオレキシン濃度の低下（110 pg/mL未満）が情動脱力発作を伴うナルコレプシーに特有である[1]．

C. 診断

ICSD-2（2005）の診断基準を表3に示す．

D. 治療

睡眠発作に対しては，モダフィニル（モディオダール®）100〜300 mg，あるいはメチルフェニデート（リタリン®）10〜60 mg，あるいはペモリン（ベタナミン®）25〜150 mgを投与する．副作用が少ないため，モダフィニルが第一選択薬である．

レム睡眠関連症状（情動脱力発作，睡眠麻痺，入眠時幻覚）に対しては，三環系抗うつ薬のクロミプラミン（アナフラニール®），あるいはイミプラミン（トフラニール®）10〜75 mgを投与する．

表3 ナルコレプシーの診断基準（ICSD-2, 2005）

情動脱力発作を伴うナルコレプシー	情動脱力発作を伴わないナルコレプシー
A．患者が，最低でも3カ月の間，ほとんど毎日，過度の日中の眠気が生じると訴える． B．感情によって引き起こされる，急激で一過性の筋緊張喪失エピソードで定義される，情動脱力発作の明確な既往歴がある． 　注：情動脱力発作と名づけるためには，これらのエピソードが，強い感情（最も信頼できるのは大笑いや冗談）によって引き起こされて，一般に両側性で短く（2分未満）なければならない．少なくともエピソードの始めには，意識は清明である．一過性で可逆的な深部腱反射の消失を伴う情動脱力発作を観察できれば，稀ではあるが大変有力な診断的所見である． C．情動脱力発作を伴うナルコレプシーの診断は，可能な場合はいつでも，夜間睡眠ポリグラフ後にMSLTを実施して確認するべきである．検査前の晩に十分な夜間睡眠（最低6時間）をとった後には，MSLT上の平均睡眠潜時は8分以下で，複数回のSOREMPが観察される．あるいは，髄液中のオレキシン値が110 pg/mL以下，つまり正常コントロール群平均値の1/3である． 　注：MSLT中の複数回のSOREMPはきわめて特有の所見であるが，正常人口の30％で，8分未満の平均睡眠潜時が認められる．情動脱力発作を伴うナルコレプシー患者の90％以上で髄液中のオレキシン値が低く（110 pg/mL以下，つまり正常コントロール群平均の1/3）．これは正常群や他の病変が認められる患者ではあり得ない． D．この過眠症は，他の睡眠障害，身体疾患や神経疾患，精神疾患，薬物使用，または物質使用障害で説明できない．	A．患者が，最低でも3カ月の間，ほとんど毎日，昼間の強い眠気が生じると訴える． B．典型的な情動脱力発作は認められない．ただし，不確かな，または非定型性の情動脱力発作様のエピソードが報告されることがある． C．情動脱力発作を伴わないナルコレプシーの診断は，夜間睡眠ポリグラフ検査後にMSLTを実施して確認しなければならない．情動脱力発作を伴わないナルコレプシーでは，検査の前の晩に十分な夜間睡眠（最低6時間）をとった後には，MSLT上平均睡眠潜時が8分以下で，複数回のSOREMPが認められる． 　注：MSLT中に複数回のSOREMPが認められることは特有の所見だが，8分未満の平均睡眠潜時は正常人口の30％で認められることがある． D．この過眠症は，他の睡眠障害，身体疾患や神経疾患，精神疾患，薬物使用，または物質使用障害で説明できない．

E. ナルコレプシーと OSAS との合併例

●症例：73歳，女性

主訴：日中の強い眠気

現病歴：日中の強い眠気，突然眠ってしまうことがあるため近医内科を受診した．就寝中にいびきをかくことからOSASが疑われ，簡易無呼吸検査でAHIが41.2であった．Auto CPAPによるCPAP療法を他医で受けている（治療圧は4.0〜8.0 cmH$_2$O）．日中の強い眠気が改善しないため当院を紹介された．

現症：睡眠発作があるが，仮眠をとれば爽快感がある．情動脱力発作と睡眠麻痺と入眠時幻覚はない．不眠はない．

12章　他の睡眠障害

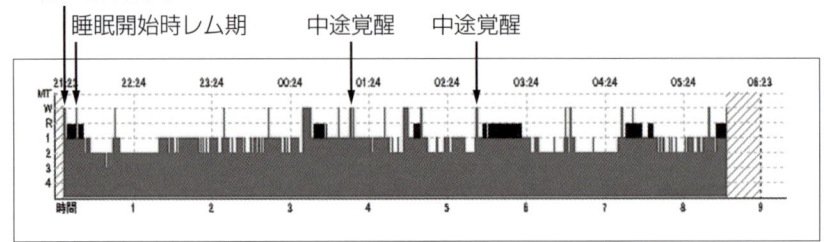

図4 ナルコレプシーとOSASとの合併例
a：PSG．短い睡眠潜時，睡眠開始時レム期（SOREMP）が認められた．OSASにより覚醒反応が多く，睡眠段階が中断され睡眠が分断されている．浅睡眠（Stage 1とStage 2）が多く，深睡眠（Stage 3とStage 4）がほとんどない（%Stage 3が0.4%，%Stage 4が0%）．REM睡眠の出現が少なく，不規則である．睡眠構築が変化し，睡眠の質が低下している．
b：MSLT．平均睡眠潜時は1.7分，平均REM潜時は1.4分，SOREMP（矢印）をNap5回中5回認めた．

PSG 図4a：睡眠潜時が2.5分，SOREMPが認められた．AHIは29.9，最低動脈血酸素飽和度は83%，arousal indexは28.5であった．
MSLT 図4b：平均睡眠潜時は1.7分，Nap 5回中SOREMPを5回認めた．
診断：情動脱力発作伴わないナルコレプシーとOSASの合併．
治療：CPAP療法を継続し，モダフィニル（モディオダール®）100 mgの内服で日中の強い眠気は改善した．

　この症例では，PSGが行われなかったことから，OSASに合併した他の睡眠障害であるナルコレプシーが見落とされていた．またCPAP療法ではタイトレーションが行われておらず，治療圧が適正であるとはいえない．本来はタイトレーションを行い，

144

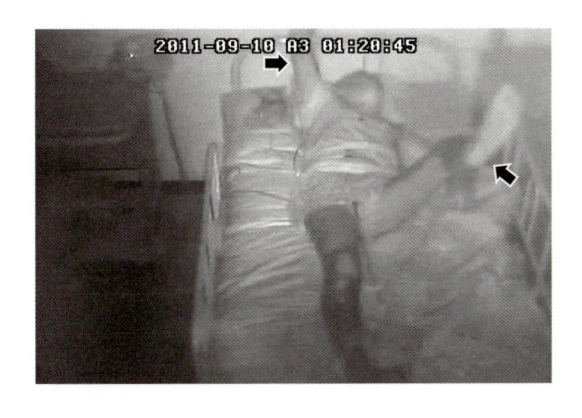

図5 レム睡眠行動障害患者の就寝中ビデオ録画
レム睡眠中に右手を振り上げ（矢印），左足で蹴る（矢印）異常行動を認める．

CPAP療法の適正な治療圧を設定するべきである．

5 レム睡眠行動障害 (REM sleep behavior disorder：RBD)

ICSD-2（2005）では，睡眠時随伴症群（parasomnia：パラソムニア）に分類されている．

特発性が約60％で，50〜60歳以降の男性に多い．2次性（症候性）のものは神経疾患や薬物により引き起こされる．脳幹部の疾患（パーキンソン病，脊髄小脳変性症など）で頻度が高い．したがってなんらかの神経変性疾患を基礎疾患に持っていないかを疑う必要がある．

A. 症状

夜間睡眠中に鮮明な夢体験に支配された荒々しい夢遊様行動を示す 図5．筋活動の低下を伴わないレム睡眠（REM sleep without atonia）図6 が出現し，その時期に一致して異常行動が出現する．

出現時刻はレム睡眠期に生じるため朝方に多い．夢の内容は暴力的，抗争的な不快なものである場合が多い．夢の内容に一致して激しい寝言，叫び声，徘徊，暴力行為を認める．エピソード中に覚醒させることが容易であり，覚醒直後より疎通性が良好で夢の内容を想起できる．

不眠や過眠の訴えは少なく，睡眠覚醒リズムは保たれている．

アルコール，ストレスなどが増悪因子である．

B. 検査所見

PSGでレム睡眠中に顎筋電図の筋放電が亢進する 図6．

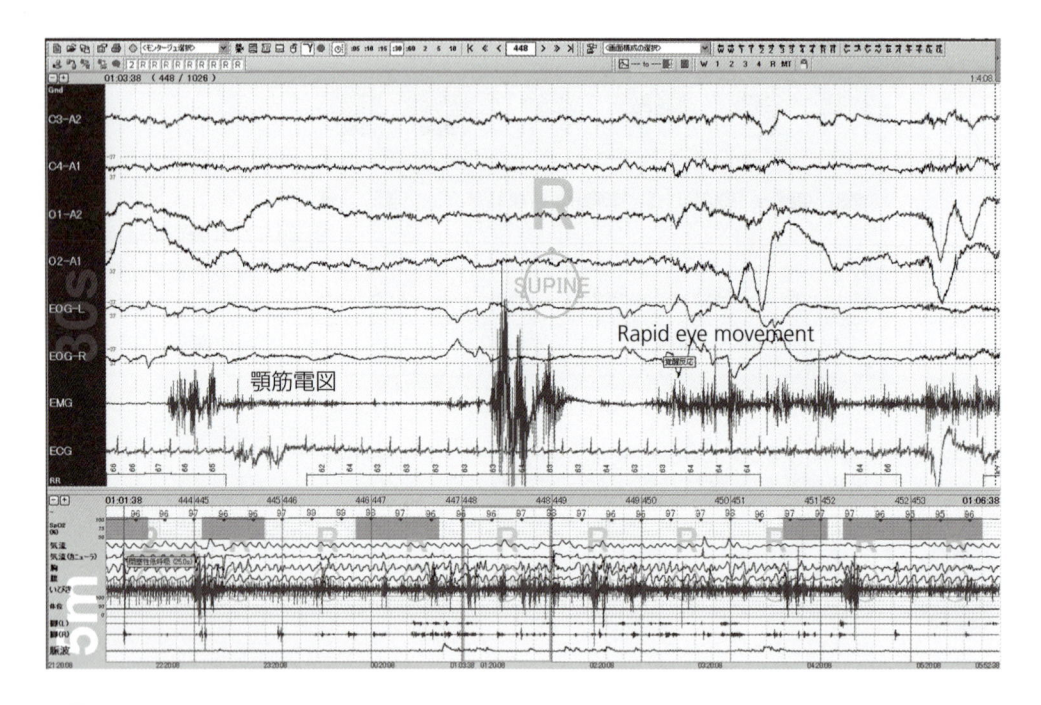

図6 レム睡眠行動障害患者の PSG
筋活動（顎筋電図）の低下を伴わないレム睡眠が出現し，その時期に一致して異常行動が出現する．

表4 レム睡眠行動障害の診断基準（ICSD-2，2005）

A．レム期抗重力筋脱力を伴わないレム睡眠が認められる．EMG 所見で，下顎の EMG 緊張の持続的・周期的増加が過度に認められる，または，下顎や四肢の EMG 相動性収縮が過度に認められる．
B．少なくとも次の1つ以上が存在する．
 i）睡眠に関連したけが，危害を加える恐れのある行為，または破壊的行為をしたことがある．
 ii）睡眠ポリグラフ観察中に異常なレム睡眠行為が認められる．
C．RBD が共存するレム睡眠関連てんかんとはっきり異なるものでない限り，レム睡眠中にてんかん様脳波活動は認められない．
D．この睡眠障害は，他の睡眠障害，身体疾患や神経疾患，精神疾患，薬物使用，または物質使用障害で説明できない．

C．診断

　ICSD-2（2005）の診断基準を表4に示す．家族からの詳しい情報，臨床症状からほぼ診断できる．

D．治療

　寝室環境を改善し，患者の外傷，家族の傷害を最小限にする．第一選択薬としてはクロナゼパム（ベンゾジアゼピン系抗てんかん薬）（リボトリール®）を就寝前に 0.5～2.0 mg を投与する．

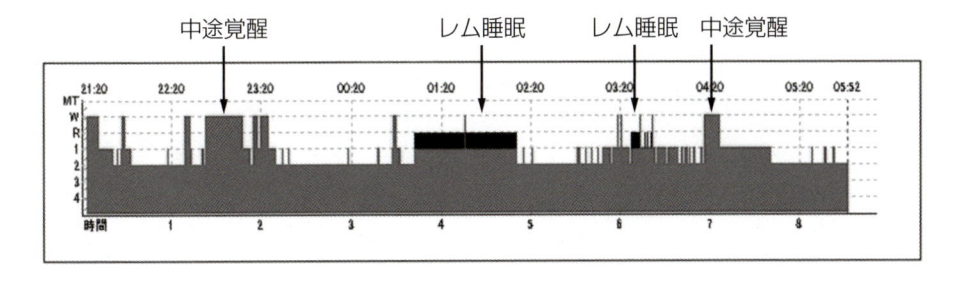

図7 ヒプノグラム
睡眠構築が乱れ，中途覚醒を認める．深睡眠（Stage 3＋4）はなかった．

E. レム睡眠行動障害とOSASとの合併例

●症例：65歳，男性

主訴：睡眠時のいびきと無呼吸，就寝中にあばれる．

現病歴：7年前から睡眠時のいびきと無呼吸，また就寝中にあばれることを家族から指摘されていた．たまに就寝中に立ち上がって喧嘩をする．

PSG：睡眠効率は89.7％，睡眠構築が乱れ，中途覚醒を認め，深睡眠はなかった 図7．AHIは34，最も長い無呼吸時間は61.4秒，最低動脈血酸素飽和度は80％であった．筋活動（顎筋電図）の低下を伴わないレム睡眠 図6 が約50％出現し，その時期に一致して異常行動が出現した 図5．

診断：レム睡眠行動障害とOSASの合併．

治療：リボトリール®を就寝前に0.5 mg内服し，就寝中の異常行動は消失した．OSASに対してはCPAP療法を行った．

6 むずむず脚症候群（レストレスレッグズ症候群，Restless legs syndrome）

ICSD-2（2005）では，睡眠関連運動障害に分類されている．

高齢者に多い．

60～80％に周期性四肢運動障害が合併する．

若年発症例では家族内発症が多く，常染色体優性遺伝を示すこともある．

血清鉄やフェリチンの低下を認める（高齢者）．

透析（慢性腎不全），鉄欠乏性貧血，妊娠中に多くみられる．

A. 症状

夜間入眠時や中途覚醒時に下肢を中心にむずむず感，ひりひり感，虫が這うような感じなどの不快な異常感覚が起こり，脚を動かさずにはいられない状態になる 図8 ため，入眠障害や中途覚醒を呈する．

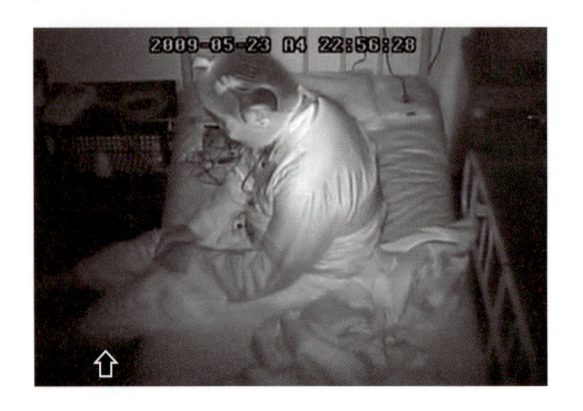

図8 むずむず脚症候群患者の就寝中ビデオ録画

夜間入眠時と中途覚醒時に下肢を中心にむずむず感などの不快な異常感覚が起こり，脚を動かさずにはいられなくなるため，起き上がり脚を動かしている（矢印）．このため入眠障害や中途覚醒を起こす．

表5 むずむず脚症候群の診断基準（ICSD-2，2005）

成人患者の診断（12歳よりも年長）
A．下肢を動かそうとする強い衝動を訴える．通常，下肢に不快で嫌な感覚をおぼえる，あるいは，この感覚のために衝動が生じる．
B．動かそうとする衝動や不快感は休息中，また寝転んだり座ったりして静かにしているときに始まる，または悪化する．
C．動かそうとする衝動や不快感は，歩いたり身体を伸ばしたりすれば，少なくともそういった運動をしている間は，部分的または全体的に楽になる．
D．動かそうとする衝動や不快感は夕方や夜に強くなる，または夕方や夜にしか生じない．
E．この病態は，他の現行の睡眠障害，身体疾患や神経疾患，精神疾患，薬物使用，または物質使用障害では説明できない．

小児患者の診断（2〜12歳まで）
AのみまたはBとCで基準が満たされる．
A．子どもに，上述の4つの基本的な成人のRLS基準すべてが適合し，自分の言葉で下肢の不快感と関連する表現をする．
または，
B．子どもに，上述の4つの基本的な成人のRLS基準すべてが適合するが，自分の言葉で下肢の不快感と関連する表現をしない．
かつ
C．子どもに，以下の3つの所見のうち少なくとも2つが認められる．
　ⅰ）年齢にふさわしくない睡眠障害．
　ⅱ）血のつながった親や兄弟姉妹にはっきりRLSが認められる．
　ⅲ）睡眠ポリグラフ上，周期性四肢運動指数が睡眠1時間当たり5回以上認められる．
　　注：小児RLSの推定基準は研究目的のため開発されたもので，文献にあげた米国国立衛生研究所診断部会報告書にある．

B. 診断

脚の不快な感覚により，脚を動かしたくなる．この症状は安静状態で増悪する．歩く，脚を伸ばすなどの運動により症状が軽快する．夕刻から夜にかけて症状が生じる，あるいは強まる．これらの症状から診断できる．

ICSD-2（2005）の診断基準を 表5 に示す．

C. 治療

ドパミン受容体刺激（作動）薬（アゴニスト）のプラミペキソール（ビ・シフロール®）を就寝2〜3時間前に0.25 mgを投与する．0.125 mgから開始し，0.75 mgを超

えない．皮膚に貼付する薬としてロチゴチン（ニュープロ®）パッチがある．薬の血中濃度を長時間保てるため，効果が持続する．入眠時だけではなく，昼から夕方にかけても症状がある患者に適する．鉄欠乏が存在する場合には，鉄剤を投与する．

ドパミン受容体作動薬を内服しても効果がない場合は，クロナゼパム（ベンゾジアゼピン系抗てんかん薬）（リボトリール®）を眠前あるいは夕食後に 0.5〜1.0 mg を投与する．ベンゾジアゼピン系薬で入眠促進効果，中途覚醒抑制効果もある．

D. むずむず脚症候群，周期性四肢運動障害，いびき症の合併例

●症例：61 歳，女性

主訴：就寝時と昼間の左下肢のむずむず感，不眠，就寝中に脚がピクピク動く，いびき

現病歴：数年前から就寝時，布団に入ってまもなく脚がむずむずし，入眠障害がある．脚を動かしたりさすったりすると症状が改善する．日中ソファなどに腰掛け，じっとしていると脚がむずむずするような感じがあり，その時は，脚を動かしたりさすったりすると症状が改善する．他には，就寝中に脚がピクピク動き，昼間の眠気を認める．就寝中のいびきも家族に指摘されている．

エプワース眠気尺度（ESS）：12 点

PSG：睡眠効率は 77.3％であった．周期性四肢運動（PLM）指数は 44.9 と高くなっており，大部分は睡眠段階 Stage N 1，Stage N 2 で出現していた．Arousal index は 29.5 であった．いびき指数は 53.3 であった．AHI は 4.4 であった．

就寝中のビデオ録画：入眠時に左脚を右脚のふくらはぎにあててこする動作や，両脚の膝を曲げたり伸ばしたりして，なかなか入眠できない様子であった．また就寝中に左脚の足首から指先にかけて，ピクピク動く不随意運動も観察された．

経過：ビ・シフロール®の夕食後服用を 0.125 mg から開始し，0.25 mg で維持した．脚のむずむず感は改善し，入眠障害も改善した．

7 周期性四肢運動障害 (Periodic limb movement disorder：PLMD)

ICSD-2（2005）では，睡眠関連運動障害に分類されている．

高齢者に多い．

むずむず脚症候群の 60〜80％に出現する．

A. 症状

夜間睡眠中に足関節の背屈運動を主体とする周期的な不随意運動 図9, 10 が反復して起こるために睡眠が中断される．

この異常運動は入眠前の覚醒時や浅いノンレム睡眠の時期に出現するため，入眠障

足関節の屈曲　　趾の開扇

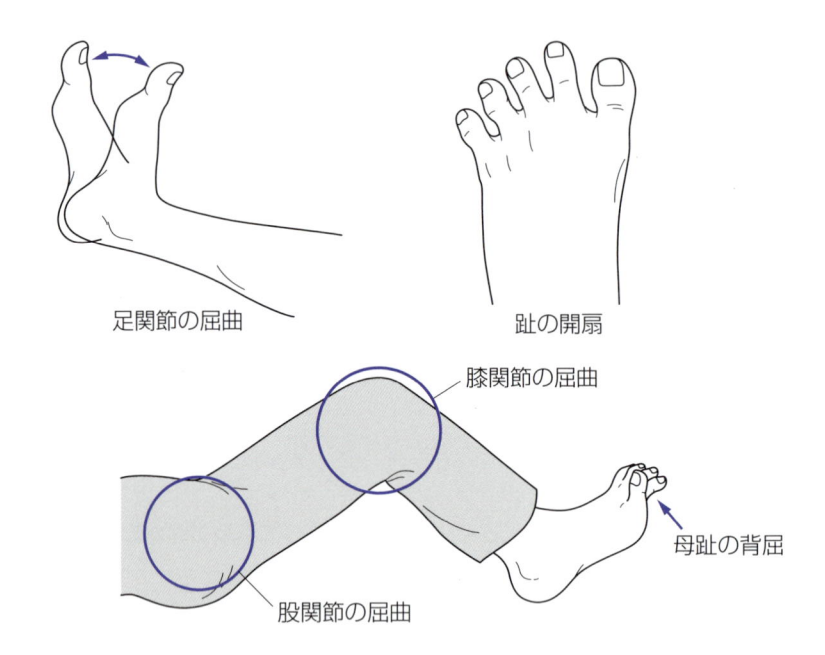

膝関節の屈曲
股関節の屈曲
母趾の背屈

図9　周期性四肢運動障害の運動

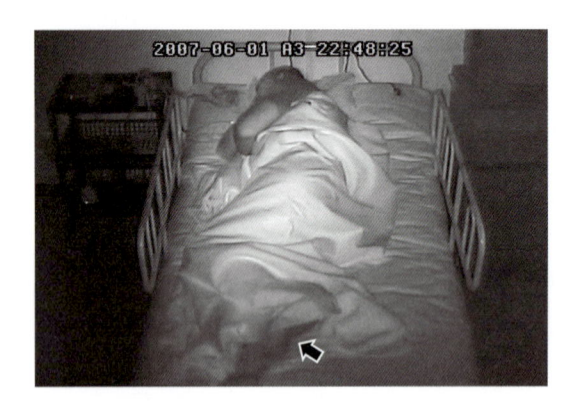

図10　周期性四肢運動障害患者の就寝中ビデオ録画
夜間睡眠中に足関節の不随意背屈運動（矢印）が周期的に反復して起こっている．

害や中途覚醒を呈する．
　睡眠中に周期性四肢運動障害に気づいていない患者も多いが，覚醒時・起床時に脚のだるさを訴える．

B. 検査所見

　PSGで睡眠段階 Stage N1 から N2 にかけて 20〜30 秒間隔で前脛骨筋筋電図の増高が周期的に認められる 図11．睡眠の前半に多い．自覚的に不随意運動に気付いていないことが多い．

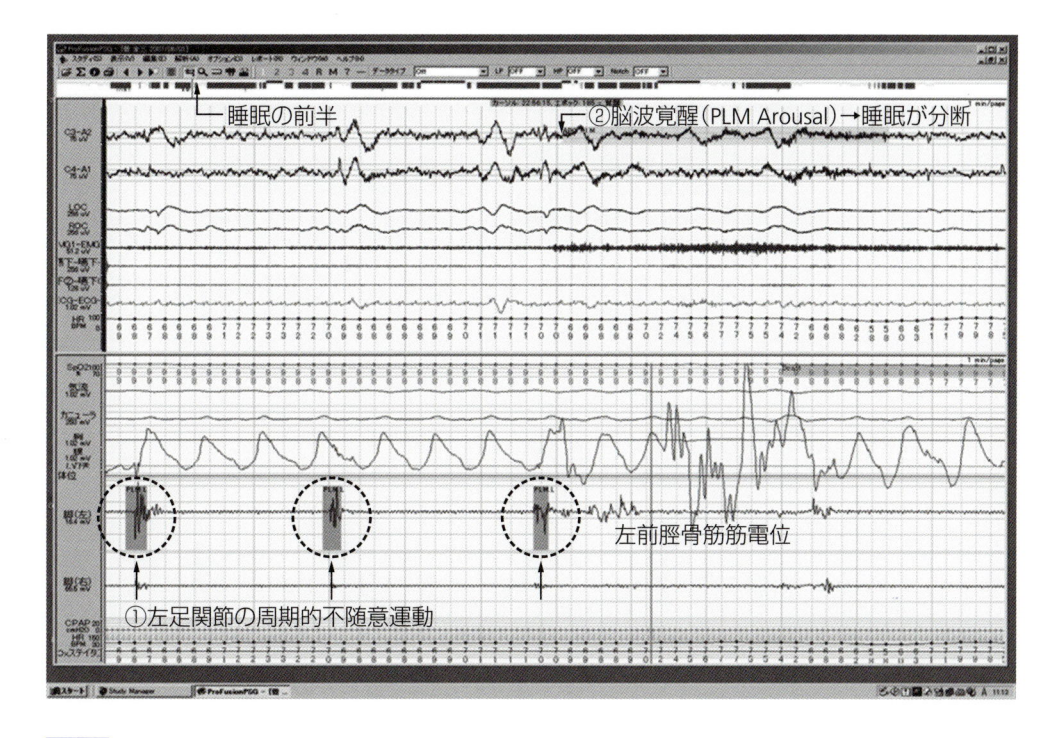

図11 周期性四肢運動障害患者の PSG

睡眠の前半に左足関節の不随意運動が周期的に起こり，左前脛骨筋筋電図の増高が 20〜30 秒間隔で周期的に認められる（①）．患者本人は足関節の不随意運動に気づいていない．左足関節の周期的不随意運動に伴って脳波覚醒（periodic limb movement arousal：PLM arousal）が起こり（②），睡眠が分断されている．

C. 診断

ICSD-2（2005）の診断基準を 表6 に示す．

PSG で反復性，常同的な四肢運動を認め，睡眠障害や日中の疲労を訴える場合，周期性四肢運動障害と診断される．PSG で所見があっても臨床症状がない場合は，周期性四肢運動障害と診断しない．

D. 治療

むずむず脚症候群と同様に，クロナゼパム，ドパミン製剤，ドパミン受容体刺激（作動）薬を用いる．

E. 周期性四肢運動障害と OSAS との合併例

●症例：59 歳，男性

主訴：入眠障害，就寝中に足がピクピク動き目覚める，いびき

現病歴：数年前から入眠障害がある．就寝中に足がピクピク動き目覚める．家族からいびきを指摘されている．昼間の眠気を認める．

表6　周期性四肢運動障害の診断基準（ICSD-2, 2005）

A．睡眠ポリグラフ検査で，反復性のかなり常同的な四肢運動が認められ，それは：
　ⅰ）0.5〜5秒持続する．
　ⅱ）測定中の振幅はつま先背屈の基準値の25％以上である．
　ⅲ）4回以上連続する動きである．
　ⅳ）（四肢運動の開始から開始までが）5秒以上90秒未満の間隔（典型的には20〜40秒の間隔）で分断されている．
B．PLMS指数は，小児の場合は1時間当たり5以上で，多くの成人の場合は15以上である．
　注：睡眠に関連した患者の訴えを考慮に入れてPLMS指数を解釈するべきである．成人の場合，（高感度呼吸モニタリングで）呼吸障害事象に関連した覚醒やPLMSの他の原因を除外していない研究によれば，基準値は従来の1時間当たり5回より高い．新しいデータから，症状の認められる患者と認められない患者のPLMS指数が部分的に重複することが考えられ，絶対的なカットオフ値よりも臨床的状況が重要となる．
C．臨床的な睡眠障害や日中疲労の訴えがある．
　注：臨床的な睡眠障害を伴わずにPLMSが発現する場合，睡眠ポリグラフ所見としてPLMSが認められることはあってもPLMDの診断基準には適合しない．
D．周期性四肢運動（PLM）が，現在知られている他の睡眠障害，身体疾患や神経疾患，精神疾患，薬物使用，または物質使用障害で説明できない（例えば，周期的に認められる無呼吸の終結時に生じるPLMは，本当のPLMSやPLMDとは算定しない）．

PSG所見として周期性四肢運動があっても，睡眠障害を伴わない場合は周期性四肢運動障害と診断されないことに注意する．

　エプワース眠気尺度（ESS）：17点

　PSG：睡眠効率は69.5％であった．ヒプノグラム 図12a では入眠障害を認め，深睡眠は少なく，中途覚醒による睡眠の分断を認める．周期性四肢運動（PLM）指数は47.6と高く，大部分は睡眠段階StageN1, StageN2で出現していた 図12b ．AHIは42.5であった．最も長い無呼吸時間は84.9秒，最低動脈血酸素飽和度は59％であった．Arousal indexは49.8であった．

　就寝中のビデオ録画：就寝中に右足の足首から指先にかけて，ピクピク動く不随意運動が観察された 図10 ．

　経過：CPAP療法の適応であり，タイトレーションの後，CPAP療法を行った．CPAP療法中も周期性四肢運動による就寝中の目覚め，昼間の眠気が続くため，リボトリール®を眠前に0.5 mg投与した．入眠障害，周期性四肢運動による就寝中の目覚め，昼間の眠気は改善した．

　この症例では，OSASと周期性四肢運動障害が合併し，これらが原因で脳波覚醒を起こし睡眠障害をきたしていた．治療はこれらの疾患を同時に治療することで睡眠障害が改善した．OSASと周期性四肢運動障害の合併は稀ではない．OSASに合併した他の睡眠障害を見落とすことなく診断し治療することが大切である．そのためには，PSGは欠かせない．

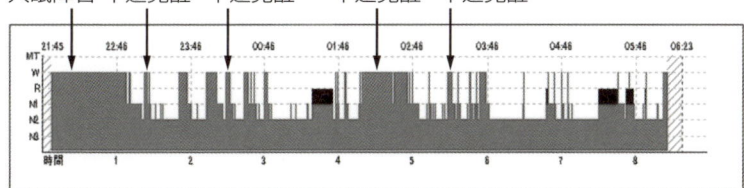

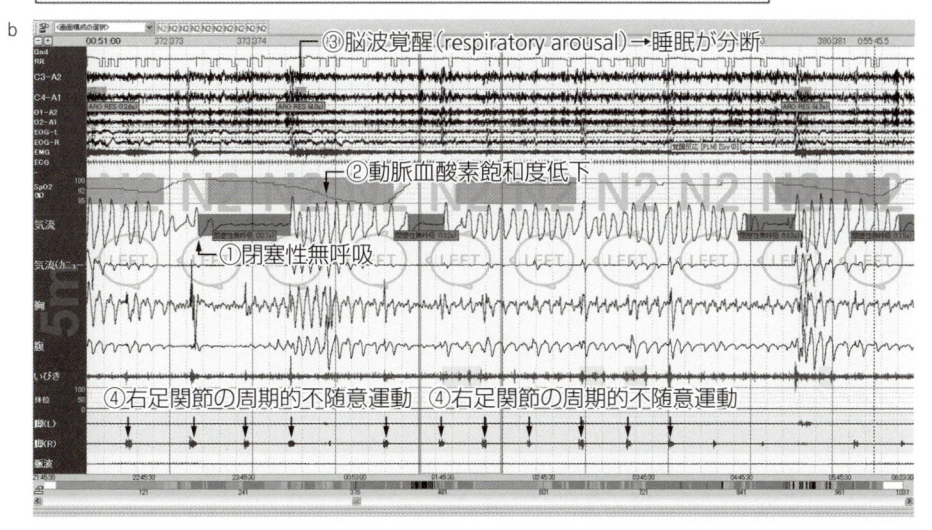

図12 周期性四肢運動障害と OSAS との合併例

a：ヒプノグラム．入眠障害を認め，深睡眠は少なく，中途覚醒による睡眠の分断を認める．

b：PSG．閉塞性無呼吸を認め（①），動脈血酸素飽和度が低下している（②）．これらに伴って脳波覚醒（respiratory arousal）が起こり（③），睡眠が分断されている．右足関節の不随意運動が周期的に起こり，右前脛骨筋筋電図の増高が 20〜30 秒間隔で周期的に認められる（④）．

文献

1) 米国睡眠医学会（日本睡眠学会診断分類委員会訳）．睡眠障害国際分類 第2版 診断とコードの手引．東京：医学書院；2010．
2) American Academy of Sleep Medicine. International Classification of Sleep Disorders, 3rd ed. Darien, IL: American Academy of Sleep Medicine; 2014.

13章 睡眠呼吸障害と睡眠中の嚥下・誤嚥

診療のポイント

- ☑ 睡眠中は嚥下の回数、頻度が減少しており、長時間、嚥下が行われておらず、咽頭食道のクリアランスが低下している。また睡眠中は唾液分泌機能が低下し、気道の線毛運動機能が低下している。
- ☑ したがって睡眠中は咽頭・喉頭に唾液・分泌物が停滞し、咽頭に細菌が停滞し増殖し、逆流してきた酸が、咽頭・喉頭・食道に停滞している可能性が示唆される。
- ☑ 閉塞性睡眠時無呼吸症候群（OSAS）患者の睡眠中の嚥下の88%は、閉塞性無呼吸・低呼吸に続く呼吸再開時に、呼吸イベントに伴って起こる脳波覚醒（respiratory EEG arousal）とともに起こり、嚥下の71%は、嚥下後吸気で呼吸が再開していることが特徴である。
- ☑ 睡眠中の嚥下動態は誤嚥あるいは酸逆流により引き起こされる病態に少なからず関与していると考えられる。またOSAS患者、高齢者ではこれらの病態が増悪していることが予想される。
- ☑ 実際の臨床では、睡眠中の嚥下・呼吸動態を評価することは難しい。したがって睡眠時の嚥下障害による有害事象を早期に発見し予防するためには、睡眠中の嚥下・呼吸動態を理解し、推測される危険因子を取り除くことが日常臨床で必要である。

　嚥下は生命維持に重要な機能の1つであり、嚥下による咽喉頭のクリアランスは気道防御にとって重要である。

　高齢者の主な直接死因である肺炎に関しては、高齢者肺炎の約8割が嚥下性肺炎であることが示唆されている[1]。口腔・咽頭の常在菌が、唾液などの分泌物と共に気道に誤嚥（不顕性誤嚥）され、嚥下性肺炎を発症する。夜間就寝中に誤嚥する唾液に含まれる細菌が肺炎を生じさせるという報告もある[2]。特に睡眠中の不顕性誤嚥（silent aspiration）、微量誤嚥（micro-aspiration）が、嚥下性肺炎の原因であるとも言われている。

　胃酸が逆流し、睡眠中に咽頭に停滞している胃酸が気道に誤嚥されると、化学的炎症が引き起こされる。日中は唾液の嚥下により食道内の酸は中和されるが、睡眠中は

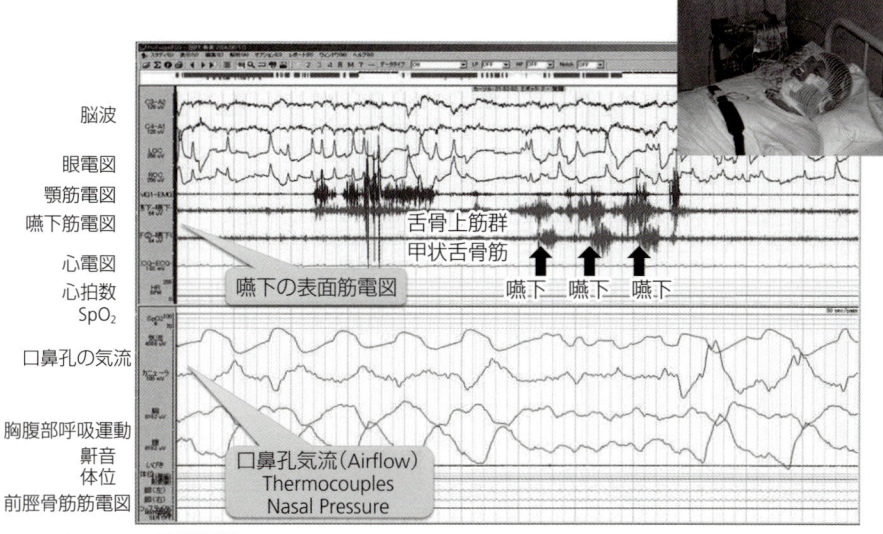

図1 PSGと表面筋電図（Bio-calibration時，空嚥下時の舌骨上筋群と甲状舌骨筋の表面筋電図）

舌骨上筋群の筋電図の電位上昇に引き続き，甲状舌骨筋の筋電図の電位上昇が認められ，嚥下が起こっている．

（佐藤公則, ほか. 音声言語医 2011; 52: 132-40[8)]より）

唾液の分泌が低下している[3)]こともこの病態を増悪させると考えられる．

このように睡眠中の嚥下動態は，誤嚥あるいは酸逆流により引き起こされる病態にも関与していると考えられる．

本項では，正常者と閉塞性睡眠時無呼吸症候群（OSAS）患者の睡眠中の嚥下と嚥下に関連した呼吸，誤嚥に関して概説する．

1 睡眠中の嚥下の解析法

1965年にはLearら[4)]がpneumatic and sonic methodを用いて24時間の嚥下回数を測定している．

1975年にはLichterら[5)]がDoppler法を用いて睡眠中の嚥下動態を検討している．

2006年以降，Satoら[6〜14)]は終夜睡眠ポリグラフ（PSG）上に，嚥下に関与する舌骨上筋群と甲状舌骨筋の表面筋電図を同時記録し，より詳細に睡眠中の嚥下・呼吸を解析している 図1．

2009年に大橋ら[15)]は食道内圧をPSGに同時記録し，成人OSAS患者の睡眠中の嚥下動態を解析している．

表1 睡眠段階別の嚥下の頻度（正常若年成人，25±4歳）

		嚥下回数 平均（±SD）回/時間
実睡眠時間		2.4±1.0
Non-REM 睡眠		
浅睡眠	Stage 1：	11.2±8.1
	Stage 2：	1.9±1.0
深睡眠	Stage 3：	0.5±1.5
（デルタスリープ）	Stage 4：	0.2±0.5
REM 睡眠：		1.9±1.7
嚥下を行わない最長時間		68.8±24.8 分

2 日中の嚥下

健康成人では1日に平均585回（203～1,008回）嚥下が行われ，食事中は1時間に平均180±55回，食事以外の日中は1時間に平均23.5±11.4回，嚥下が行われている[4]．

3 正常若年成人の睡眠中の嚥下

A. 若年成人の睡眠段階別の嚥下動態

睡眠中は嚥下の頻度が低く，実睡眠時間では1時間に平均2.4±1.0回嚥下が行われていた 表1 [7,8]．嚥下の頻度は睡眠段階に関係しており，睡眠が深くなるに従い嚥下の頻度が低くなる 表1 [7,8]．

嚥下の頻度 表1 は，Stage 1 図2 では1時間に平均11.2±8.1回，Stage 2 図3 では1時間に平均1.9±1.0回，深睡眠（デルタスリープ）の Stage 3 図4 では1時間に平均0.5±1.5回，Stage 4 では1時間に平均0.2±0.5回とほとんど嚥下は認めなかった[7,8]．

レム睡眠時には筋電図が終夜を通して最も低電位になり，体の筋肉が弛緩している．しかしレム睡眠中 図5 でもノンレム睡眠の Stage 2 と同じ程度の頻度で嚥下が起こっており，1時間に平均1.9±1.7回の嚥下が認められた[7,8]．

B. 若年成人の睡眠中に嚥下が行われない最長の時間

睡眠中に嚥下が行われない最長の時間は42.5分から122分と個人差があったが，平均68.8分間嚥下が行われていなかった[7,8]．睡眠中には嚥下の頻度が低くなるだけでなく，長時間嚥下が行われていない．

C. 若年成人の睡眠中の嚥下と脳波覚醒（electroencephalographic arousal: EEG arousal）

レム睡眠中，ノンレム睡眠中ともほとんどの場合，呼吸や体動などのイベントを伴わない脳波覚醒（spontaneous EEG arousal）とともに起こっていた 図1～5 [7,8]．

脳波覚醒の頻度 表2 は睡眠段階に関係しており，睡眠が深くなるに従い脳波覚醒の

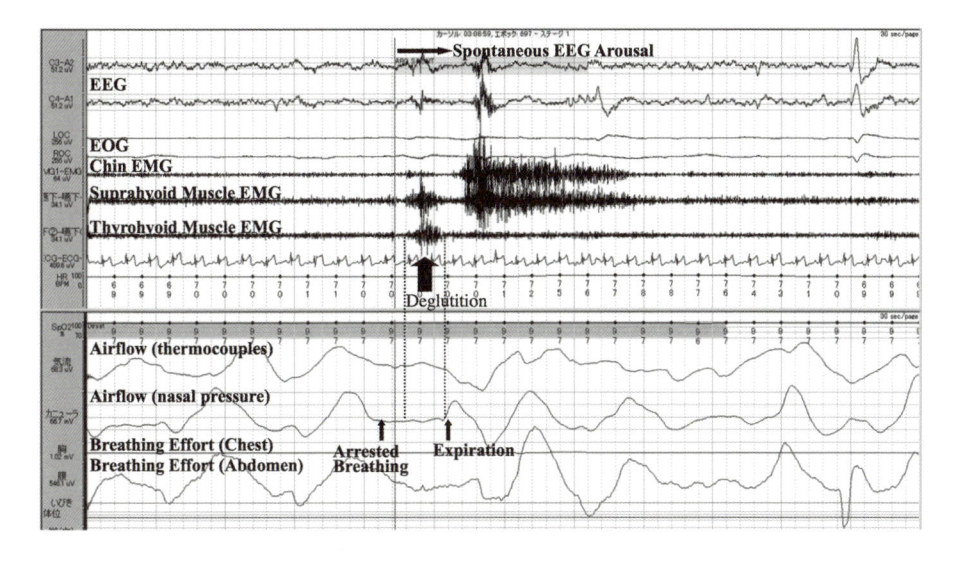

図2 ノンレム睡眠 Stage 1 中の嚥下（若年成人）

睡眠脳波は low voltage mixed frequency な脳波である．脳波覚醒（spontaneous EEG arousal）とともに嚥下が起こっている．嚥下と呼吸の関係は嚥下の前は呼吸停止で，嚥下後は呼気で呼吸が再開している．

（Sato K, et al. Acta Oto-Laryngol 2011；131：190-6[7]）より）

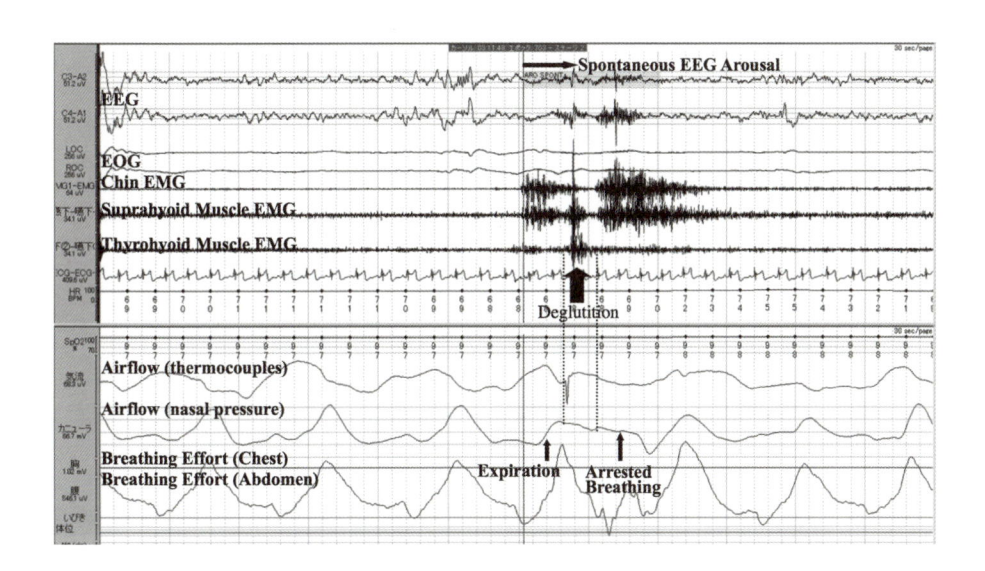

図3 ノンレム睡眠 Stage 2 中の嚥下（若年成人）

脳波覚醒（spontaneous EEG arousal）とともに嚥下が起こっている．嚥下と呼吸の関係は嚥下の前は呼気で，嚥下後は呼吸停止になっている．

（Sato K, et al. Acta Oto-Laryngol 2011；131：190-6[7]）より）

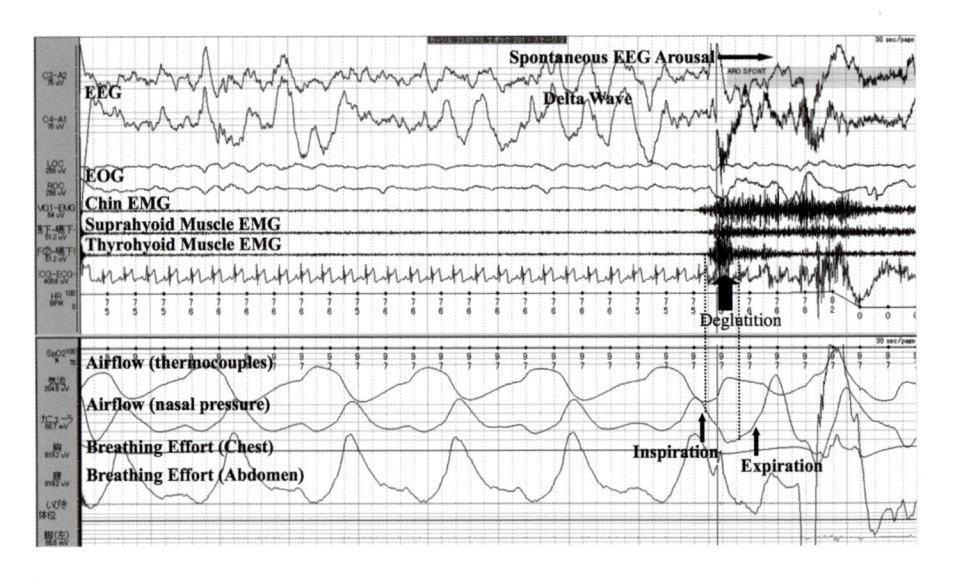

図4 ノンレム睡眠 Stage 3 中の嚥下（若年成人）

睡眠脳波は，高振幅徐波・δ波が1エポックの20〜50％を占めている．このエポックでは脳波覚醒（spontaneous EEG arousal）の前に筋電図の電位が上がり，嚥下が起こっている．嚥下と呼吸の関係は嚥下の前は吸気で，嚥下後は呼気になっている．

(Sato K, et al. Acta Oto-Laryngol 2011; 131: 190-6[7])より）

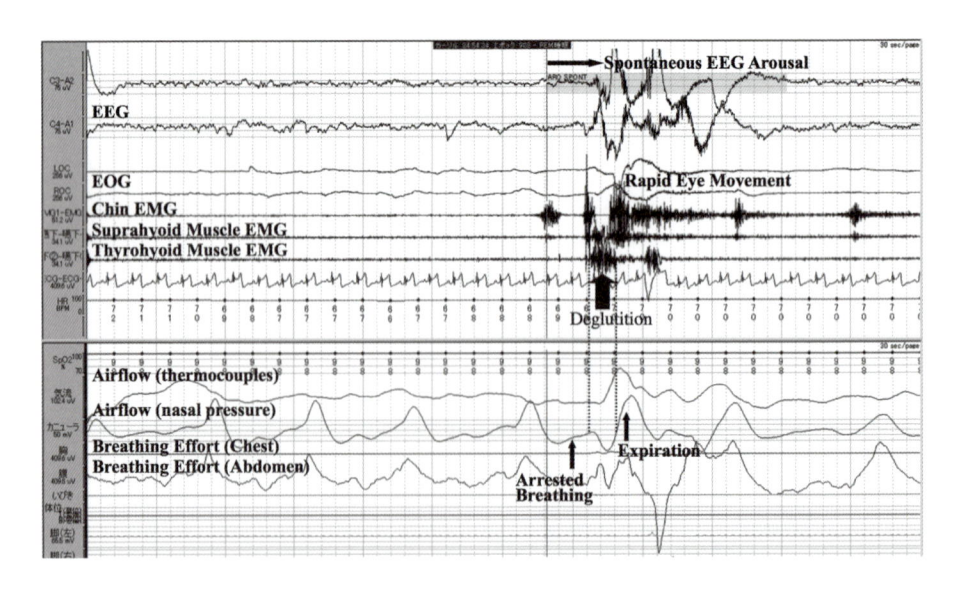

図5 レム睡眠中の嚥下（若年成人）

睡眠脳波は比較的低電位のさまざまな周波数の脳波であり，急速眼球運動（rapid eye movement）がみられる．レム睡眠時には筋電図が終夜を通して最も低電位になっている．嚥下と呼吸の関係は嚥下の前は呼吸停止で，嚥下後は呼気になっている．

(Sato K, et al. Acta Oto-Laryngol 2011; 131: 190-6[7])より）

表2 睡眠段階別の脳波覚醒と嚥下の頻度
（正常若年成人，25±4歳）

		脳波覚醒の頻度（回/時）	嚥下/脳波覚醒の頻度（％）
実睡眠時間		13.2±3.5	24.4±13.9
Non-REM 睡眠			
浅睡眠	Stage 1:	41.1±15.1	30.5±22.3
	Stage 2:	7.3±2.9	26.9±15.4
深睡眠	Stage 3:	3.1±3.0	7.4±22.2
	Stage 4:	0.9±1.4	5.6±16.7
REM 睡眠:		13.1±9.0	18.0±16.3

平均±SD

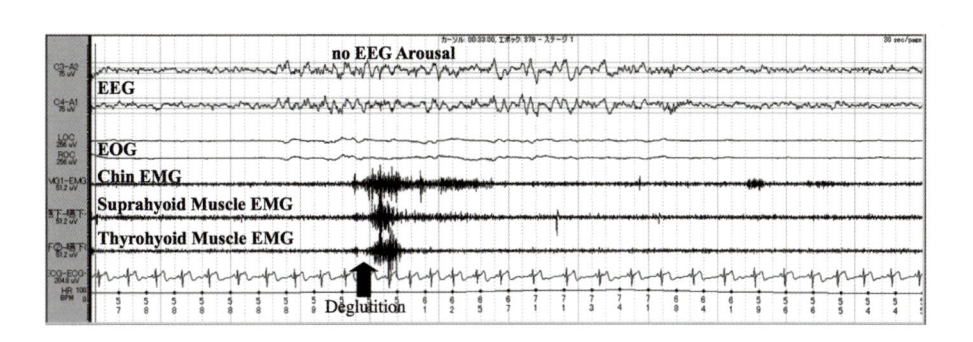

図6 ノンレム睡眠 Stage 1 中の嚥下（若年成人）
この epoch では覚醒脳波を伴わずに嚥下が起こっている．

（佐藤公則，ほか．音声言語医 2011；52：132-40[8]）より）

頻度が低くなる[7,8]．また嚥下を伴う脳波覚醒の頻度も睡眠段階に関係しており，睡眠が深くなるに従いその割合が低くなる[7,8]．

嚥下と脳波覚醒の時間的関係は一様ではなく，多くの場合は脳波覚醒が起こった後に，あるいは脳波覚醒と同時に筋電図の電位が上がり嚥下が行われていた[7,8]．一方で，嚥下が起こってから脳波覚醒が認められたり 図4，脳波覚醒を伴わずに嚥下が起こる場合もまれにあった 図6 [7,8]．

D. 若年成人の睡眠中の嚥下に関連した呼吸動態

睡眠中の嚥下と呼吸の関係を 表3 に示す．

種々のパターンがあったが，呼気の後に嚥下が起こり，嚥下後は呼吸停止であるパターンが最も多く認められた[7,8]．

嚥下前の呼吸パターン 表4 に限ってみると，呼気がやや多いものの特徴はなかった．嚥下に続く呼吸のパターン 表4 に限ってみると，約60％は呼吸停止，約25％は呼気であり，嚥下後吸気で再開する頻度は約16％と低く，気道防御に有利であると考えられた[7,8]．

表3 睡眠中の嚥下と呼吸相のパターン（正常若年成人，25±4歳）

呼吸相のパターン	平均（±SD）%
呼気　　→嚥下→呼吸停止	26.2±14.4
呼気　　→嚥下→吸気	5.4±6.5
呼気　　→嚥下→呼気	5.4±8.2
呼吸停止→嚥下→呼吸停止	18.7±14.9
呼吸停止→嚥下→吸気	1.9±4.0
呼吸停止→嚥下→呼気	6.2±5.9
吸気　　→嚥下→呼吸停止	14.1±9.3
吸気　　→嚥下→吸気	9.2±3.4
吸気　　→嚥下→呼気	12.9±11.6

表4 睡眠中の嚥下と呼吸相のパターン（正常若年成人，25±4歳）

呼吸相のパターン	平均（±SD）%
呼吸停止→嚥下	26.9±15.5
呼気　　→嚥下	40.3±15.5
吸気　　→嚥下	36.1±9.6
嚥下→呼吸停止	59.1±23.1
嚥下→呼気	24.5±20.7
嚥下→吸気	16.4±8.8

4 正常小児の睡眠中の嚥下

A. 小児の睡眠段階別の嚥下動態

　正常小児の睡眠中の嚥下に関しても，正常若年成人と同じ傾向が認められる[9]．

　6〜13歳（平均8.6歳）を対象とした研究[9]では，レム睡眠時，ノンレム睡眠時とも多くの場合，呼吸などのイベントを伴わない脳波覚醒（spontaneous EEG arousal）とともに嚥下がおこっていた．多くの場合は脳波覚醒が起こってから，あるいは脳波覚醒と同時に筋電図の電位が上がり嚥下が行われていた．

　実睡眠時間では1時間に平均2.8±1.7回嚥下が行われていた[9]．睡眠段階別の嚥下の頻度は睡眠段階に関係しており，ノンレム睡眠 Stage 1 では1時間に平均27.4±27.4回，Stage 2 では1時間に平均3.1±3.5回，深睡眠の Stage 3 では1時間に平均2.8±3.3回，Stage 4 では1時間に平均0.9±0.8回と睡眠が深くなるに従い嚥下の頻度が小さくなっていた[9]．Stage 3 と Stage 4 を合わせた深睡眠ではほとんど嚥下が行われていなかった[9]．レム睡眠では1時間に平均2.2±2.1回嚥下が行われていた．正常成人と比較すると，小児ではノンレム睡眠 Stage 1, 3, 4 で成人より嚥下の頻度が統計的に高い結果であった．これは小児と成人では睡眠構築に差があるためと考えられた．

B. 小児の睡眠中に嚥下が行われない最長の時間

　睡眠中に嚥下が行われない最長の時間は小児では平均59.7分であり，小児でも睡眠

表 5 睡眠段階別の嚥下の頻度（正常高齢者，71±6歳）

	嚥下回数　平均（±SD）回/時間
実睡眠時間	0.8±0.7
Non-REM 睡眠	
浅睡眠　　Stage 1：	1.8±1.7
Stage 2：	0.4±0.6
深睡眠　　Stage 3：	0
Stage 4：	0
REM 睡眠：	0.4±0.6
嚥下を行わない最長時間	134.9±50.9 分

中には嚥下の頻度が小さくなっているだけでなく，長時間嚥下が行われていなかった[9]．小児と正常若年成人を比較すると，統計的に両者に差がなかった．

5 正常高齢者の睡眠中の嚥下

A. 高齢者の睡眠段階別の嚥下動態

　高齢者では睡眠中は嚥下の頻度が極端に低く，実睡眠時間では1時間に平均0.8±0.7回しか嚥下が行われていなかった 表5[10]．嚥下の頻度は睡眠段階に関係しており，睡眠が深くなるに従い嚥下の頻度が低くなっていた 表5[10]．

　嚥下の頻度 表5 は，Stage 1 では1時間に平均1.8±1.7回，Stage 2 では1時間に平均0.4±0.6回，深睡眠（デルタスリープ）の Stage 3 と Stage 4 では，嚥下を認めなかった[10]．レム睡眠中でもノンレム睡眠の Stage 2 と同じ程度の頻度で嚥下が起こっており，1時間に平均0.4±0.6回の嚥下が認められた[10]．

B. 高齢者の睡眠中に嚥下が行われない最長の時間

　睡眠中に嚥下が行われない最長の時間は64.5分から222.5分と個人差があったが，平均134.9分もの長い間嚥下が行われていなかった[10]．

　高齢者では睡眠中には嚥下の頻度が極端に低くなるだけでなく，2時間以上にわたる長時間，嚥下が行われていなかった．

C. 正常高齢者の睡眠中の嚥下と脳波覚醒（electroencephalographic arousal: EEG arousal）

　レム睡眠中，ノンレム睡眠中ともほとんどの場合，呼吸や体動などのイベントを伴わない脳波覚醒（spontaneous EEG arousal）とともに嚥下が起こっていた[10]．

　脳波覚醒の頻度 表6 は睡眠段階に関係しており，睡眠が深くなるに従い脳波覚醒の頻度が低くなっていた[10]．また嚥下を伴う脳波覚醒の頻度も睡眠段階に関係しており，睡眠が深くなるに従いその割合が低くなっていた[10]．

　嚥下と脳波覚醒の時間的関係は一様ではなかったが，多くの場合は脳波覚醒が起こった後に，あるいは脳波覚醒と同時に筋電図の電位が上がり嚥下が行われていた[10]．

表6　睡眠段階別の脳波覚醒と嚥下の頻度
（正常高齢者，71±6歳）

		脳波覚醒の頻度（回/時）	嚥下/脳波覚醒の頻度（％）
実睡眠時間		22.1±6.2	4.9±3.4
Non-REM 睡眠			
浅睡眠	Stage 1：	41.7±9.1	5.3±4.5
	Stage 2：	8.0±2.6	4.7±5.4
深睡眠	Stage 3：	0.9±2.8	0
	Stage 4：	0	0
REM 睡眠：		13.2±8.1	2.9±4.0

表7　睡眠中の嚥下と呼吸相のパターン
（正常高齢者，71±6歳）

呼吸相のパターン	平均（±SD）％
呼気　　→嚥下→呼吸停止	14.3±17.0
呼気　　→嚥下→吸気	9.0±12.1
呼気　　→嚥下→呼気	24.0±25.9
呼吸停止→嚥下→呼吸停止	7.5±14.5
呼吸停止→嚥下→吸気	5.5±7.0
呼吸停止→嚥下→呼気	6.0±13.6
吸気　　→嚥下→呼吸停止	12.0±33.1
吸気　　→嚥下→吸気	13.0±33.1
吸気　　→嚥下→呼気	8.7±19.2

表8　睡眠中の嚥下と呼吸相のパターン
（正常高齢者，71±6歳）

呼吸相のパターン	平均（±SD）％
呼吸停止→嚥下	19.0±24.8
呼気　　→嚥下	47.3±36.7
吸気　　→嚥下	33.7±42.0
嚥下→呼吸停止	33.7±35.0
嚥下→呼気	38.8±36.4
嚥下→吸気	27.5±31.5

D. 高齢者の睡眠中の嚥下に関連した呼吸動態

　睡眠中の嚥下と呼吸の関係を 表7 に示す．

　種々のパターンがあったが，呼気の後に嚥下が起こり，嚥下後は呼気であるパターンが最も多く認められた[10]．

　嚥下前の呼吸パターン 表8 に限ってみると，約34％は吸気の後に嚥下が起こっていた．嚥下に続く呼吸のパターン 表8 に限ってみると，嚥下後吸気で再開する頻度は約28％と高く，気道防御に不利であると考えられた[10]．

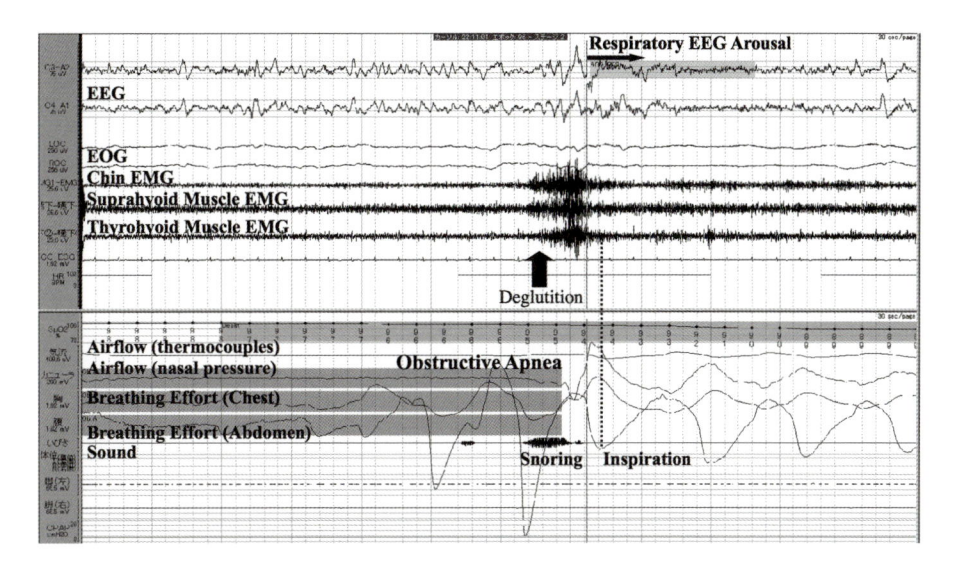

図7 閉塞性睡眠時無呼吸症候群患者，ノンレム睡眠 Stage 2 中の嚥下

閉塞性無呼吸・低呼吸に続く呼吸再開時に嚥下がおこり，引き続き呼吸イベントに伴う脳波覚醒（respiratory EEG arousal）が起こっている．嚥下と呼吸の関係は，嚥下後は吸気になっている．

（Sato K, et al. Ann Otol Rhinol Laryngol 2009；118：30-6[12]）より）

6 OSAS 患者の睡眠中の嚥下

A. 睡眠段階別の嚥下動態

OSAS 患者でも睡眠中は嚥下の頻度が低くなっており，実睡眠時間では 1 時間に平均 5.4±3.1 回嚥下が行われていた[12,13]．嚥下の頻度は睡眠段階に関係しており，睡眠が深くなるに従い嚥下の頻度が低くなっていた[12,13]．

嚥下の頻度は，Stage 1 では 1 時間に平均 6.2±6.1 回，Stage 2 では 1 時間に平均 6.0±3.4 回，Stage 3 では 1 時間に平均 3.0±5.2 回嚥下が認められた[12,13]．Stage 4 では嚥下は認めなかった．

レム睡眠中でもノンレム睡眠の Stage 2 より少ないが Stage 3 より多い頻度で嚥下が起こっており，1 時間に平均 4.5±3.0 回嚥下が認められた[12,13]．

B. 睡眠中に嚥下が行われない最長の時間

睡眠中に嚥下が行われない最長の時間は 25 分から 66 分と個人差があったが，平均 43.5 分間嚥下が行われていなかった[12,13]．OSAS 患者でも睡眠中には嚥下の頻度が低くなっているだけでなく，長時間嚥下が行われていなかった．

C. 睡眠中の嚥下と脳波覚醒（EEG arousal）

正常の睡眠では呼吸などのイベントを伴わない脳波覚醒（spontaneous EEG arousal）とともに嚥下が起こる場合が多いが，OSAS患者ではレム睡眠時，ノンレム睡眠時とも88%の嚥下は無呼吸・低呼吸後，すなわち呼吸イベントに伴って起こる脳波覚醒（respiratory EEG arousal）とともに嚥下が起こることが特徴であった[12,13]．図7．無呼吸・低呼吸の間，嚥下が起こることはなかった．

嚥下と覚醒脳波の時間的関係は一様ではなかったが，多くの場合は覚醒脳波が起こった後に，あるいは覚醒脳波と同時にあるいは筋電図の電位が上がり嚥下が行われていた[12,13]．

D. 睡眠中の嚥下と嚥下に関連した呼吸動態

種々のパターンがあったが，無呼吸・低呼吸の後に嚥下が起こり，嚥下後は吸気で呼吸が再開されるパターンが 42.7±23.4% と最も多く認められた[12,13]．

嚥下に続く呼吸のパターンに限ってみると，実に70%の嚥下は嚥下後，呼吸は吸気で再開していた[12,13]．覚醒時，あるいは正常成人の睡眠時には，嚥下後の呼吸は吸気で再開することが少ないことを考えると，OSAS患者の嚥下と嚥下に関連した呼吸のパターンは特異的であるといえた．

7 CPAP療法中のOSAS患者の睡眠中の嚥下

正常成人の睡眠中の嚥下と比較すると，CPAP療法中のOSAS患者の睡眠中の嚥下頻度は，正常成人の睡眠中の嚥下頻度と同じであった[13,14]．嚥下が行われない最長時間にも有意差はなかった[13,14]．すなわちCPAP療法中では睡眠中の嚥下動態は正常化していた．

CPAP療法により，OSAS患者の睡眠中の嚥下の頻度と嚥下に伴う脳波覚醒，嚥下に関連した呼吸動態は正常化していた[13,14]．CPAP療法は睡眠時の無呼吸・低呼吸と睡眠構築を改善させるだけではなく，睡眠中の嚥下と嚥下に関連した呼吸動態も改善させていた．

8 睡眠中の咽喉頭酸逆流と停滞

A. 咽喉頭逆流症（laryngopharyngeal reflux disease：LPRD）

咽喉頭逆流は胃の内容物がのど，すなわち咽喉頭に逆流する現象であり，咽喉頭逆流により引き起こされる咽喉頭の病態を咽喉頭逆流症（LPRD）という．胃食道逆流による胃食道逆流症（gastroesophageal reflux disease：GERD）が本邦でも増加している近年，LPRDも決してまれな疾患ではなく，日常臨床でも遭遇する機会は少なくない．

攻撃因子
1. LES 圧低下：胃内容の逆流
   (Lower Esophageal Sphincter)
   TLESR：Transient Lower Esophageal Sphincter Relaxation（一過性 LES 弛緩）
2. 胃酸・ペプシン
3. 胃排出遅延（胃内圧の上昇）
4. 胆汁酸：胆汁
5. 蛋白分解酵素：膵液

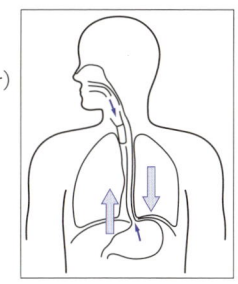

防御因子
1. 嚥下：咽喉頭食道クリアランス
2. 唾液：唾液腺
   HCO_3^- による中和
3. 粘液：食道腺
   HCO_3^- による中和
4. LES 圧：胃内容の逆流防止
5. 食道蠕動運動
6. 重力
7. 粘膜の抵抗性

図8 LPRD，GERD の攻撃因子と防御因子

　胃食道逆流により生じる LPRD の発生機序には主に 2 つの機序が考えられている．1 つは胃食道逆流により胃内容物が咽頭・喉頭・気管などを直接刺激することで LPRD が発現する機序である[16]．もう 1 つは胃食道逆流により食道下端に存在する迷走神経末端が刺激され，迷走神経反射を介して LPRD が発現する機序である[16]．

　日本消化器病学会の GERD の診療ガイドライン[17]では，食道外症状の 1 つとして咽喉頭症状があげられているが，詳細には記述されていない．また LPRD として言及していない．もちろん胃食道逆流の延長として咽喉頭逆流が存在するため，LPRD は GERD の一部とも考えられがちであるが，その病態は必ずしも同じではない[18,19]．

B. LPRD と GERD の攻撃因子と防御因子

　LPRD，GERD の攻撃因子 図8 としては，下部食道括約筋（lower esophageal sphincter：LES）圧の低下，特に一過性下部食道括約筋弛緩による胃内容の逆流，胃酸，ペプシン，胃排出遅延（胃内圧の上昇），十二指腸液などがあげられる[19]．特に攻撃因子で重要なものは LES 圧の低下である．

　LPRD，GERD の防御因子 図8 としては，嚥下による咽喉頭食道クリアランス，唾液・粘液による中和，下部食道括約筋（LES）圧，食道蠕動運動，重力，塩酸とペプシンに対する食道粘膜・咽喉頭気管粘膜の抵抗性などがあげられる[19]．防御因子で重要なものは嚥下による咽喉頭食道クリアランスと唾液による中和である．

　咽頭食道内 pH は，咽喉頭食道内への胃酸の逆流と咽喉頭食道クリアランスにより主に規定される．したがって LPRD の防御因子として，嚥下による咽喉頭クリアランス，唾液・粘液による中和は重要である．上述したように睡眠中は嚥下の頻度が減少しており，咽喉頭食道クリアランスが低下している[6〜14]．また睡眠中は唾液分泌が減少している[3]．

　睡眠中の嚥下は空嚥下（dry swallowing）である．空嚥下の誘発刺激は唾液であり，唾液分泌を抑制すると空嚥下が起こりにくくなる[20]．睡眠中は唾液の分泌機能が低下している[3]ことからも睡眠中の空嚥下の頻度は減少している．

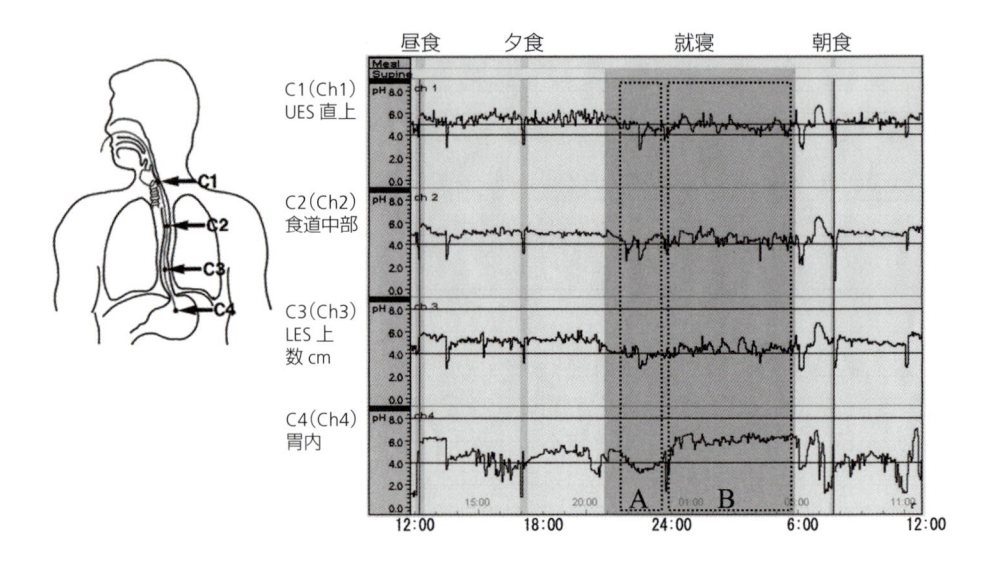

図9 夜間の慢性咳嗽患者の4チャンネル24時間pHモニタリング
就寝後に咽喉頭に酸が逆流し，咽喉頭のpHが低下している（A）．その後胃内のpHは上昇（酸は減少）しているにもかかわらず，咽喉頭・食道のpHが低下したままで，咽喉頭・食道に酸が停滞している（B）．
UES：Upper esophageal sphincter，上部食道括約筋
LES：Lower esophageal sphincter，下部食道括約筋

（佐藤公則．MB ENT 2011；126：105-109[21]より）

このように睡眠中は咽喉頭のクリアランスが低下し，気道防御にとっては好ましくない状況にあると考えられる 図9 [21]．

C. 弱酸の咽喉頭逆流・停滞による気道損傷

食道粘膜（重層扁平上皮）に比較して喉頭・気管の粘膜（多列線毛円柱上皮）は酸に傷害されやすいといわれる．ペプシンによる喉頭の粘膜（多列線毛円柱上皮）傷害はpH 5以上でも起こる[22]．実際にpH 4を基準にした場合に咽喉頭への酸の逆流が軽度でもpH 5を基準にすると酸の逆流は顕著になる[23,24]．

胃食道逆流の回数と時間が著明でなくても，あるいは胃食道逆流が弱酸でも，咽喉頭を傷害する酸の逆流になり，LPRD・気道損傷の原因になりうると考えられる．実際の臨床でも比較的弱い酸の逆流で器質的病変を伴ったLPRDをきたす[25]．さらに器質的病変を伴わないLPRD・気道損傷はより弱い酸でも起こる 図9 [21]．

これらのことから睡眠中は咽喉頭に逆流してきた酸が，クリアランスが低下した咽喉頭に停滞し 図9 ，LPRD・気道損傷の原因になり[21]，酸逆流により引き起こされる病態が生じる．

```
＊睡眠中＊
・嚥下の回数，頻度が減少する．
・長時間，嚥下が行われない．
        ↓
咽頭・食道クリアランスの低下    唾液分泌機能低下
        ↓                         ↓
咽頭・喉頭に唾液・分泌物が停滞    咽頭・喉頭・食道に酸が停滞
        ↓                        （咽喉頭逆流症，胃食道逆流症患者）
咽頭細菌の停滞・増殖
                    ↓
            気道線毛運動機能低下
                    ↓
        誤嚥・酸逆流により引き起こされる病態に関与
```

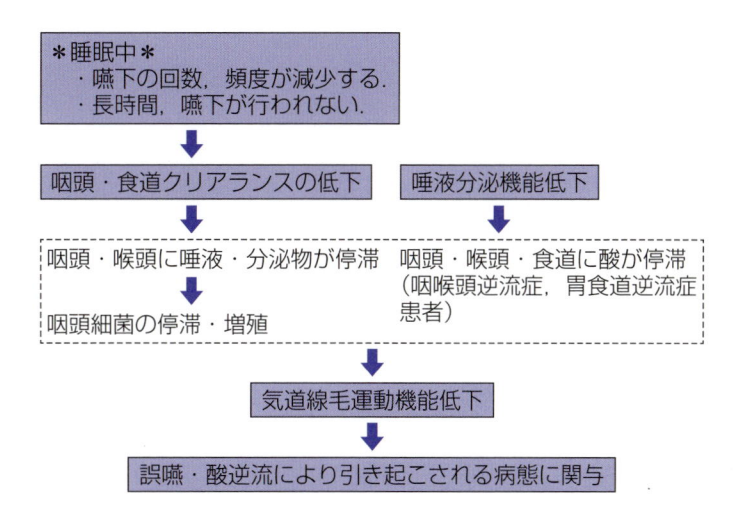

図10　睡眠中の嚥下・誤嚥

9 睡眠中の誤嚥

A. 睡眠中の誤嚥　図10

　睡眠中には嚥下の回数，頻度が減少しており，長時間，嚥下が行われない．したがって咽頭・食道のクリアランスが低下している．また睡眠中は唾液分泌機能が低下している．

　したがって睡眠中は咽頭・喉頭に唾液・分泌物が停滞して咽頭に細菌が停滞し増殖している可能性が示唆される．また逆流してきた酸が，咽頭・喉頭・食道に停滞している可能性が示唆される．

　さらに気道の線毛運動機能は睡眠中に低下し[26]，気道のクリアランスも低下している．

　これらのことを考え合わせると，睡眠中の嚥下動態は誤嚥あるいは酸逆流により引き起こされる病態に少なからず関与していると考えられる．

B. 高齢者の睡眠中の誤嚥　図11

　もともと睡眠中は嚥下機能が低下しているが，高齢者の睡眠中の嚥下動態には，加齢に伴う嚥下機能の低下がさらに加わる．加齢と睡眠に伴う唾液分泌機能の低下も相まって，咽頭・食道のクリアランスがさらに低下する．

　このことにより咽頭・喉頭に唾液・分泌物が停滞し，咽頭に細菌が停滞し増殖している可能性が示唆される．

　さらに高齢者では，嚥下前の呼吸パターンに限ってみると約1/3は吸気の後に嚥下が起こり，嚥下後の呼吸パターンに限ってみると約1/3は嚥下の後に吸気で呼吸が再

図11 加齢に伴う睡眠中の嚥下・誤嚥

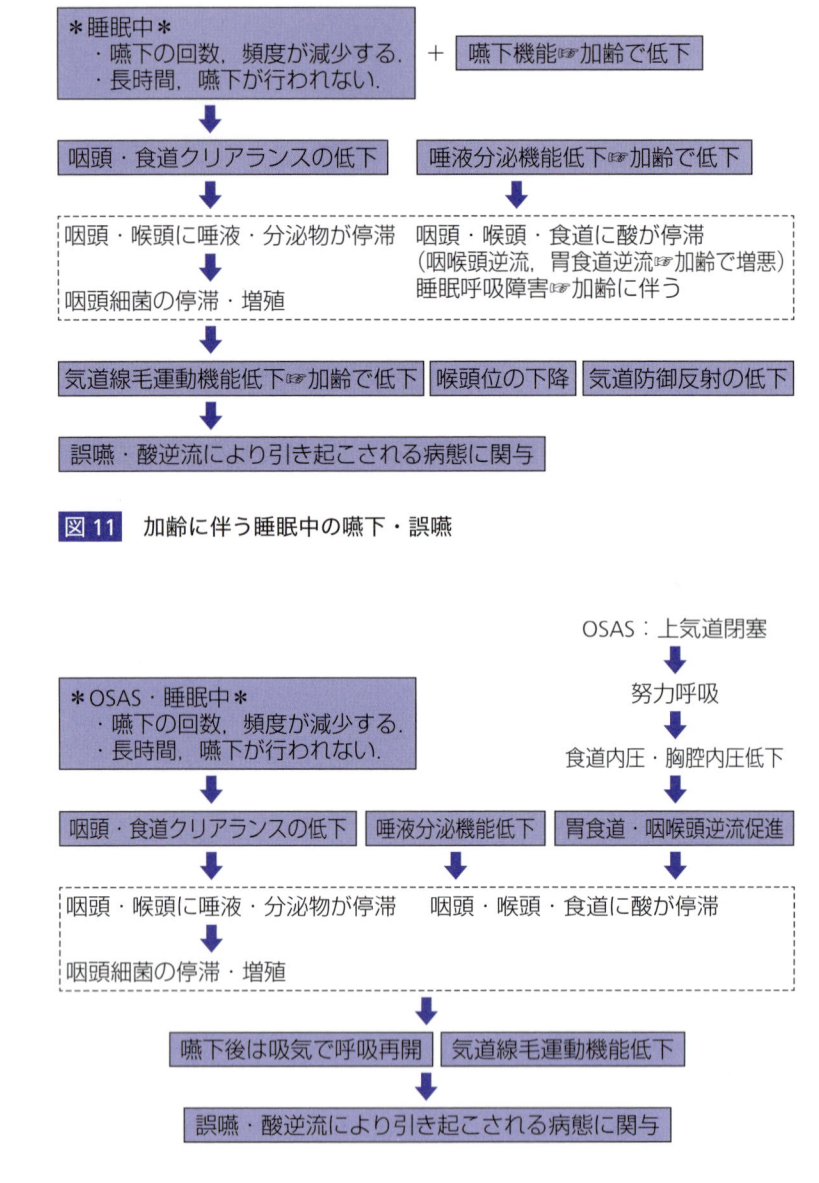

図12 睡眠呼吸障害と睡眠中の嚥下・誤嚥

開し，誤嚥をきたしやすいと考えられる．

　また加齢に伴うLES圧の低下により，酸の逆流が生じやすくなる．加齢とともに睡眠呼吸障害が現れる．

　加齢と睡眠に伴う気道線毛機能の低下[26]，加齢に伴う喉頭位の下降，気道防御反射の低下などが加わると，容易に誤嚥，酸逆流により引き起こされる病態が生じる．これらのことから加齢により喉頭位が下降する男性に嚥下性肺炎が多いことも理解できる．

C. OSAS患者の睡眠中の誤嚥 図12

　OSAS患者も睡眠中には嚥下の回数，頻度が減少しており，長時間，嚥下が行われない．したがってOSAS患者の咽頭・食道クリアランスは睡眠中に低下している．さらにOSAS患者では上気道閉塞に伴い食道内圧・胸腔内圧が低下し，胃・食道・咽頭酸逆流が促進される．

　さらにOSAS患者では嚥下の後，呼吸は吸気で再開することが多く，誤嚥をきたしやすいと考えられる．

　これらのことを考え合わせると，OSAS患者でも睡眠中の嚥下動態は，誤嚥あるいは酸逆流により引き起こされる病態に少なからず関与していると考えられる．また高齢者では正常者でも睡眠中の嚥下機能が低下している．したがって高齢者のOSAS患者では，誤嚥あるいは酸逆流により引き起こされる病態がより増悪していると考えられる．

10 睡眠中の誤嚥への対応

　睡眠中は嚥下の回数，頻度が減少しており，長時間，嚥下が行われておらず，咽頭食道のクリアランスが低下している．また睡眠中は唾液分泌機能が低下し，気道の線毛運動機能が低下している．この傾向は高齢者でより顕著である．

　したがって睡眠中は咽頭・喉頭に唾液・分泌物が停滞し，咽頭に細菌が停滞し増殖し，逆流してきた酸が，咽頭・喉頭・食道に停滞している可能性が示唆される．

　これらのことから睡眠中の嚥下動態は誤嚥あるいは酸逆流により引き起こされる病態に少なからず関与していると考えられる．さらにOSAS患者，高齢者では，睡眠中の嚥下に伴う呼吸パターンが誤嚥をきたしやすい．

　したがってOSAS患者，高齢者では誤嚥あるいは酸逆流により引き起こされる病態が増悪していることが予想される．

　実際の臨床では，嚥下機能検査（嚥下内視鏡検査，嚥下造影検査）を行っても，睡眠中の嚥下・呼吸動態を評価することは難しい．したがって睡眠時の嚥下障害による有害事象を早期に発見し予防するためには，睡眠中の嚥下・呼吸動態を理解し，推測される危険因子を取り除くことが日常臨床で必要である．

文 献

1) Teramoto S, Fukuchi Y, Sasaki H, et al. High incidence of aspiration pneumonia in community- and hospital-acquired pneumonia in hospitalized patients: a multi-center, prospective study in Japan. J Am Geriatric Soc 2008; 56: 577-9.
2) 寺本信嗣. 誤嚥性肺炎―オーバービュー. 日胸臨 2009; 68: 795-808.
3) Schneyer LH, Pigman W, Hanahan L, et al. Rate of flow of human parotid, sublingual, and maxillary secretions during sleep. J Dent Res 1956; 35: 109-14.
4) Lear CS, Flanagan JB Jr, Moorrees CF. The frequency of deglutition in man. Arch Oral Biol 1965; 10: 83-100.
5) Lichter I, Muir RC. The pattern of swallowing during sleep. Electroencephalogr Clin Neurophysiol 1975; 38: 427-32.
6) Sato K, Nakashima T. Human adult deglutition during sleep. Ann Otol Rhinol Laryngol 2006; 115: 334-9.
7) Sato K, Umeno H, Chitose S, et al. Deglutition and respiratory patterns during sleep in younger adults. Acta Oto-Laryngol 2011; 131: 190-6.
8) 佐藤公則, 梅野博仁, 千年俊一, 他. 睡眠中の嚥下と呼吸. 音声言語医学 2011; 52: 132-40.
9) Sato K, Nakashima T. Sleep-related deglutition in children. Ann Otol Rhinol Laryngol 2007; 116: 747-53.
10) Sato K, Chitose S, Sato K, et al. Deglutition and respiratory patterns during sleep in the aged. Acta Oto-Laryngol 2016 (in press).
11) 佐藤公則, 千年俊一, 梅野博仁. 睡眠中の嚥下・呼吸・誤嚥. 嚥下医学 2016; 5: 57-67.
12) Sato K, Nakashima T. Sleep-related deglutition in patients with sleep apnea-hypopnea syndrome. Ann Otol Rhinol Laryngol 2009; 118: 30-6.
13) 佐藤公則, 中島 格. 睡眠時無呼吸症候群の睡眠中の嚥下機能. 口咽科 2011; 24: 7-16.
14) Sato K, Umeno H, Chitose S, et al. Sleep-related deglutition in patients with OSAHS under CPAP therapy. Acta Oto-Laryngol 2011; 131: 181-9.
15) 大橋正嗣, 千葉伸太郎, 太田史一, 他. 閉塞性睡眠時無呼吸症候群患者における食道内圧測定を用いた睡眠時嚥下に関する検討. 日耳鼻 2009; 112: 609-14.
16) Koufman JA, Sataloff RT, Toohill R, et al. Laryngopharyngeal reflux. Consensus conference report. J Voice 1996; 10: 215-6.
17) 日本消化器病学会. 胃食道逆流症（GERD）診療ガイドライン 2015. 東京: 南江堂; 2015.
18) 佐藤公則. 咽喉頭逆流症（LPRD）―診療のピットフォール―. 日気食会報 2012; 63: 156-66.
19) 佐藤公則. 咽喉頭逆流症（LPRD）診療のピットフォール. 耳・鼻・のどのプライマリケア. 東京: 中山書店; 2014. p.206-16.
20) Månsson I, Sandberg N. Salivary stimulus and swallowing reflex in man. Acta Otolaryngol 1975; 79: 445-50.
21) 佐藤公則. 胃食道逆流症（GERD）と咽喉頭逆流症（LPRD）. MB ENT 2011; 126: 105-9.

22) Axford SE, Sharp N, Ross PE, et al. Cell biology of laryngeal epithelial defenses in health and disease. Preliminary studies. Ann Otol Rhinol Laryngol 2001; 110: 1099-108.
23) Sato K, Umeno H, Chitose S, et al. Tetra-probe, 24-hour pH monitoring for laryngopharyngeal reflux: a technique for simultaneous study of hypopharynx, oesophagus and stomach. J Laryngol Otol 2009; 123（Suppl. S31）: 117-22.
24) Sato K, Umeno H, Chitose S, et al. Patterns of laryngopharyngeal and gastroesophageal reflux. J Laryngol Otol 2009; 123（Suppl. S31）: 42-7.
25) 佐藤公則, 中島 格. 器質的病変を来した咽喉頭逆流症に対するPPI療法と手術時期. 耳鼻 2006; 52: 296-301.
26) Yager J, Chen TM, Dulfano MJ. Measurement of frequency of cilliary beats of human respiratory epithelium. Chest 1978; 73: 627-33.

Profile

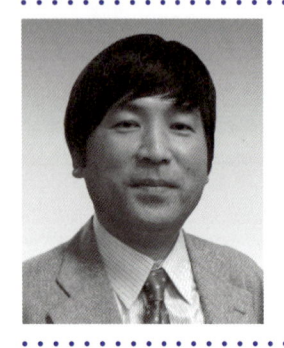

佐藤 公則（SATO Kiminori）

経歴
1983年　久留米大学医学部医学科卒業．
1987年　久留米大学大学院医学研究科博士課程修了．医学博士．
佐藤クリニック耳鼻咽喉科・頭頸部外科・睡眠呼吸障害センター　院長．
久留米大学医学部耳鼻咽喉科・頭頸部外科学講座　客員教授

　日本の睡眠呼吸障害診療の黎明期より，久留米大学病院で睡眠呼吸障害・睡眠時無呼吸症候群の診療に携わる．上気道形態の評価と終夜睡眠ポリグラフ検査による睡眠呼吸障害の病態の把握，個々の病態に応じて集学的治療を行う睡眠呼吸障害の診療の重要性，睡眠医療の一環として睡眠呼吸障害の診療を行う重要性を唱えている．最近の睡眠に関する基礎研究としては，睡眠中の嚥下，呼吸，誤嚥などがある．
　主要研究領域は，喉頭の機能形態学，分子生物学，再生医療，声帯の細胞と細胞外マトリックス
　日本耳鼻咽喉科学会専門医．日本気管食道科学会専門医．日本睡眠学会認定医．死体解剖資格認定（病理解剖）

趣味
ヴァイオリン，テニス，心を動かされる物・事を観たり，聴いたり，読んだりすること．

所属国際学会会員
- American Academy of Otolaryngology-Head and Neck Surgery
- American Laryngological, Rhinological and Otological Society（Triological Society）
- American Laryngological Association
- American Broncho-Esophagological Association
- European Laryngological Society
- American Academy of Sleep Medicine
- International Association of Logopedics and Phoniatrics

主な受賞

- Young Faculty Research Award（1998 年）：American Laryngological Association（アメリカ喉頭科学会）より
- Poster Presentation First Place Award（2005 年）：American Broncho-Esophagological Association（アメリカ気管食道科学会）より
- Poster Presentation First Place Award（2005 年）：American Laryngological Association（アメリカ喉頭科学会）より
- Casselberry Award（2006 年）：American Laryngological Association（アメリカ喉頭科学会）より
- Poster Presentation Third Place Award（2007 年）：American Laryngological Association（アメリカ喉頭科学会）より
- Broyles-Maloney Thesis Award Honorable Mention（2008 年）：American Broncho-Esophagological Association（アメリカ気管食道科学会）より
- Seymour R. Cohen Award（2009 年）：American Broncho-Esophagological Association（アメリカ気管食道科学会）より
- Honorary Fellowship（2009 年）：The Philippine Society of Otolaryngology-Head and Neck Surgery（フィリピン耳鼻咽喉科・頭頸部外科学会）より
- Poster Presentation Second Place Award（2011 年）：American Broncho-Esophagological Association（アメリカ気管食道科学会）より
- Guest of Honor Award（2012 年）：American Broncho-Esophagological Association（アメリカ気管食道科学会）より
- Presidential Citation Award（2013 年）：American Laryngological Association（アメリカ喉頭科学会）より
- Poster Presentation First Place Award（2014 年）：American Broncho-Esophagological Association（アメリカ気管食道科学会）より
- Poster Presentation Second Place Award（2015 年）：American Broncho-Esophagological Association（アメリカ気管食道科学会）より

主要著書

佐藤公則：耳・鼻・のどのプライマリケア，中山書店，2014.

佐藤公則：実践！耳鼻咽喉科・頭頸部外科オフィスサージャリー，中山書店，2015.

佐藤公則：現代の歯性上顎洞炎 —医科と歯科のはざまで—（改訂第 2 版），九州大学出版会，2016.

索 引

あ行

アデノイド切除術	118
アデノイド増殖	42
アデノイド増殖症	80
アルコール	91
胃食道逆流症	164
いびき	139
いびき音	59
いびき音テスト	42
いびき外来	2
いびき症	11
いびきによる睡眠障害	140
咽喉頭逆流症	164
咽喉頭クリアランス	165
印象採得	132
エアプレッシャー法	59
エプワース眠気尺度	25
嚥下機能検査	169
嚥下性肺炎	154
嚥下造影検査	169
嚥下内視鏡検査	169
オレキシン値	142
温度センサー	59

か行

開口・口呼吸テスト	43
概日リズム睡眠障害	139
下顎後退	38
下顎前突テスト	44,131
下顎前方移動装置	132
下顎前方移動量	132
下気道	9
各睡眠段階出現率	68
覚醒維持検査	16,30
覚醒反応	11
覚醒反応回数	68
覚醒反応指数	68
下肢筋電図	59
カタスレニア	139
合併疾患, 睡眠時無呼吸症候群	12
合併症, 睡眠時無呼吸症候群	12
下鼻甲介手術	122
下鼻甲介粘膜広範切除術	123
下鼻甲介粘膜焼灼術	121
下鼻甲介粘膜切除術	122
下鼻甲介肥大	42,122
仮面高血圧	13
空嚥下	165
簡易無呼吸検査	27
眼電図	55
顔面形態	38
奇異運動	9
奇異性呼吸	80
記憶障害	14,81
器質的(形態的)因子	10,11
気道	9
気道の線毛運動機能	167
機能的因子	10
急速眼球運動	57
胸郭の陥没	80
胸部12誘導心電図	27
虚血性心疾患	13
筋電図	55
経皮的動脈血酸素飽和度(SpO_2)検査	27
頸部X線単純撮影	48
頸部前・後屈テスト	43
血圧測定	25
結露	107
検査室効果	71

減量	89		周術期管理	124
口蓋垂・軟口蓋・咽頭形成術	117		就寝時の体位	89
口蓋扁桃摘出術	118		終夜睡眠ポリグラフ検査	53
口蓋扁桃肥大	38,80		熟眠障害	138
口峡	40,41		手術	111
口腔内装置（OA）の作製	132		手術の目的	111
口腔内装置治療	127		小顎	38
攻撃因子	165		上気道	9
高血圧	12		上気道形態の評価	37
咬合採得（下顎位置の決定）	132		上気道抵抗	10
甲状腺機能低下症	32,45		上気道抵抗症候群	11,32
高振幅徐波	57		上気道の開存性	10
交代勤務型，概日リズム睡眠障害	139		上気道の管理	91
高炭酸ガス血症	11		上気道の腫瘍・腫瘤	45
高調性いびき	45		上気道の静的な形態	41
交通事故	14		上気道の動的形態や脆弱性	41
行動・認知障害	14,81		情動脱力発作	141
喉頭蓋の後屈	45		小児のOSAS	24,78
行動誘発性睡眠不足症候群	139		食道内圧検査	28
高齢者の睡眠中の誤嚥	167		徐脈性不整脈	13
呼吸曲線	57		心室期外収縮	13
呼吸努力関連覚醒	29		心電図	55
国際脳波学会の標準法（10/20法）	55		心房細動	13
固定圧CPAP装置	103		診療の流れ	16
混合性睡眠時無呼吸	9		睡眠依存性ホルモン	82
			睡眠医療	85
さ行			睡眠衛生	93
サーミスター法	59		睡眠衛生の指導	93
サーモカップル法	59		睡眠関連運動障害群	139
在宅持続陽圧呼吸療法材料加算	97		睡眠関連呼吸障害群	139
在宅持続陽圧呼吸療法指導管理料	96		睡眠関連低換気・低酸素血症候群	139
在宅持続陽圧呼吸療法用治療器加算	96		睡眠経過図	60
山陽新幹線居眠り運転士事件	5		睡眠検査室	17
仕事の能率低下	14		睡眠構築	61
視察解析	53		睡眠効率	67
視診	38		睡眠呼吸障害の重症度	69
シャイ・ドレーガー症候群	32,45		睡眠時驚愕症	139
集学的治療	85		睡眠時随伴症群	139
周期性四肢運動（PLM）指数	68,152		睡眠時遊行症	139
周期性四肢運動障害	139,149		睡眠障害	137

睡眠障害国際分類第1版	4
睡眠障害国際分類第2版	6
睡眠障害国際分類第3版	6
睡眠状態誤認	138
睡眠潜時	67
睡眠潜時反復検査	16,30
睡眠相後退型,概日リズム睡眠障害	139
睡眠相前進型,概日リズム睡眠障害	139
睡眠段階の判定基準（R & K）	53
睡眠中の咽喉頭酸逆流	164
睡眠中の嚥下・誤嚥	154
睡眠中の嚥下に関連した呼吸動態	159
睡眠中の誤嚥	166
睡眠中のビデオ撮影	17
睡眠日誌	30
睡眠の質	53,72
睡眠の分断	11
睡眠ヒストグラム	61
睡眠変数	65
睡眠変数に影響を与える因子	70
睡眠紡錘波	56
睡眠発作	141
睡眠麻痺	141
睡眠薬	91
正常高齢者の睡眠中の嚥下	161
正常小児の睡眠中の嚥下	160
精神疾患	14
精神生理性不眠症	138
成人のOSAS	23
成長・発達障害	81
成長ホルモン	82
赤外線暗視カメラ	18
赤血球数	25
舌根後退	42
舌根部の手術	124
セファログラム	50
セファロメトリー	50
前脛骨筋	59

潜時（latencies）	67
先端巨大症	32,45
専門医との連携	35
専門診療科との連携	93
総睡眠時間	67
早朝覚醒	62,138
早朝高血圧	13

た行

第1夜効果	60,71
体位	59,70
体動	68
タイトレーション	98
唾液分泌	165
多血症	12,25
多動性障害	81
単純性いびき症	32
チーム医療	6
知的能力の低下	14
注意散漫	14,81
中咽頭腔の開存性	10
中枢性過眠症群	139
中枢性睡眠時無呼吸	9
中枢性睡眠時無呼吸症候群	9
中枢性無呼吸	58
中途覚醒	62,137
中鼻甲介蜂巣開放術	121
治療圧の測定	98
治療継続率（コンプライアンス）	109
治療抵抗性高血圧	13
治療方針の説明	76
チンストラップ	106
低呼吸	69
低酸素血症	11
同意書,CPAP療法	108
動的MRI	51
頭部X線規格撮影	48
頭部X線規格写真（セファログラム）	130

頭部X線規格写真分析（セファロメトリー）	130
動脈血酸素飽和度（SpO$_2$）	56
特発性過眠症	139
突然死	14
トランスデューサー	59
努力呼吸	9

な行

内視鏡下鼻腔手術	119
内視鏡検査	41
内視鏡下副鼻腔手術	119
ナルコレプシー	139,141
軟口蓋低位	38
日中の症状	24
日本睡眠学会認定医療機関	6
入眠時幻覚	141
入眠時刻	65
入眠時レム睡眠期	63,141
入眠障害	137
入眠潜時	67
認知機能・行動上の障害	81
ネーザルマスク	104
粘膜下下鼻甲介骨切除術	123
脳血管障害	14
脳波	55
脳波覚醒	68

は行

発生機序，閉塞性睡眠時無呼吸症候群	10
パラソムニア	139
パルスオキシメータ	56
鼻アレルギー	41
鼻腔通気度	48
鼻腔通気度改善手術	119
鼻腔通気度検査	48
鼻中隔矯正術	121
鼻中隔弯曲	42
ピックウイック症候群	34
ビデオ録画	71
ヒプノグラム	61
鼻閉感	48
鼻閉による睡眠障害	139
非ベンゾジアゼピン系睡眠薬	92
鼻ポリープ（鼻茸）摘出術	123
肥満指数	25
肥満低換気症候群	34
病態，睡眠呼吸障害	11
表面筋電図	155
微量誤嚥	154
ピローマスク	106
頻拍性不整脈	13
フィティング	104
複合性睡眠時無呼吸症候群	32
副鼻腔手術	119,123
腹部膨満感	107
不顕性誤嚥	154
不整脈	13
不眠症	137
フルフェイスマスク	104
分断	63
閉塞性睡眠時無呼吸	9
閉塞性睡眠時無呼吸障害	6
閉塞性無呼吸	58
閉塞部位の診断	37
ベンゾジアゼピン系睡眠薬	92
変動圧CPAP装置	103
防御因子	165
ホルター心電図	27

ま行

マスク	104
マスクリーク	102
末端肥大症	32,45
慢性副鼻腔炎	41
ミュラー手技	45
無呼吸	69
無呼吸・低呼吸指数	69
むずむず脚症候群	139,147

メラトニン受容体作動薬	92

や行

夜間高血圧	13
薬物睡眠下内視鏡検査	45
抑うつ状態	14

ら行

ランプ時間	107
両側声帯麻痺	45
両側反回神経麻痺	32, 45
レストレスレッグズ症候群	147
レム睡眠行動障害	139, 145
レム睡眠潜時	68
労働災害	14
漏斗胸	80

欧文・数字

attended manual titration 法	100
auto CPAP 装置（変動圧 CPAP 装置）	103
CPAP 療法	95
CPAP 療法中の OSAS 患者の睡眠中の嚥下	164
CPAP 療法の治療圧	102
CT	51
first night effect	60, 71
fragmentation	63
George Gauge	133
Guilleminault	1
K 複合	56
laser midline glossectomy	124
laser-assisted uvulopalatoplasty（LAUP）	119
Mackenzie 分類	38
mandibular advancement device	132
mandibular osteotomy	124
maxillo-mandibular advancement	124
MRI	51
OA 治療の適応	129
OSAS 患者の睡眠中の嚥下	163
OSAS 患者の睡眠中の誤嚥	168
OSAS の重症度	73
OSAS の診断基準	73
OSAS をきたす原疾患の治療	92
PSG 結果の説明	76
PSG 報告書	60
PSG 報告書の評価	71
rapid eye movement	57
sleep efficiency	67
sleep latency	67
sleep onset	65
sleep surgery（sleep apnea surgery）	88, 111
Sullivan	95
tongue stabilization	124
total sleep time（TST）	67
unattended automated titration 法	101
uvulopalatopharyngoplasty（UPPP）	117
X 線検査	48
X 線透視撮影	50
24 時間 pH モニタリング	166
95 パーセンタイル	101

睡眠時無呼吸症候群の診療メソッド
―睡眠呼吸障害の集学的治療― ⓒ

発　行	2016年 9 月10日	初版 1 刷
	2017年10月20日	初版 2 刷

著　者　佐藤　公則

発行者　株式会社　中外医学社
　　　　代表取締役　青木　滋

〒162-0805　東京都新宿区矢来町62
電　話　03-3268-2701（代）
振替口座　00190-1-98814番

印刷・製本／三報社印刷（株）　　〈KS・MU〉
ISBN 978-4-498-06274-0　　Printed in Japan

JCOPY　＜(社)出版者著作権管理機構 委託出版物＞

本書の無断複写は著作権法上での例外を除き禁じられています．
複写される場合は，そのつど事前に，(社)出版者著作権管理機構
（電話 03-3513-6969, FAX 03-3513-6979, e-mail: info@jcopy.
or.jp）の許諾を得てください．